AĞRIYA MEYDAN OKUMAK

AĞRIYA MEYDAN OKUMAK

Tedavi olanaklarının tümü

Dr. med. Roland Schreiber

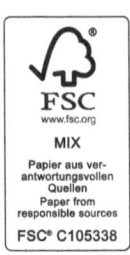

Bibliografische Information der Deutschen Nationalbibliothek:
Die Deutsche Nationalbibliothek verzeichnet diese Publikation in der Deutschen Nationalbibliografie; detaillierte bibliografische Daten sind im Internet über http://dnb.dnb.de abrufbar.

© 2022 Roland Schreiber

Übersetzung: Nevin Tali Ölçer

Herstellung und Verlag: BoD – Books on Demand, Norderstedt

ISBN: 978-3-7568-6127-9

İÇINDEKILER

1. OLMASI GEREKEN OLACAKTIR: TEORİK ESASLAR   13

GİRİŞ   *14*

KRONİK AĞRILAR HAKKINDA BAŞINDAN BİLMENİZ GEREKEN ŞEYLER   16
Ağrıların oluşumu ya da sanki Descartes çağ dışıdır   *16*
Herkes bir yere kadar dayanır: Fıçı kanunu   *19*
Ağrıların kalıcı olma nedeni: Kronikleşme   *21*
Her durumda oluşan değişimler   *21*
Kronikleşmeye davetiye çıkaran davranış şekilleri ve risk faktörleri   *24*
Nöroplastisite veya ağrı bir ara unutulmalıdır   *28*
Kronik ağrı bağımsız bir hastalıktır! Yoksa öyle değil mi?   *29*
Kronik ağrı her zaman senin dünyanın tümüyle alakalıdır   *30*

AĞRI TEDAVİSİ   *32*
Tedavinin iki aşaması   *33*
Her zaman yapacak bir şey var: Ağrılar neden hep etkilere maruzdur?   *34*
Biyo-psiko-sosyal tedavi konsepti ve integratif tedavi modeli   *35*
Multimodal terapiler   *39*
Plasebo ya da "iyi bir terapist" nasıl bulunur   *42*

2. BİYOLOJİK TEDAVİ OLANAKLARI   49

GİRİŞ   *50*

İLAÇLAR: DOKTORUNUZA YA DA ECZACINIZA DANIŞIN   52
Kronik ağrılara karşı ilaç terapisi prensipleri   *53*
Asit içeren antiflojistik-antipiretik analjetikler: NSAR, Coxib ilaçlar   *55*
Asit içermeyen antipiretik analjetikler: Parasetamol, pirazolon (metamizol)   *55*
Opioidler   *57*
Migren ilaçları   *58*

Antidepresanlar	59
Antiepileptik ilaçlar	60
Kenevir (Cannabis), dronabinol ve CBD	61
Kas gevşetici ilaçlar	63
Benzodiazepinler	63
Lokal anestezikler	64
Kortizon (Corticosteroidler)	65
Ketamin (NMDA-reseptör antagonisti)	65
Merhemler ve yağlar	66
Fitoterapik ilaçlar	66
İlaç tedavisinin riskleri	67
İĞNELER VE İNFİLTRASYONLAR: MİNİMAL İNVAZİV TANILAMA	**74**
Ağrıyan yerde	75
Yara izleri ve diğer nöromodülatif tetikler	75
Sempatik sinir sistemi ve sempatik aktivasyonlu ağrı komponentleri	76
Kortizonlu mu kortizonsuz mu, işte bütün mesele bu	78
NÖROMODÜLASYON, NÖRODESTRÜKTİF YÖNTEMLER, AMELİYATLAR	**81**
İnvazif olmayan: TENS (transkutanöz elektriksel sinir stimülasyonu)	82
İnvazif uygulamalar: nörostimülatör, radyofrekans, ağrı pompası	82
Operasyonlar	84
FİZİK TEDAVİSİ: KENDİ İŞİNİ KENDİN GÖR!	**87**
Manüel terapi	88
Fizyoterapi	88
Adrenalin & Co.: Antrenman terapisi ve spor	89
Ergoterapi ve ergonomi	93
BESLENME VE AĞRILAR	**96**
Genel beslenme önerileri	96
Bireysel beslenme sorunları	98

Bağırsakta bakteri dengesizliği: disbiyozis	101
Düşünmenin zayıflamaya faydası yok: Obezite	103
İçecekler: Baristanın su kaynağı	103
Vitaminler, eser elementler ve besin takviyeleri	103
Detoks	105
STRES VEYA HORMONLAR, FARELER VE KASLAR	106
Stres, Bölüm 1	107
Hormonlar	108
NÖRALTERAPİ: İNSANIN YAZILIMI	110
Lokal infiltrasyonlar	110
Segmental tedavi	111
Nöromodülatif tetikleyiciler (interferans)	111
Sempatikus tedavileri	113
TAMAMLAYICI TIP VE AĞRILAR	116
Neler tamamlayıcı tıbba dahildir?	117
Doğal şifa yöntemleri	119
TCM, Akupunktur ve Qigong	120
Ayurveda tıbbı	122
Osteopati	124
Vücut-zihin terapileri	125
Enerji terapileri	125

3. KRONİK AĞRILAR VE PSİŞE   129

GİRİŞ	130
PSİKOEĞİTİM VEYA: AĞRILAR HAKKINDA BİLMENİZ GEREKEN BAŞKA ŞEYLER DE VAR	132
Sübjektif hastalık konseptleri ve diğer fanteziler	133
Hayata ve aşka dair	135

Alışkanlıklar ya da kimse ağrılarının geçmesini istemiyor	136
İçsel güç ve dayanıklılık	137
Faydalı düşünme	138
En sık yapılan mantık hataları	141
Hedef koyma ya da yeni bir kimliğe giden yol	142
Dert stratejileri	148
Sorun çözme stratejileri	150
HİÇ KİMSE SENİN AĞRILARINDAN HOŞLANMIYOR: DUYGULAR	**153**
Kurbanlar ve kurtarıcılar üzerine – ızdırap çekmek isteğe bağlıdır ya da Buddha'nın ikinci oku	153
Hulk ya da öfke ile başa çıkmak	157
Korku filmlerini seven insanlar var: Korku üzerine	160
Depresif ruh hâli normaldir, depresyon normal değildir	161
Akış (Flow), bitkinlik ve enerji depolama	164
NÖROPSİKOTERAPİ VE STRES, BÖLÜM 2	**169**
Nöropsikoloji veya psikoterapinin neden iyi geldiği üzerine	170
Stress, Bölüm 2	173
Dinlenme	177
PSİKOTERAPİ YÖNTEMLERİ	**179**
Sizin ağrı karşısındaki davranışınız nasıl?	180
Bu bütün terapiler için geçerlidir	181
Kognitif davranış terapisi	182
Kabul ve kararlılık terapisi (KKT)	184
Derinlik psikolojisi yöntemleri	189
EMDR (Göz Hareketleriyle Duyarsızlaştırma ve Yeniden İşleme) ve travma sonrası stres bozukluğu	190
İmajinasyon ve tıbbi hipnoz	193
GEVŞEME YÖNTEMLERİ	**195**

Nefes teknikleri	*196*
Otojen antrenman	*196*
Progresif kas gevşetmesi	*197*
Meditasyon	*198*
İNANMA VE GERÇEK	*199*

4. KRONİK AĞRI TEDAVİSİNDE SOSYAL FAKTÖRLER — 205

GİRİŞ — *206*

AĞRI VE İLİŞKİLER — *208*
Partner, yakınlar ve diğer ağrı artırıcılar — *209*
İletişim veya hata yapma ya da fikir değiştirme hakkı — *212*
Migrasyon ya da yabancılardan korkmak — *216*
Hastalığın kazandırdıkları — *218*

İŞ VE AĞRILAR — *220*
Uyum ya da iyi iş yeri — *221*
Gözle görülmeyen darbeler ve Mobbing — *224*
Burn-out — *226*
Neden sigaraya başlamaya değebilir? Zaman yönetimi — *228*
İlaç prospektüsü: İşsizliğin yan etkileri — *229*

İŞİN YOKSA SEN BİR HİÇSİN! PARA VE AĞRILAR — *231*
Doktor raporları, iş göremezlik ve maluliyet — *232*
Hastalık ve kaza durumunda işe son vermek — *238*
Günlük hastalık iş kaybı tazminatı, hasta ve kaza sigortası — *240*
Case-Management, bilirkişi raporu ve zararı azaltma külfeti — *245*
Bölge iş bulma (RAV) ve işsizlik sigortaları — *254*
Maluliyet sigortası (IV) — *260*
Tamamlayıcı ödenceler (EL) — *269*
Pensionskasse (Emekli sandığı/işletme emeklilik sigortası) — *270*

Sosyal yardım	171
AĞRILAR VE HUKUK SİSTEMİ	276
Ağrılar sanık sandalyesinde: Son önemli federal mahkeme kararı	277
Don Kişot veya maluliyet aylığı mücadelesi	278
Avukatlar ve diğer kronikleşme faktörleri	281
ÇEVRE FAKTÖRLERİ	184
Hava kirliliği	286
Zehirli maddeler	286
Gürültü	286
Radyasyon	286
Optik radyasyon	287
İklim	287

5. HASTALIK SENDROMLARI 289

BAŞ AĞRILARI, FİBROMİYALJİ, vb.	289
Baş ve yüz ağrıları, migren	290
Omurga incinmesi	292
Sırt ağrıları	293
Fibromiyalji	293
Eklem ağrıları (artroz, artrit)	294
Nöropatik ağrılar	294
CRPS – Morbus Sudeck	295
Ameliyat sonrası ağrılar	295
Nedeni anlaşılamayan ağrılar ya da ağrılar aslında psişik mi?	296
Tümör ağrıları	296
Fantom ağrıları	296
Visseral ağrılar	297
Kalça ağrıları	297
Somatoform ağrı bozuklukları – psikosomatik ağrılar	297

Strese bağlı hiperaljezi   *298*
Posttravmatik dayanma gücü bozukluğu   *298*

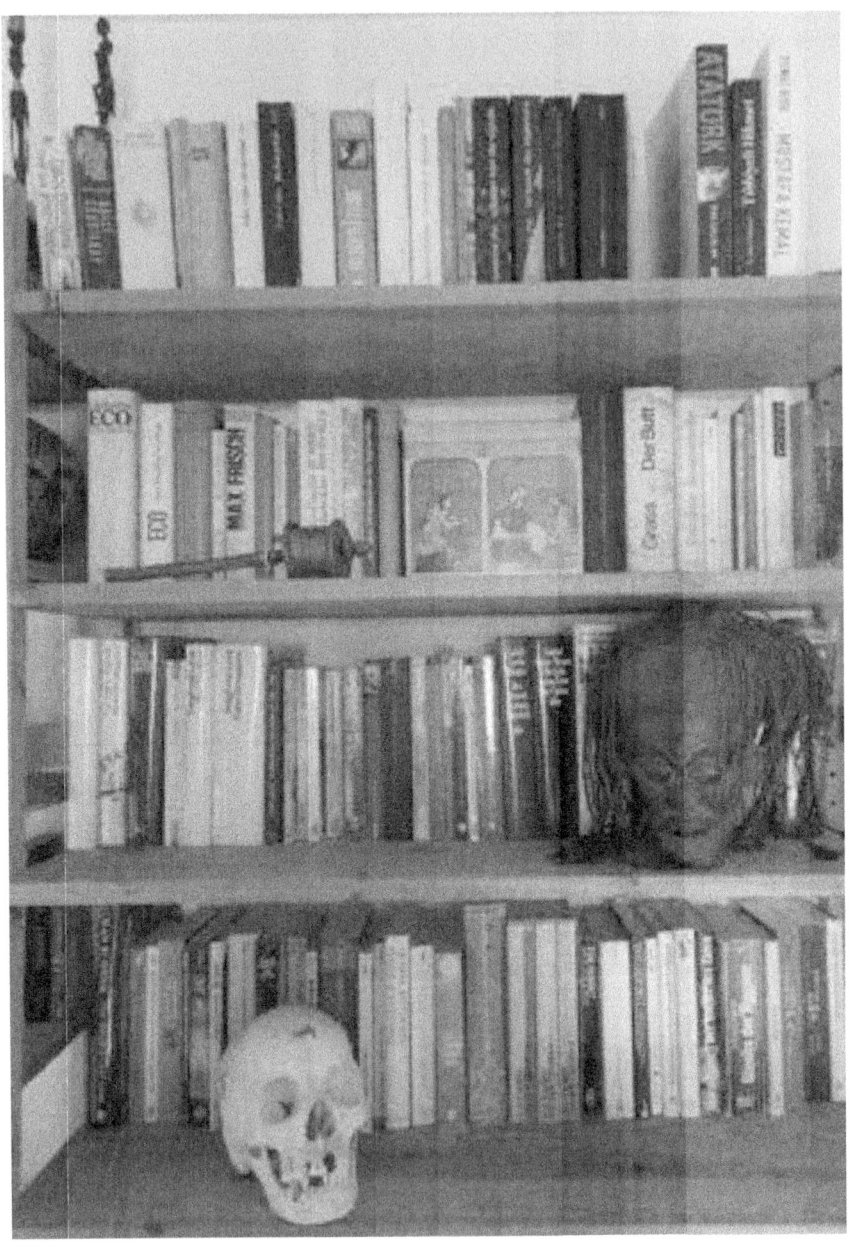

1. OLMASI GEREKEN OLACAKTIR: TEORİK ESASLAR

Kronik ağrılar çoğunlukla bağımsızlıklarını ilan etmişlerdir. Bir neden olabilir ama artık olmayabilir de. Çeşitli ve komplike değişimler bedensel ağrıların nedenidir. Ağrıların nereden kaynaklandığını ama özellikle de neden kalıcı olduklarını anlayabilirseniz, doğru tedaviyi bulmakta daha az zorlanırsınız.

Kronik ağrılar ortadan kaldırılamaz, yaşanır! Maalesef!

GİRİŞ

Kronik ağrılar çok yaygın bir sorun. İsviçre toplumunun %16'sı kronik ağrı hastası, her üç ev halkından biri bundan muzdarip. Buna rağmen bu konuya ne tıpta ne de politik anlamda gereken değer verilmiyor. Elinizdeki rehber kitap, kronik ağrılara karşı ve ağrılar geçmediği takdirde de iyi bir hayat için neler yapılabileceğini anlatmak amacıyla yazıldı.

İlk bölümde, kronik ağrıların ne olduğunu, neden kalıcı olabileceklerini ve hayatımız üzerindeki etkilerini açıklıyorum. Bilmek ağrılarla baş etmemize yardımcı olur, ağrıların gizemli bir ceza olmadığını gösterir ve korkumuzu ortadan kaldırır. Sevmediğiniz bu refakatçiyi, ağrıyı anlamanız önemli. Ancak anlayarak bu zor karakterle baş edebilirsiniz.

BAZI ERKEKLER ÖMÜR BOYU KADINI ANLAMAYA ÇALIŞIR. BAZI ERKEKLER DE İZAFİYET KURAMI GİBİ DAHA AZ ZOR ŞEYLERLE UĞRAŞIR.

Albert Einstein

☺ Ben kronik ağrılarla uğraşıyorum.

İkinci bölümde farklı tedavi yöntemlerini açıklıyorum. Şunu söylemeden geçmeyeyim, kronik ağrıların sürekli tedavi edilmesi gerekiyor, zira zaman içinde şiddetleniyorlar. Bu konuda faydalı olabilecek birçok tedavi yöntemi var. Dürüst olalım: Belki bir dua bile işe yarayabilir. Ama bütün yöntemlerde risk ve getiri hesabı yapmamız şart. Sırf dua ettiğiniz zaman hiçbir riske girmezsiniz fakat bir tarikata girmeye kalktığınızda durum değişebilir. Baş vurduğunuz her yöntem, belli bir süre içinde belli bir fayda getirmelidir. İnsan çaresiz kalınca ağrılardan kurtulmak için çok şey dener. Ve inancı kaybetmemek adına da her şeyi yapar. Bu tehlikeli olabilir. Dolayısıyla, size anlayabilecek ve size ciddiye alan terapistler bulmanız önemli.

Ağrıların ortadan kaldırılamıyorsa - ki çoğunlukla böyle – ağrıyı kabullenmeye (yaşlanmayı kabullenmek gibi) çalışmak gerekir. Bölüm 3'te bu konu ve bu sorunla zihinsel ve ruhsal anlamda nasıl daha iyi başa çıkabileceğimiz işleniyor.

Kronik ağrıların her zaman etkileri görülür: İlişki sorunları, iş hayatında ve sigorta ilişkilerinde, maddi konularda zorluklar. Bölüm 4'te bu konuyu açıklıyorum.

Bölüm 5'te her bir ağrı problematiğinin özelliklerini belirtiyorum ve ekte de birkaç faydalı kitap, adres ve web sayfası bilgisi veriyorum.

Bu rehber kitap bir yemek kitabı değil, yoksa öyle mi?
Belki doğru şeyleri satın almanızda yardımcı olur. Ve de hangi aşçıyla çalışmanız gerektiği konusunda karar vermenize de yardım eder.

Bazen kendi işinizi kendiniz görürsünüz, bazen Catering çağırmak yeterli olur, bazen de 5 yıldızlı bir aşçı bulmanız gerekebilir. Ama kronik ağrılarınız varsa, çoğu zaman tüm mutfak ekibine ihtiyaç duyarsınız, hem de iyi bir ekibe.

Sizi yemeğe davet edebilirim, sizin için yemek pişirebilirim, sofrayı kurabilirim; ama sofraya kendiniz oturmanız ve yemeği kendiniz yemeniz lazım. Yemeği kısmen zor hazmetseniz de, yemekte bazı acı maddeler olsa da, lütfen bu davetimi kabul edin. Ağrılara rağmen daha iyi bir hayat için.

Dr. med. Roland Schreiber

KRONİK AĞRILAR HAKKINDA BAŞINDAN BİLMENİZ GEREKEN ŞEYLER

Bu bölümü okumanız en fazla iki saat sürecektir. Okumamazlık etmeyin! Böylece, muhatabınız, çektiğiniz ağrıların gözle görülemediğini, "kanıtlanamaz" ama buna rağmen var olduğunu ve acı çektiğinizi bir türlü anlamak istemediği zaman onunla daha iyi tartışabilirsiniz.

Nerenizin ağrıdığı ve ne zamandır ağrıdığı fark etmez: Ağrı, bir insanı tümüyle, ayrıca onun eşini, dostunu da etkiler. Moraller etkilenir, iş hayatı etkilenir. Ağrılar geçmediği takdirde, kronikleşip, insanın hayatını tehlikeye sokarlar. Hiçbir şey yapmadığımız takdirde ise, bir yandan daha da artar, diğer yandan da çoğunlukla psikososyal bir düşüş yaşamamıza neden olurlar: İşi kaybetmek, maddi sorunlar, iş ve sosyal kurumlar gibi kurumlara bağlı olmak, aynı zamanda hayat arkadaşını kaybetmek ve dostlukların bozulması.

Ama, ağrı tedavisine başlamadan önce bazı önyargıları ve çağ dışı görüşleri bir kenara atarken, bilinen ama birçok insanın göz ardı ettiği bazı olguları tekrarlamakta fayda var.

Ağrıların oluşumu ya da sanki Descartes çağ dışıdır

Ağrılar vücutta oluşur ve ağrı iletim sistemi sayesinde beyne kadar iletilirler (bkz. yandaki infografik). Bu sistem ciltte, iç organlarda ve lokomotor sistemdeki nosiseptör adı verilen reseptörlerden oluşur. Ağrı ileten sinir lifleri bu reseptörlerden omurilik gangliyonuna uzanırlar. Gangliyonda lifler toplanır, yönleri değiştirilir ve omuriliğe gönderilir. Omurilikteki lifler

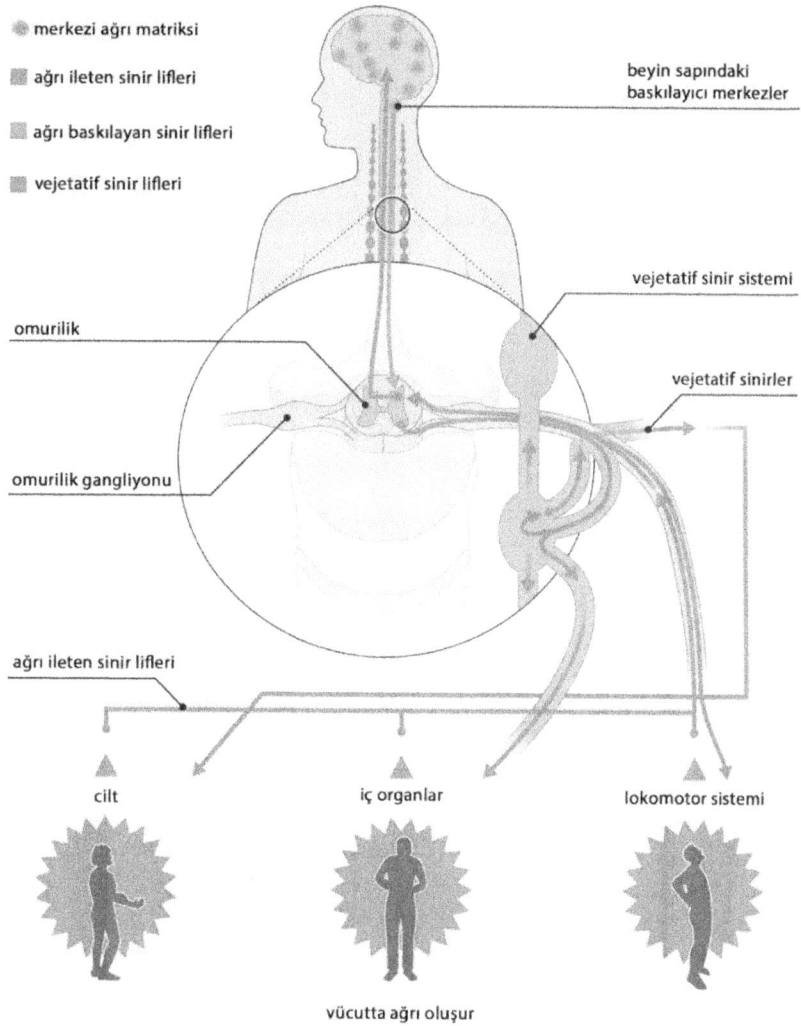

vasıtasıyla ağrı sonunda beyne varır. Beyin sapındaki baskılayıcı merkezlerden de yine omuriliğe doğru ağrı baskılayıcı lifler iner ve ağrı hissini etkiler (baskılar). Ayrıca vejetatif sinir sistemi ile bağlantılar vardır (bkz.

sayfa 113). Ağrılar kalıcı olduğunda, ağrı sisteminin bu kısımlarının hepsi değişime uğrar.

Ağrı matriksi

Ağrılar varsa beyinde on iki merkez aktif hâle gelir; bu durumda ağrı matriksi denilen şeyin aktive olmasından söz edilir.

Ağrı matriksi

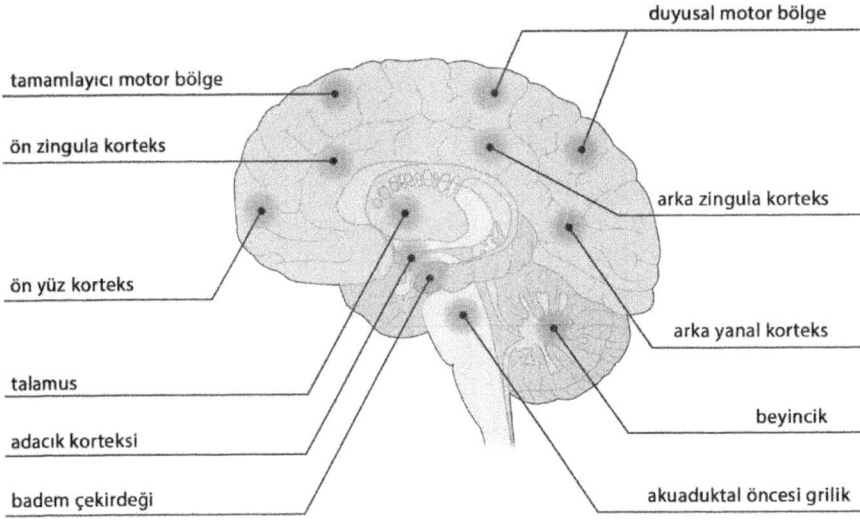

Bu merkezler sadece bedensel ağrılarla aktive olmaz, olumsuz duygular ve sosyal ortamlarda dışlanmak da bunları aktive eder, ki fonksiyon-MRI yapıldığında böyle olduğu görülür. Yani, bilim, beynin bedensel ve ruhsal acıları birbirinden ayırt etmediğini kanıtlamıştır. Böylece, Fransız düşünür Descartes'tan kaynaklanan ("düşünüyorum, öyleyse varım") ve günümüzdeki yaygın beden ve ruh ayrımına katkısı olmuş olan beden-ruh birliğinin düalistik bakış açısına artık çağ dışı diye bakılabilir – en azından ağrılar söz konusu olduğunda.

Ağrı her zaman farklı bileşenleri olan çok boyutlu bir fenomendir: Algısal (uyaranın lokalizasyonu, cinsi ve yoğunluğu), motorik (rahatlatıcı refleksler, rahatlama duruşu), vejetatif (tansiyon, terleme), afektif (olumsuz içerikli, ağrıyla ilişkili duygular) ve kognitif (eski deneyimlerle ilişki kurarak ağrıyı değerlendirmek) bileşenler. Özet olarak ağrı, acı verici uyaranların bilinçli olarak algılanması ve değerlendirilmesidir.

> **Not:** Her şey ağrıyı etkiler: Vücudumuz, ruh halimiz, ilişkilerimiz, stres, uyku, iş, yemek. Kısacası: vücudumuzun yanı sıra, kültürümüz, toplum ve hayat ve dünya konusundaki felsefi anlayışımız ağrı dünyamızın şekillenmesinde önemli bir rol oynar. Bu yüzden, kronik ağrılar tedavi edilirken olaya bu açılardan da bakılmalıdır.

Herkes bir yere kadar dayanır: Fıçı kanunu

Fıçı kanunu, bütüncül tıpta yaygın bir modeldir. Bu modele göre, insan bir fıçı olarak görülebilir. ☺ *(üstünüze alınmayın.)* Fıçı dolduğunda sorun vardır; çoğunlukla sorun ağrılardır. İnsan doğduğunda fıçı adeta boştur, ama hayat boyunca çeşit çeşit sıkıntılar fıçıyı doldurabilir. Örneğin yara izleri, stres, diş-çene sorunu, aşınmalar, enfeksiyonlar ve organizmamızla ilgili diğer olaylar. Çevre koşulları da bu konuda rol oynar: iklim, hijyen, parazitler vb.

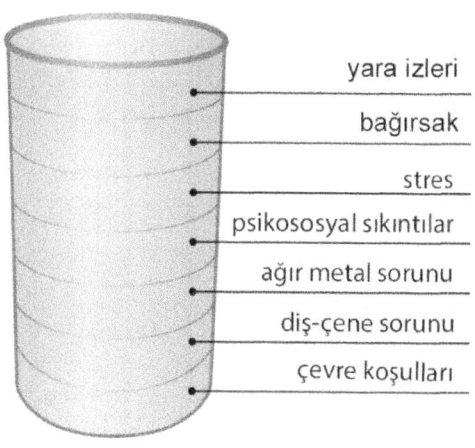

Öyle ki, fıçı, tek bir büyük sorunla, örneğin bir sinir yaralanması ile ya da birçok küçük sorunun bir araya gelmesi sonucu dolar. İlk durumda, fıçının dolma nedeni genellikle bellidir. İkinci durumda son küçük olay fıçının taşmasına neden olur. Ağrıların şiddetini belirleyen bu son sorunun boyutu değil, bütün olayların toplamıdır.

Fıçı dolduysa, stoğu tekrar doldurmak denenebilir; bunun için de, fıçının dolmasına neden olmuş olan bütün faktörler tedavi edilir. Yani ağrının oluşmasına doğrudan neden olmamış olan bozukluklar tedavi edilir ve buna rağmen ağrılarda iyileşme görülür. Böylece, stresi azaltmanın ağrıları da azalttığı, bir diyetin migreni olumlu anlamda etkilediği ya da sporun sağlıklı olduğu anlaşılır.

👁 *Bir inşaat iskelesinden düşünce, bel omuru kırılması sonucu sırtınız ağrıyor. Bu ağrıyı açıklamak kolaydır. Kırık on iki haftada iyileşir ve ağrınız da geçer.*

👁 *10 kilo ağırlığında bir kutuyu taşıdıktan sonra çok şiddetli sırt ağrınız var. Burada ağrı nedenini bulmak zorlaşır. Çoğunlukla birkaç neden bir araya gelmiştir: Gençliğinizde bir apandisit ameliyatı geçirmişsiniz ve sikarti sizi hep rahatsız etmiş. Bu yüzden sırtınızda gittikçe artan bir kas spazmı oluşmuş (nöromodülatif trigger, bkz. sayfa 110). Son zamanlarda işiniz çok yorucuymuş. Spor için zamanınız olmadığı halde (kondisyondan düşmek), bütün gün bilgisayar başında oturuyormuşsunuz (ergonomik zorlanma). Şimdi de yaşlı anneniz hastalanmış ve stresten boğuluyorsunuz. Kutuyu kaldırdıktan sonra, sistem tümüyle çöküyor ve ağrılarla sizi felce uğratıyor.*

> **Ana fikir:** Ağrılar, ya boş sayılabilecek bir fıçıyı dolduran "büyük" bir stres faktörü ya da tek başına bakıldığında belki de dikkatimizden kaçan birçok "küçük" stres faktörü sonucu oluşabilir.

Ağrıların kalıcı olma nedeni: Kronikleşme

Kronik ağrılar daima bedensel, psişik ve sosyal etkilere bağlıdır. Bazen biri, bazen de diğeri ağır basar.

Ağrılar geçmiyorsa, sadece geçmemekle kalmaz, aynı zamanda ağrıların geçmesini engelleyen hatta ağrıları daha da şiddetlendirebilecek değişimler oluşur. Buna kronikleşme denir, bazen de ağrı hafızasından bahsedilir. Bu tip değişimler dört farklı sistemde görülür: sinir sistemi, kas sistemi, psişik ve sosyal düzey.

Bu bağlamda farklı açılar mevcuttur:
- A: her durumda oluşan değişimler (bkz. aşağıdaki bölüm)
- B: kronikleşmeye neden olan davranış şekilleri ya da risk faktörleri ve kronik durumu ya da ağrıyı sürdüren ağrı sonrası hâlleri (bkz. sayfa 24'teki bölüm)

Her durumda oluşan değişimler

Organizmamız yüksek derecede bir öğrenme yetisine sahip ki bu çoğu durumda olumlu bir şey. Ağrı durumunda ne yazık ki öyle değil, zira bazı değişimler ağrıları sürdürür ve şiddetlendirir.

Sinir sistemindeki değişimler
♦ Periferik nosiseptörler duyarlı hâle getirilir ve uyuyanlar uyandırılır. (Bu bağlamda perifer, merkezî sinir sisteminin dışında bulunan anlamındadır).
♦ Omurilikte bağlantılar yayılır, ağrı transferi artar (wind up'tan bahsedilir) ve ağrı baskılayan liflerde fonksiyon arızaları oluşur (strese bağlı ağrı artışı).
♦ Vejetatif sinir sisteminde hafıza oluşumu başlar, ağrılar artar.
♦ Beyinde nöroplastik değişim süreci (merkezî duyarlılık, ağrı hafızası) şöyle gelişir: bilinçdışı öğrenme süreçleri sonucunda, beyinde ağrıyan vücut bölgelerini temsil eden yapılar yeniden düzenlenir (örneğin büyürler) ve ağrı bölgeleri aşırı hassasiyet kazanır (hiperduyarlılık). Ağrı sorunu ne kadar

kronikse, bu değişiklikler de o kadar büyük olur. Böylece örneğin ağrıyla ilişkili görsel uyarılar bile (örneğin bir migren ilacı reklamındaki acı çeken yüze bakıldığında) beyinde güçlü bir reaksiyon yaratarak, acı hissetmeye neden olabilir. Dolayısıyla, acı vermeyen ve acı veren uyarılara karşı aşırı duyarlılık ve somut tetikleyici olmadığı halde ağrıların ortaya çıkması da açıklanabilir.

♦ Ağrı liflerinin sürekli aktivitesi beyinde inflamasyona neden olur. Sinir hücreleri sürekli ateşlediğinde, destek hücreleri inflamasyon maddesi salgılar, bu da ateşlemenin sürmesine neden olur. Böylece, bitişikteki sinir hücreleri de işin içine girer ve alan gittikçe büyür.

♦ Aynı zamanda ağrıya özgü nörotransmitterler (haberciler) daha çok üretilir ve periferideki yaralanmış kısımlara transport edilir, ki bu da oralarda kronik iltihaplanmaya neden olur. Dolayısıyla, pozitif bir inflamatuar Feedback-döngüsü beyin-periferisi, yani bir kısır döngü gerçekleşir.

Şu var ki, beynin kendisi acı hissetmez. O sadece vücuttan gelen acı bilgilerini işler, yani onları farkına varmamızı sağlar, nereden geldiklerini gösterir bize ve onları beynimizle ilişkilendirir, ki böylece deneyimlerimiz sayesinde ağrılara daha verimli bir şekilde tepki veririz ve daha iyi hayatta kalabiliriz.

> **Ana fikir:** Ağrı, sinir sisteminin her seviyesinde hafıza izleri oluşturur ve dolayısıyla, somut tetikçi nedenler olmadan da ortaya çıkabilir (nöroplastisite sayesinde ağrı hafızası).

ॐ Kendimi tekrarladığımı fark edeceksiniz. Gerçek şu ki, tekrarlamak öğrenmenin koşullarındandır. Bir dostum bir zamanlar şöyle demişti: damlalar domuzu bile deler!

Kas sistemindeki değişiklikler

Burada söz konusu olan, ağrılara bağlı kas gerginliğidir. Ama stres de sinir ve hormon sistemi üzerinden kas gerginliğinin ve ağrıların artmasına neden olur (bu konuda daha detaylı bilgi Sayfa 106'ten itibaren).

> **Not:** Bedensel aktivite aynı zamanda endorfin salgılanmasını artırır ve böylece ağrıların azalmasını sağlar. Makul ölçüde spor bu yüzden her ağrı tedavisinin bir parçasıdır.

Stres sistemindeki değişiklikler

Eski ağrı deneyimleri – bedensel ya da psişik – stres sisteminin değişime uğramasına neden olur. Böyle bir durumda, en küçük uyarılarda bile stres hissedilir ve bu stresle baş etme daha da zorlaşabilir. Bu tip değişiklikler sadece çocukluk döneminde olmaz, sonradan da kronik stres yaşandığında oluşabilir.

Çocuklukta postoperatif ağrıya karşı ya az şey ya da hiçbir şey yapılmadıysa, bu durum da ileride ağrı duyarlılığının artmasının bir nedeni olabilir.

> **Not:** Stres yönetimi sisteminin olgunlaşması sürecinde elverişsiz çevre koşulları ya da erken ağrı ve stres deneyimlerinden dolayı stres ve ağrılara karşı meyil artar, ya da ağrı ve stres yönetimi sisteminin disfonksiyonu baş gösterir. Bunun nedeni ise, ağrı matriksinin stres yönetimi sistemiyle büyük oranda örtüşüyor olmasıdır.

Psişik değişiklikler

Ağrı kronikleşmesi esnasında beyinde, klasik ağrı yönetimi bölgelerinden emosyon yönetimi bölgelerine bir kayma olur. (Buna 'emosyonel shift' denir). Ağrının hafızada yerleşmesi ve bir daha yok olmamasının nedeni bu olabilir.

Ayrıca, kronik ağrı çoğunlukla, travma durumuna çok benzer şekilde, bir yandan ağrı tehdidi ve diğer yandan da mevcut ağrıyla baş etme olanakları arasındaki diskrepanz olarak görülür. Bu durumda tetiklenen kontrol kaybı hissi, korku ve çaresizlik bazı beyin yapılarında natamam bir hafıza oluşumuna neden olabilir, bu da bilinçdışı anımsamalar vasıtasıyla ağrıyı tetikleyebilir (bkz. sayfa 169).

> **Ana fikir:** Tekrarlayalım: Beyinde, içlerinde bedensel ve sosyal ya da psişik ağrılar yönetilen merkezî nöronal ağlar birbirleriyle örtüşürler. Akut ağrıdan kronik ağrıya geçişte, yani kronikleşme sürecinde, merkezî aktivite modeli ağrı yönetimi ağından, emosyonel ağa kayar. Bu da şu anlama gelir: Kronik ağrı durumunda, ilişkiler daha çok önem kazanır.

Kronikleşmeye davetiye çıkaran davranış şekilleri ve risk faktörleri

Bu faktörler veya davranış şekilleri birbirleriyle ilişkilidir ve aralarındaki farkı söylemek zordur.

Kaslarla ilgili sorunlar
Şu noktalar bu sorunlarla alakalıdır:
- Rahatlama duruşu yüzünden vücudun tek bir tarafına yüklenme
- Uzun süreli vücudu dinlendirme duruşları örneğin yatmak: bu durum kas sistemini zayıflatır, dolayısıyla çok geçmeden ağrılar başlar (dekondisyon).

Psişik sorunlar
Birçok faktör bu sorunların nedenidir:

♦ Erken çocukluk dönemindeki ağrı deneyimleri: Bunlar tamamen olduğu gibi kaydedilir ve ileriki deneyimlerle denkleştirilir. Çocuklukta yaşanmış, ekstrem duygularla ilişkilenmiş şiddetli ağrılar, hayatın ileriki bir devresinde benzer, o zamanki kadar şiddetli olmayan ya da daha az ağrılar yaşandığında, aynı ağrı yoğunluğunu tekrar alevlendirebilir.

♦ Otobiyografik anıların özel durum ağrı hafızası: Ağrının bazı durumlarda tekrar geleceğini beklemek ve bu durumda oluşan korku gibi duygular, ayrıca bunlara eşlik eden psişik ve bedensel reaksiyon modelleri de can acıtan uyarılara karşı bir hassasiyete, insanın kendini dinlemesine ve ağrıyla ilgili enformasyondan kaynaklanan kognitif daralmada artışa ve nihayetinde bedensel aktiviteyi kısıtlamaya ve bundan kaçınmaya neden olur.

> **Not:** Kronik hastalar genellikle geçmişte bir travma yaşamışlardır ve/veya ayrıca kronik bir travma sonrası stres bozukluğu yaşarlar.

♦ Emosyonel ruh hâli: Depresif ruh hâlinin (bkz. sayfa 157) yanı sıra, kronikleşmenin en büyük risk faktörlerinden birisi korkudur (bkz. sayfa 160).

♦ Felaket senaryosu yazmak: Her zaman en kötü senaryoyu düşünmek, ağrının verdiği engelin büyüklüğünü, ağrının kendinden veya bedensel sorundan daha fazla etkiler.

♦ Çaresizlik ve ümitsizlik: Ağrıların kötüleşeceğine ve artık eski hâle dönülemeyeceğine inanmak, verimli bir ağrı terapisi sürecini engelleyen bir ana risk faktörüdür.

♦ Ağrıyla baş etme stratejileri: Fiziksel ve sosyal aktivitelerden kaçınmak (Fear-Avoidance-Model) ve takatsiz kalıncaya dek dayanmak (Distress-Endurance-Model), kronikleşmeye neden olan önemli risk faktörleridir (detaylar için sayfa 180).

♦ İnsanın, önem verdiği kişilere ağrılarından bahsetmesi: Mimik, jest, bedensel duruş vasıtasıyla ağrı ifadesi kronikleşme riski faktörüdür; aynı şekilde, doğrudan sosyal yardım istemek konusunda pek hazır ve muktedir olmamak da.

♦ Tıbbi tedaviler: Bunlar da paradoksal bir şekilde ağrıların kronikleşmesine neden olabilir, örneğin doktor, ağrının bulunması ve ortadan kaldırılması gereken fiziksel bir nedeni olduğunu düşündüğü için bulgu abartısı yapıyorsa; kronik ağrı sorunları ve bunlarla nasıl baş edilmesi gerektiği konusunda ⓞ *(bu kitap zaten özellikle bu noktada yardımcı olacaktır)* yetersiz ya da eksik bilgi, ilaçlarla ilgili hatalar ve psikososyal zorlukların göz ardı edilmesi.

Sosyal ve sosyo ekonomik sorunlar

Aşağıdaki noktaların dışında bu konuda belirgin risk faktörleri yoktur:

♦ Günlük hayatta stres etkenleri: Mesleki ve özel hayatta karşılaşılan kronik sıkıntılar, ağrıların sürmesinin veya şiddetlenmesinin önemli nedenidir.

♦ Sürmekte olan emeklilik işlemleri ve hukuki davalar: Bu tür işlemler bir yandan psişik olarak büyük bir sıkıntıdır, diğer yandan da sıkça iş hayatından uzaklaşmaya, maddi sıkıntıya ve sosyal izolasyona yol açarlar.

♦ Artan sosyo ekonomik sorunlar: Artan sosyo ekonomik sorunlar, ağrıları daha da kronik hâle getirir. Sürekli kayıplar olumsuz duyguları tetikler ve ağrıların kötüleşmesine neden olan kalıcı bir stres kaynağına davetiye çıkarır. Ve insan kaybettikçe, bu kaybı tekrar telafi etmek o kadar zorlaşır. Hele hasta, Sosyal Hizmetler Dairesi'ne gitmek durumunda kaldıysa, umudu yitirmemek artık neredeyse elinde değildir.

Bu son noktayla ilgili en iyisi bir örnek verelim:

👁 *Marco F., 45 yaşında bir inşaat işçisi: Marco, iş esnasında bir iskeleden düşer ve sağ eli birkaç yerden kırılır. Üç ameliyat sonucu ağrılar kalır geriye, Marco bileğine fazla yüklenemez hâle gelmiştir. Sigortanın kendisi için belirlediği yeni çalışma profili şöyledir: hafif işler, beş kilonun üstünde ağırlık kaldırmamak ve sağ ele sürekli yüklenmemek, örneğin bir büro işinde çalışmak. Bu durumda malulen emeklilik söz konusu değildir; olaydan dört yıl sonra mahkeme de bu görüşü onaylamıştır. Oysa Marco F. hiçbir meslek diplomasına sahip olmadığından, yeni bir mesleki eğitim alma hakkı yoktur. Beş yıl sonra Marco yeni bir işe müracaat etmeye ve iki yıl boyunca aldığı günlük tazminatı geri ödemeye zorlanır. Bu kadar uzun süren hikâyesinden dolayı iş bulamaz, depresyona girer. Karısı iki küçük çocuğunu da alıp evi terk eder, Marco Sosyal Hizmetler Dairesi'ne gitmek zorunda kalır. Bileğindeki ağrı günlük hayatında baskındır; mesleki ve maddi anlamda artık tükenmiştir. Bundan üç yıl yani kazadan dokuz yıl sonra, durumuyla ilgili tüm kurumların yardımı sayesinde yeniden iş hayatına entegre olması mümkün olur ve Marco F. yavaş yavaş hayata geri döner.*

> **Ana fikir:** Kronik ağrıların, zorlukları çoğunlukla daha da kötüleştiren sonuçları vardır. Bunlar bedensel sonuçlar (kas sisteminin zayıflamasıyla dekondisyon, fazla ya da az kilolu olmak, uyku bozuklukları, bağışıklık sisteminin zayıflaması, ilaç tüketiminin getirdikleri), psişik sonuçlar (depresyon, korkular gibi ruh hâli değişiklikleri; felaket senaryoları yazmak (sayfa 141) veya önemsizleştirmek (sayfa 180) gibi düşünme hataları ve sosyal sonuçlar (işe/okula gitmemek, işsizlik, sürekli doktor ve terapist randevuları, inzivaya kadar varan sosyal hayattan geri çekilmek).

Ne kadar tekrarlasak azdır: Ağrıların kronikleşmesi bir durumdur ama aynı zamanda süregelen bir süreçtir; somatik, psişik ve sosyal faktörler arasında etkileşimleri olan çok faktörlü bir olgu olarak görülmelidir.

Ağrıları kronikleşen ve işe geri dönmeyen kadın ve erkek hastaların %80'inden fazlası süregelen günlük sıkıntılara, iş yerinde ve aile içinde anlaşmazlıklara maruz kalan, depresif ve ağrıyla baş etmek için elverişsiz durumlarda olan insanlardı.

> **Ana fikir:** Kronik ağrılara her zaman ağrıyı gözde büyütme ve psikososyal gerileme eşlik eder.

Nöroplastisite veya ağrı bir ara unutulmalıdır

Kronik ağrı kısmen aynı zamanda öğrenilmiş ağrıdır. Peki, ağrıyı tekrar nasıl akıldan çıkartırız?

Öğrenmek sadece beyin fonksiyonumuzu değiştirmez, sinir hücreleri arasındaki bağlantılar (sinapslar) habire tekrar eden uyarılar sayesinde oluşturulup, kullanılmadığı zaman da tekrar koptuğundan, aynı zamanda beyin yapımız da değişime uğrar. Nöroplastisite bu anlama gelir. Yani yetişkin bir insanın beyni kaskatı, tellerle sabitlenmiş bir organ değildir, aksine çok ileri yaşlarda bile değiştirilebilir. Yeni deneyimler, izlenimler, tabii ki fiziksel antrenman, düşünceler, hatta hayaller ve hisler beynimizin fonksiyonunu ve yapısını değiştirir.

Ağrı maktriksinde (bkz. sayfa 18) normal olarak sinir liflerinin %5'i ağrı yönetiminden sorumludur, geri kalan %95 ise başka fonksiyonlar için kullanılır. Ama geçmeyen ağrılar varsa, ağrı liflerinin payı %25'e çıkar, yani ağrı hizmetindeki sinir liflerinin sayısı gittikçe artar. Buna karşılık, bu liflerin normalde yaptığı fonksiyonlar kısmen yok olur, örneğin dikkat, odaklaşma, empati, neşe ve daha birçok fonksiyon.

Bu süreci tersine çevirmek için ya da en azından öğrenilmiş olandan, ilave paydan tekrar kurtulmak için, ağrı hizmetine geçmiş olan sinir liflerini geri kazanmak gerekir. Bu, karşı stimulasyonla (counter stimulation) gerçekleşir: Her ağrı uyarısının karşısına, bulunduğu merkezden başka bir uyarı getirilir. Bunun baskın olabilmesi için, ısrarlı bir antrenman gerekir.

Aslında, bu kapsamlı bir ağrı tedavisinin temelidir. Ve göreceksiniz ki: Bu yapılan işe yarar ama değişiklik için istenç, içtenlik ve inatçı bir insanın dayanma gücü olmadan olmaz.

> **Faydalı bilgi**: Ağrıyla alakası olmayan bütün fonksiyonları doğru dürüst çalıştırmak istiyorsanız, ideal olarak şu üç alanda aktif olmalısınız: İş (benim gözümde en önemli ağrı tedavisi), fiziksel aktivite (spor, örneğin Qigong) ve zihinsel alıştırmalar (örneğin dikkat çalışması).

Kronik ağrı bağımsız bir hastalıktır! Yoksa öyle değil mi?

Daha önce söylenenlerden anlaşılıyor ki, kronik ağrı artık bir yaralanmanın semptomu olmaktan çıkmıştır, bağımsız bir hastalıktır. En azından üç-altı aydır süren ve hastayı **fiziksel** anlamda hareketlilik kaybı ve fonksiyon kısıtlanması, **psişik kognitif** anlamda duygular, ruh hâli ve düşünce değişikliği, **sosyal** anlamda ilişkiler, aile, iş ve maddi konularda etkileyen ağrılar kronik ağrılardır. Ağrılar çoğunlukla ağrı nedeninden bağımsız hale gelmişlerdir ve örneğin ağrı ilaçlarıyla ağrıyı ortadan kaldırmak bu durumda artık işe yaramaz.

AKUT VE KRONİK AĞRILAR ARASINDAKİ FARK

Akut ağrılar	Kronik ağrılar
genellikle nedeni belli	sıklıkla nedeni artık bilinmiyor, karmaşık
	veya artık tedavisi mümkün değil
Ağrıların uyarı fonksiyonu var	ağrıların artık uyarı fonksiyonu yok
Bedensel bir rahatsızlığın semptomu	bağımsız bir rahatsızlık
Kısa süreli	uzun süreli
Nedenin ortadan kalkması için terapi yapılır	terapi artık nedenin ortadan kalkması için değil, ağrıların dindirilmesi için yapılır. Hedef, ağrılara rağmen hareket etmeyi kolaylaştırmaktır.

Tipik bir örnek: *Rosa S.'in sağ baldırı ampüte edildikten sonra, ayağında hâlâ zonklayan sancılar var. Arada bir de sanki oradalarmış gibi ayak parmaklarını hissediyor.*

Kronik ağrılar aslında kendilerini ağrıyı tetikleyen nedenden bağımsız ilan etmişler ve böylece kendi başına bir rahatsızlık haline gelmişlerdir, fakat aynı zamanda süregelen bir rahatsızlığa da eşlik ederek ortaya çıkarlar (örneğin kanser). Her zaman hayatın bütün açılarını ilgilendirirler. Bu yüzden, kronik ağrılar tedavi edilirken, tüm etkilerine ve zarar verdikleri şeylere bakmak gerekir. Sadece ağrı kesici ilaçlarla tedavi yeterli değildir!

> **Ana fikir:** Ağrı tedavisinin ilk hedefi ağrıyı azaltmak değil, verimliliği artırmaktır.

Kronik ağrılar bir ağrı hastalığı mı yoksa ağrı sorununun gittikçe daha fazla fonksiyon düzeyine yayılması mı? Her durumda, rahatsızlığın gittikçe daha çok rahatsızlık verdiği kesin.

Kronik ağrı her zaman senin dünyanın tümüyle alakalıdır

Kronik ağrılar her zaman hayatın tüm boyutlarını etkiler. Ağrı çeken insanın ne kadar kaybettiğine ve insani ihtiyaçlarının karşılanmasının ne kadar etkilendiğine bakarak, ağrı sorununun boyutu ölçülebilir.

Maslow piramidi

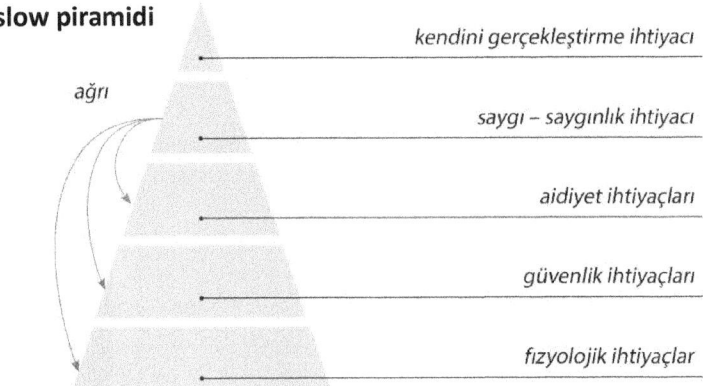

Hümanist psikolojinin kurucusu olan Amerikalı psikolog Abraham Maslow, 1943 yılında insanların ihtiyaçlarının hiyerarşik düzenini tanımlayan Maslow piramidi teorisini geliştirdi.

Maslow piramidine göre (yan sayfa), içmek, uyumak ve hareket etmek fizyolojik ihtiyaçlardandır (düzey 1). İsviçre şartlarında, güvenlik ihtiyacı (düzey 2) hemen hemen maddi güvenceye eşittir, yani örneğin iş yerinden, emeklilikten veya bir partnerden gelen düzenli bir gelirin olması. Sosyal ihtiyaçlar (düzey 3) ise, iyi ilişkiler, sevgi ve kabul görmedir. Bir insanın yalnız olmayı istemesi nadirdir, kendisini yalnız hissetmeyi kimse sevmez. Öz saygı ve sosyal kabul görme ihtiyacı (düzey 4), özellikle insanın, günlük yaşam cinsiyet, yaş, vücut yapısı ve yetenekler çerçevesinde yaşamak istediği hayatla ilgilidir. İnsanın kendini geliştirme ihtiyacı (düzey 5) deyince, insanın kendisiyle uyum hâlinde olma çabasını anlıyorum.

Fizyolojik ihtiyaçlar bir dereceye kadar giderildiyse, diğer düzeylerdeki ihtiyaçlar yan yana yer alır. Yani onları aşağıdan yukarıya doğru ardı ardına karşılamak gerekmez (savaş yıllarında doğan sanat da bunun göstergesidir).

> **Öneri:** Bir düşünün: ağrılarınız sizin hangi ihtiyaç düzeylerinizi etkiledi? Ne kadar çok etkiledi?

> **Not:** Kronik ağrılar varsa, ilk olarak günlük hayat darbe alacaktır, sonra ilişkiler, iş ve en sonunda da uyku, yeme davranışları ve hareketlilik. Ne kadar çok düzey etkilendiyse, ağrı sorunu da o kadar büyüktür, etkilenen düzeylerin hepsini de tedaviye dahil etmek ise o kadar önemlidir.

AĞRI TEDAVİSİ

Kronik ağrıların tedavisinde ağrı genelde hiç bitmez, hep olacaktır. Bu yüzden, sürekli düş kırıklıklarını önlemek adına, realist tedavi hedefleri belirlemekte fayda vardır.

Kronik ağrıların tedavisi temel olarak iki şeyi hedefler:

1. En iyi durumda eski işinizi tekrar yapabilmeniz ve sosyal çevrenizde tekrar aktif olabilmeniz için sizi güçlendirmek. Bölüm 2 bu konuya ayrılmıştır.
2. Kronik ağrılar hiç geçmediğinden (kronik kelimesinin anlamı da zaten budur), eski hâlinizin düzeyine geri dönmeniz genellikle mümkün değildir. Onun için, ilk yapılacak şey, ağrılarınızı ve buna bağlı kısıtlamaları kabullenmeye çalışmak ve sonra da çevrenizi bu yeni düzeye uyarlamaktır. Bölüm 3 ve 4 bu konuya değinmektedir.

> *Julia S., öğretmen, sol elinde bir sinir yaralanması oluyor. Üç ameliyat geçirdikten ve dokuz ay kadar bir zaman sonra, ağrılara karşı iyi etkili bir antiepilektik sayesinde tekrar eski mesleğine dönüyor. Günlük hayatta karşılaştığı kısıtlamaları ailesinin de desteğiyle telafi edebiliyor.*

> *Patrick H., zanaatkâr, sağ elinde bir sinir yaralanması oluyor, ameliyatlar ve ilaçlar fayda etmiyor. Uzun bir sigorta davasından sonra, büro işi eğitimi almasına izin çıkıyor, eğitimin ardından iş buluyor. Yeni işinde farklı medikal gereçler sayesinde sadece %50 çalışabiliyor, zira daha fazla çalıştığında ağrıları aşırı şekilde şiddetleniyor. Kendisine malullük aylığı bağlanmıyor. Eşi maddi kayıplarını kapatmak amacıyla tekrar mesleğini icra etmeye başlıyor.*

Tedavinin iki aşaması

Kronik ağrıların tedavisinde iki farklı aşama vardır: tanı koyma ve terapi ilk aşamadır, ikinci aşamanın merkezinde ise ağrıların kabulü, performans artırma ve erişilen seviyenin kalıcı olması için terapiler vardır.

Gerçekçi tedavi hedefleri şunlardır:
- ilk, tanı aşamasında:
  - ağrıyı en azından %30-50 azaltmak
- ikinci aşamada:
  - çalışma gücünün korunması
  - hayat kalitesinin iyileştirilmesi
  - sosyal aktivitelerin ve ilişkilerin korunması

Bunlar kulağa seksi gelmiyor ama işe yarıyor! Tekrar: Ağrılar vücutta oluşur ve ağrıyı ileten sistemle işlenir ve beyne iletilir. Beyinde algılanır, değerlendirilir ve duygularla ilişkilendirilirler. Bu ağrı algısı, o ana kadarki deneyimlere bağlıdır ve sonunda yeni bir davranış oluşur.

> Ağrı hissi, işlenmiş, pişmiş ve baharatlanmış bir ağrıdır. Ve gereğince servis edilmiştir.

Kronik ağrılar konusunda mantık hataları

Günlük hayatımız, düşünmemizi etkileyen yanlış bilgilerle dolu. Sosyal medyanın gittikçe yaygınlaşması ve Fake-News-kültürü de bunu değiştirmiş değil. Aksine! İşte bu yüzden kronik ağrılar konusunda mantık hatalarıyla ilgili bir liste:

- ağrı terapisine başlarken tam bir bedensel veya psikolojik bir tanının konmuş olması gerektiğini düşünmek yanlıştır. Tanı terapi sürecinde de netlik kazanabilir.
- ağrı tedavisine erken başlamanın tanı koymayı güçlendirdiğini düşünmek doğru değildir.
- psikolojik ve psikososyal faktörlerin göz önüne alınmasının gerekli olmadığını sanmak yanlıştır.
- (ağrı tedavisine eşlik eden) psikolojik tedavinin sadece bedensel ağrı nedenleri olmadığı zaman yapılması gerektiğini düşünmek doğru değildir.
- somatik bir neden bulunmayınca, psişik bir nedenin olduğunu zannetmek yanlıştır.

> **Dikkat:** Ağrı günlüğü konusunda: Böyle bir günlük terapi kontrolü amaçlı iyi olabilir. Ancak, günlük, dikkatinizi aslında aklınızdan çıkarmayı yeğlediğiniz ağrı üzerine çeker hep. Dolayısıyla, ağrı günlüğü sadece ilk evrede, tanı-terapi aşamasında anlam taşır. İkinci aşamada onu bir kenara atmanızda fayda var, zira bilincinizi ağrıdan arındırmaya çalıştığınız bir aşama bu. Sözün kısası, bir iki aydan fazla ağrı günlüğü tutmayın.

Her zaman yapacak bir şey var: Ağrılar neden hep etkilere maruzdur?

Ağrıların şiddeti, üç farklı faktörün toplamıdır:
1. ağrı sisteminin aktivitesi, kabaca, ağrı sinirlerindeki akımın aktivitesi
artı
2. ağrının şiddetlenmesine neden olan sinir sistemindeki ikincil işlevsel değişiklikler, kas sistemindeki gerginlikler ve vejetatif sinir sisteminin savaş ya da kaç-kısmının aktive edilmesi
artı
3. ağrının verdiği ızdırap, yani ağrı hissiyatının psişik anlamda artması, örneğin korku, öfke, kayıp veya ümitsizlik yüzünden.

Önemli: Ağrının şiddetini etkileyen birçok farklı faktör nedeniyle kronik ağrılar nesnel olarak ölçülemez. Bu yüzden ağrının şiddeti ya da yoğunluğu nesnel ölçüm değerleri değildir, bunlar hastanın bireysel algılamasını yansıtır. Doktorunuz ağrılarınızı bir skala üzerinde örneğin 1'den 10'a belirlemenizi isterse, bu bilgi sizin öznel algı açınızı gösterse de doktorunuzun ağrı durumunuzu değerlendirmesine yardımcı olacaktır.

Terapi yapılırken ağrıya neden olan veya ağrıyı şiddetlendiren bütün faktörler göz önüne alınmalıdır. Böylece, ızdırabınızı azaltmak veya ağrılara rağmen hayatınızı iyileştirmek için her zaman bir şeyler yapılabilir.

> **Ana fikir:** Ağrı şiddeti, her zaman bedensel ağrıların, ikincil işlevsel değişikliklerin ve duyguların, bu ağrılara yüklediğimiz anlam veya önemin toplamıdır.

Biyo-psiko-sosyal tedavi konsepti ve integratif tedavi modeli

Kronik ağrıların biyo-psiko-sosyal bir olgu olduğu ve biyolojik, psikolojik, sosyal ve kültürel unsurlar içerdiği genel kabul görür. Bu nedenle, kronik ağrılar bu düzeylerde de tedavi edilmelidir. Oysa bugün yapılan tedavilerin bir çoğu sadece biyolojik görüşlerle sınırlı. Daha önce de çok defa ifade edildiği gibi, kronik ağrılar durumunda bu kesinlikle yanlış. Sadece ilaç tedavisi görüyorsanız, sorununuzun tedavisinde önemli bir eksiklik var demektir.

Bunu duymaktan hoşlanmasanız da: Ağrılarla uğraşmak bir mantık işidir. Ağrının kendisi değil, ama ağrıya yaklaşım evet! Kronik ağrılarda insan ruhu affedilmez bir şekilde ihmal edilmektedir.

Uygulanabilecek tedavileri sistematik bir hale getirmek için integratif tedavi modeli uygundur (bkz. grafik sayfa 36). Söz konusu olan, biyo-psiko-sosyal tedavi konseptine daha seçkin bir bakış tarzıdır; bu tarzda, ilk dört düzey biyolojik, ondan sonraki iki düzey psikolojik ve sonuncu düzey de çevre ve topluma, toprağa, sosyal görüşe denk gelir.

Biyo-psiko-sosyal tedavi konsepti

Modelin ana hedefi, etkili her tedaviyi uygulamak ama gereksiz veya tehlikeli tedavilerden kaçınmaktır.

> **Ana fikir:** Biyo-psiko-sosyal tedavi isteği, terapilerin farklı düzeylerde kombin edilmesinin gerekli olduğunun ifadesidir.

integratif tedavi modeli

İNANÇ — İnanç ve gerçeklik

PSİŞE — Psikoedukasyon / Emosyonlar / Nöropsikoterapi / Psikoterapi / Gevşeme

ENERJİ — Tamamlayıcı tıp

ENFORMASYON — Nöral terapi

BİYOKİMYA — Beslenme / Stres ve hormonlar

ANATOMİ — İlaç / İğne / Nöromodülasyon ve ameliyat / Fizik tedavisi

TOPLUM / ÇEVRE — İlişkiler, iş, para / Hukuk, çevre faktörleri

Psişik tedavi (İNANÇ, PSİŞE, ENERJİ)
Biyolojik tedavi (ENFORMASYON, BİYOKİMYA, ANATOMİ)
ÇEVRE / TOPLUM

7 Düzey

İntegratif tedavi modeli ayrıntılı olarak şu düzeyleri içerir:

1.Anatomik düzey. Burada konu bedenimizi oluşturan şeylerdir, yani kemikler, tendonlar, kaslar, sinirler, organlar vb. Bu düzeydeki hastalıklarda, yapısal lezyonların (hasarların) veya işlevsel bozuklukların düzeltilmesi gerekir. Bunun için de etki-tepki prensibine göre tedavi sıralaması yapılmalıdır: Cerrahlık, infiltrasyon ve nörostimulatör gibi intervensiyonel yöntemler, bazı ilaçlar. Bu düzeye, manuel tıp, fizik tedavisi ve antrenman terapisi gibi kas-iskelet sisteminin işlevsel sorunlarını tedavi eden fizikal yöntemler de dahildir.

Bu düzeydeki tedavi olanakları Bölüm 2'de, sayfa 52-95, anlatılmaktadır.

2.Biyokimyasal düzey. Burada söz konusu olan vitamin ve eser element metabolizması bozukluğu, beslenme sorunları/eksikliği veya kronik zehirlenmelerdir. Demir eksikliği baş ağrısına ve depresyona neden olabilir; B12 vitamini eksikliği kas ağrıları yapar, gıda intoleransı karın ağrısına hatta migrene de yol açabilir. Bu düzeye eksiklik gidermenin yanı sıra beslenme danışmanlığı, detoksifikasyon yöntemleri ve ortomoleküler tıp da dahildir.

Bu düzeydeki tedavi olanakları Bölüm 2'de, sayfa 96-109, anlatılmaktadır.

3.Bilgi düzeyi. Burada söz konusu olan, periferi sinirleri (merkezî sinir sisteminin dışındaki sinirler), omurilik, vejetatif sinir sistemi veya beyin bölgesinde insanın programlanmasıdır. Bu bölgelerde esas olarak lokal anesteziyle çalışılır. Sinirlere, vejetatif sinir sistemine veya ciltteki sinir uçlarına yapılan hedef odaklı infiltrasyonlar (iğneler, bkz. sayfa 74) ile "arıza bildirimi" sildirilebilir veya sinir sisteminde bilgi işlemi tekrar düzenlenebilir. Burada esas olarak nöral terapiyle yapılan tedaviler söz konusudur.

Bu düzeydeki tedavi olanakları Bölüm 2'de, sayfa 110-115, anlatılmaktadır.

4. Enerji düzeyi. İnsan, elektromanyetik bir alan üretir. Bu alan fiziksel olarak ölçülebilir, gösterilebilir ve hastalık durumunda değişime uğrar. Bu düzeyde tamamlayıcı tıbbın farklı terapileri özetlenmiştir. Bu yöntemlerle ağrı seviyesini defalarca olumlu anlamda etkilemek mümkündür.

Bu düzeydeki tedavi olanakları Bölüm 2'de, sayfa 116-126, anlatılmaktadır.

5. Psişik düzey. Ağrı, her zaman ikincil psişik sorunlara neden olur. İçinde duygu olmayan ağrı yoktur! İnsan kaygılanmadan edemez ve olumsuz duyguların altında korkular yatar. Ağrı bağlamındaki bu ikincil zorluklardan ve elbette ağrıyla birlikte ya da ağrıdan bağımsız olarak ortaya çıkabilecek psikolojik ve psikosomatik sorunlardan da bahsetmek gerekir. Psişik düzeyde, edukasyon (bilgi transferi) ve farklı psikoterapi yöntemleriyle çalışılır.

Bu düzeydeki tedavi olanakları, Bölüm 3'te, sayfa 129-198, anlatılmaktadır

6. İnanç düzeyi. Bir şeyi anlamadığımızda dogmatikleşiriz. İnançlar, hayatımız ve tıbbi tedaviler için engel teşkil edebilir. Burada, bilinçli zihni pas geçerek çalışan yöntemler sıralanmalıdır, örneğin hipnoz ve nörolinguistik programlama. Engel oluşturan inançların düzeltilmesi bile iyileşmeye neden olabilir.

Bu düzeydeki müdahale olanakları: Bölüm 3, sayfa 199-202.

7. Çevre, toplum. Tempo, telaş, gürültü, çevresel zehirler, iş yerinde ergonomik felaketler, sigortalarla ilgili sorunlar ve daha bir sürü şey, huzurumuzu etkiliyor ve bazen bizi gerçekten de hasta ediyor. Bu yüzden, kronik ağrı tedavisinde bu perspektifleri göz önünde bulundurmak elzemdir.

Bu düzeydeki müdahale olanakları: Bölüm 4, sayfa 208-287.

İnsan ve araba

İntegratif modeli daha iyi anlamak adına, insanı bir arabayla kıyaslayabiliriz. Anatomik düzey şasiye ve karoseriye, biyokimyasal düzey yağ ve benzine, bilgi düzeyi elektroniğe ve son üç düzey de, uyanık olan (enerji), nereye gitmek istediğini bilen (psişe) ve gideceği yere varacağına da inanan (inanç) sürücüye denk gelir – yoksa yola çıkmaz bile. Ayrıca, arabanın nerede durduğu, üzerinde gidebileceği bir yolun var olup olmadığı (çevre) veya tam o esnada küresel ısınmaya karşı protesto yüzünden yolun kapalı olup olmadığı (toplum) da hesaba katılmalıdır.

Diyelim ki araba çalışmıyor. Benzin deposu boşsa, lastikleri değiştirmenin faydası olmaz. Veya, tekerlekler çalındıysa, uyansın diye sürücüye kahve getirmek de işe yaramaz. Söz konusu arabaysa, bu düzeyleri elbette kolay ayırt ederiz. Oysa tıpta sürekli şu durumla karşılaşıyorum: Anatomik düzeyde bir şey bulunamazsa, sorunun psişik olması gerektiği sonucuna varılıyor. Bu yetersiz bir sonuç. Oysa tüm düzeyler hesaba katıldığında soruna bir çözüm bulunabilir. Deneyimler gösteriyor ki, o takdirde, ümitsiz "vakalar", daha ümitli "vakalara" dönüşebiliyor, sorun ortadan kalkmasa da azalabiliyor.

> **Ana fikir:** Kronik ağrılar varsa elbette her zaman bütün düzeyler etkilenir. İnsan, çevresiyle ilişkide olan bir bütündür. Bu yaklaşımla, toplum ve çevre de tıbbi müdahalede önemli faktörler olarak karşımıza çıkar. Dolayısıyla, ağrı tıbbında ana soru şudur: Hastanın sorununa, şu anda hangi tedavi gereklidir?

Multimodal terapiler

Biyo-psiko-sosyal tedavi stratejisine uygun olarak, kronik ağrıların tedavisinde multimodal terapi denen, yani birkaç düzeydeki terapiler gereklidir.

Ne yazık ki, ilaç, intervensiyonel veya pasif tedavilere odaklanma riski yüksek ve bu da çoklukla ağrıya karşı yapıcı olarak çalışmayı engelliyor. Ve bana inanınız ki, kendi yöntemleriyle iyileşeceğinizi size vadeden birini her zaman bulursunuz. Bu vaatler konusunda dikkatli olun! Ne kadar çok yatırım yaptıysanız ve tedavi ne kadar çok invazifse, düş kırıklığınız da o kadar büyük olur.

Bugün genellikle bilinir ki, kronik ağrılar, farklı düzeylerde veya farklı terapilerle aynı zamanda tedavi edilmelidir. Multimodal bir ağrı tedavisinin amacı, ağrıyı dindirmenin yanı sıra, biyo-psiko sosyal bir hastalık anlayışının geliştirilmesi ve mesleki ve sosyal alanda daha aktif olabilmeyi sağlamaktır (kronik ağrıların tedavisinde 2.faz). ☺*(Aynı şeyleri tekrar ediyorum. Ama amacım kronik ağrıların doğru tedavisinin olduğuna sizi inandırmak)*. Bu konuda kişiye dair ayrıntılar:

♦ fiziksel ve psişik aktivite

♦ ağrıyla başa çıkmanın disfonksiyonel (iyileşmeye zarar veren) yönünü aza indirmek

♦ kişinin yaşantısını ve davranışlarını da (buna alışkanlıklar, problematik düşünce kalıpları ve davranış özellikleri de dahildir) işe katarak ağrıyı artıran veya azaltan faktörleri kavramak

♦ olumlu bir bedensel algı oluşmasını sağlamak

♦ gerilme ve gevşeme, kendine yüklenme ve yükü hafifletme arasında daha iyi bir denge kurmak

♦ performans sınırlarını daha iyi algılayarak, kendine aşırı yüklenmekten kaçınmak

♦ vejetatif sorunları armonize etmek (uyku, biyolojik ritimler)

♦ koordinasyon, hareketlilik, güç ve dayanıklılık konularında bedensel performans yeteneğini artırmak

♦ kişinin içsel zenginliklerini fark etmesini ve güçlendirmesini sağlamak (somatik, intrapsişik, kişiler arası, sosyal)

♦ ve son olarak hayat hikâyesindeki ağrı oluşumunu ve ağrıyla mücadele olaylarını önemsemek (bunlara yaşanmış travmalar da dahil); tekrar bir travma oluşmasından kaçınmak, tedavi ekibinin görevidir.

Multimodal bir ağrı terapisinde, tedavi programının her bir kısmı birbiriyle uyumlu olmalıdır (doğru söylemek gerekirse, bu sadece ağrı tıbbı için geçerli olmamalıdır). Aynı zamanda farklı terapiler lüzumlu olduğundan, farklı branşlardan terapistler ortak bir tedavi felsefesi ve stratejisi geliştirmelidirler. Politikada olduğu gibi tıpta da bu pek yapılmaz.

> **NOT:** Multimodal bir yaklaşımın amacı şudur: ağrı hastalığını biyo-psiko sosyal anlamda desteklemek, bedensel ve sosyal aktiviteyi desteklemek, ümitsizlik ve inzivayı azaltmak ve kişinin içsel zenginliğinin güçlenmesini sağlamak.

Şunu da belirtmek gerekir ki, son araştırmalar, terapi yoğunluğunun önemli olmadığını gösteriyor. Bu kadar karışık bir sorunsalla başa çıkmanın uzun zaman aldığı da elbette ortada. Yatarak tedavinin de çoğunlukla getirisi yok. Korumalı bir ortamda ve günlük çevrenizden uzak bir yerde ağrı sorununuzla yoğun bir şekilde uğraşabilirsiniz ama o durumda sizin ve yakınlarınızın beklenti baskısı daha yüksek olduğundan tedavi başarısının günlük hayatınıza entegrasyonu da genellikle çok zor olur.

Peki bütün bunlar ne kadar fayda eder?
Tedavinin prognozu bedenselden ziyade sosyal ve psikolojik faktörlere bağlıdır. Ö*(Bunu söyleyen ben değilim, böyle olduğu bilimsel olarak kanıtlanmıştır).* Bu konuda özellikle şu kriterler önemlidir:
◆ ağrı hastalığının süresi
◆ iş göremezlik süresi
◆ maluliyet maaşı bağlanmasını istemek veya süregelen bir maaş bağlanma süreci
◆ düşük bir sosyoekonomik statü
◆ yüksek miktarda günlük stres
◆ sosyal inziva
◆ ağrı ilaçlarına bağımlı olmak
◆ tedavi için hevesli olmak

> Ana fikir: Kronik ağrılar çok karmaşık bir olgudur; ağrıyı çeken birçok insan, hatta terapistler ve özellikle politikacılar tarafından yanlış bir şekilde sadece organik olarak anlaşılır.

BİR AĞRI UZMANINA BAŞ VURMANIN DOĞRU ZAMANI NEDİR?

Ağrı doktorları, kalp veya mide-bağırsak hastalıkları uzmanı gibi uzmanlardır. Kronik ağrı konusunda birçok tedavi türü olduğu için, her uzmanın sunduğu bir tedavi spektrumu vardır.

İsviçre'de iki ağrı kurumu vardır, İsviçre Ağrı Kurumu (SGSS)/Swiss Pain Society (SPS) ve Swiss Society for Interventional Pain Management (SSIPM). (bkz. ilişik).

Birçok ağrı hastasına aile doktorları çok iyi bakıyor ve hastalar ağrılara rağmen sağlıklarından memnun hâle geliyorlar. Bu durumda daha fazla tedaviye gerek kalmıyor. Fakat ağrılı durumunuzdan rahatsızsanız, kronik ağrıların tedavisi ile ilgili tüm olanakları bu rehber kitapta bulabilirsiniz. Sizinle ilgilenen doktorunuz bunların hemen hemen hepsini bilir; size rehberlik etmesini isteyin.

Yine de başka olanaklar aramak isterseniz, terapistlerin sunduğu tedavi spektrumlarına bakın. Ama şunu unutmayın ki, kronik ağrıların tedavisinde tam bir ekip çalışması gerekir. Bir doktorun kiminle çalıştığını örneğin bir Homepage'de hemen görmek mümkün değildir.

Plasebo ya da "iyi bir terapist" nasıl bulunur

Bir ilacın ya da tedavinin etkisi, kimyasal veya terapötik etkinin (Verum) ve hastanın kendisinin yarattığı etkinin (Plasebo) toplamıdır. Ağrı ilaçlarının plasebo etkisinin, etkilerin üçte birini oluşturduğu söylenmektedir.

Plasebo etkisi konusunda çok şey bilinmektedir. Bu etki, bilinçdışı şartlanma, öğrenme ve beklenti süreçleri sonucu ortaya çıkar.

Günümüzde, şu ya da bu tedavinin sadece plasebo etkisi olduğunu duyuyoruz. İşin aslında, bir şeyin nasıl etki ettiği önemli değil, mühim olan etki ediyor olması. ౘ*(ama bilim mantıklı bir açıklama arar!).* Bu etkiyi kendimiz "yarattığımız" için, bunu öz şifa potansiyeli olarak görebiliriz. Bu kadar önemli bir şeyi değersizleştirmemeliyiz. Yani, başkalarının, hissettiğiniz iyileşmenin sadece bir plasebo etkisi ve dolayısıyla önemsiz olduğuna sizi ikna etmelerine izin vermeyin.

İyi bir ilişki de sizi kendiliğinden iyileştirir, bunu her anne bilir. Böyle bir ilişki, bende şu özellikler varsa mümkündür:
♦ otantiklik ve şeffaflık (yani, gerçek duygularımı gizlemiyorsam)
♦ muhatabı özgür bir birey olarak kabullenmek ve değer vermek
♦ empati (muhatabı ve dünyasını onun gözleriyle görmek), çünkü bu yaklaşım karşımdakine şunları kazandırır:
♦ daha iyi bir entegrasyon duygusu
♦ daha çok öz güven ve böylece özgürlük
♦ o zamana kadar bastırmış olduğu perspektiflerin deneyimi ve dolayısıyla olmak istediği insan olması
♦ daha efektif davranması ve böylece hayat sorunlarıyla daha kolay başa çıkabilmesi.

Dolayısıyla, bu tip bir ilişki yaratabilirsem, karşımdaki bu ilişkiyi kendi gelişimi için kullanabilir. Değişim ve kişisel gelişim gerçekleşir. Kısacası, karşımdaki, yaratıcı, uyumlu ve otonom bir insana dönüşebilir.

Bu yaklaşım biz doktorlar ve terapistler için geçerli, çünkü doktor ve hasta arasındaki ilişki ve etkileşimin de - benim gözümde en azından kısmen - plasebo etkisi var. ☺*(Ama muhtemelen aşkın da plasebo etkisi var, partnerinizi plasebo haline getirir).* Dolayısıyla, doktorunuzla aranızda iyi bir ilişki olması önemli. Peki, bunun böyle olup olmadığını nasıl takdir edersiniz?

İyi bir doktor-hasta ilişkisi şöyle belli olur
Olumlu bir tedavi başarısı için dürüstlük ve güvenirlik, empatinin yanı sıra merkezî bir rol oynar. Bunun altında şu yetenek yatar:
♦ karşı tarafın durumunu, bakış açısını, hislerini ve bunlarla alakalı manaları algılayabilmek - yani sırf akılcı bir anlayış yeterli değildir-.
♦ bu anlayışı ifade etmek ve doğru olup olmadığını araştırmak.

Karşısındakinin ağrı hissettiği empatik insanın, ağrı çeken insandaki gibi beynin aynı kısımları aktive olur. Bunu, birçok görüntü araştırması kanıtlamaktadır. Yani beyin fizyolojisinde bu esnada bir nevi temsilî veya paylaşılan bir duygu hissiyatı oluşur, ki bunun sonucu doktorunuz ya da terapistiniz sizi anlar ve ciddiye alır.

Öncelikler listenizin ilk başlarında kuşkusuz doktorun işinin ehli olması vardır. Bu tartışılmaz bir şeydir, normaldir. Ağrı sorunumuzu çözmek için bir kuaföre gitmeyiz elbette. ☺*(Yeri gelmişken; ben de doktoruma saçlarımı kestirtmiyorum).*

Bunun hemen ardından, hastalığı iyice açıklamak ve iki partner arasında gibi hasta-doktor ilişkisi oluşturmak gelir. Bunlar, ortak olarak belirlenmiş eylemler için gerekli esaslardır (shared decision-making); bu eylemlere katılan partnerler karşılıklı bilgi paylaşımı yapar ve sorumluluğunu üstlenecekleri kararları birlikte alırlar.

Siz ve doktorunuz arasındaki iletişimin ne kadar iyi olduğu, ayrıca zaman faktörüne de, yani, doktorunuzun sizin için ne kadar zaman ayırdığı sorusuna da bağlıdır. Aynı zamanda, siz semptomlarınızı anlatırken, doktorunuzun ilk olarak ne zaman sözünüzü kestiğine de. Araştırmalara göre, ortalama sadece 11-24 saniye sonra doktor hastanın sözünü kesiyor – muayene süresi 6-11 dakikadır. Bu konuya hiç girmeyeyim!

Doktorunuzu veya terapistinizi (aşçınızı da) seçerken şu faktörleri göz önünde bulundurmakta fayda var:

♦ İşinin ehli olması
♦ Dürüstlük ve güven
♦ Empati
♦ Partner bazında geliştirilmiş doktor-hasta ilişkisi
♦ Size ayırdığı vakit
♦ Dayanıklılık iradesi ve hüsran toleransı, çünkü kronik ağrıların tedavisi kompleks ve uzundur.

Doğru ellerde olup olmadığınızdan hâlâ emin değil misiniz? O zaman belki doğrudan doktorunuza sorabileceğiniz şu sorular size yardımcı olabilir:

♦ Bana uygulayacağınız tedaviden ne bekleyebilirim, ne beklememeliyim?
♦ Tedavinin etkisi ne zaman görülecek? İyileşme görülmediğinde stratejiniz nedir?
♦ Sizce başka uzmanlara hangi noktada başvurulur? Gerekirse, beni ne zaman bir uzman doktora havale edersiniz?

Doktorunuz sorularınızı yanıtlar ve doktorunuzun sizi anladığını hissederseniz, doğru kişidesiniz demektir. Durum böyle değilse, kendinize başka bir doktor aramayı düşünün.

> **Faydalı bilgi:** Bölüm 2'yi (Sayfa 49 itibaren) okuyunca, ne gibi tedavi olanakları olduğunu göreceksiniz ve doktorunuza bu olanaklardan bahsedebilirsiniz. Fakat doktorunuzun size verdiği "bu bir şey getirmez!" yanıtına razı olmayın. İnsanın bir şeyi hem neden yapması hem de neden yapmaması için her zaman iyi bir gerekçe lazımdır.

İşte size gayet net bir örnek:

Pascal A., 75 yaşında bir hasta, bana muayeneye geldi. Bekleme odasında oturduğu sandalyeden zor kalktı, biraz sendeledi ve topallayarak benimle birlikte muayene odama girdi. Pascal A. dört kere omurilik ameliyatı geçirmişti ve kalçasında ağrılar şiddetliydi. Bunun yanı sıra, ağır bir akciğer hastalığı vardı fakat ağrılarından dolayı, akciğerindeki deformasyona rağmen sigarayı bırakamamıştı.

İlk seansta, ameliyat sikartisini infiltre ettim (nöromodülatif trigger, bkz. sayfa 75 – sahiden fayda ettiğini göreceksiniz!). Bir sonraki kontrole geldiğinde hasta çok heyecanlıydı. Yaptığım tedaviden sonra kesintisiz %50 daha az ağrısı olmuş. Fakat bu arada akciğer doktoruna da gitmiş. Doktor ona, sigarayı hemen bırakmazsa, derhal hayatına son vermesinin daha iyi olacağını ve hasta, bana tedaviye geldiğinden bahsedince de, bunun saçmalık olduğunu, bu yöntemlerin hiç işe yaramadığını, benim doğru dürüst eğitimim bile olmadığını söylemiş. Pascal A., bunları duyunca, yaptığım tedavi işe yaramış olduğundan kafası karışmış. Ne yapmalıyım? diye soruyordu.

Meslektaşıma kızmamak için kendimi tuttum, olgulara bakarak, onlar hakkında konuşmayı denedim:

1.Hastaya, bütün bu diplomalarımı müzayedede satın almadığımı, hatta bunların hastanenin web sayfasında bile yayımlandığını; bu durumda, eğitimimle ilgili duyduğu sözü umursamamasını söyledim.

2.Tedavi fayda ettiğine göre, diğer doktor yöntemi onaylamasa da, başarılı bir tedavi sürecini yarıda kesmenin hiçbir nedeni olmadığını söyledim.

Pascal A.'nın ameliyat sikartisine tekrar iğne yaptım ve ağrıyan bölgedeki vejetatif sinir sistemini uyuşturdum. Aradan bir hafta geçtikten sonra muayene odama geldiğinde gülümsüyordu. Ağrıları büyük ölçüde geçmiş, artık stresten kurtulduğu için de sigarayı bırakmıştı.

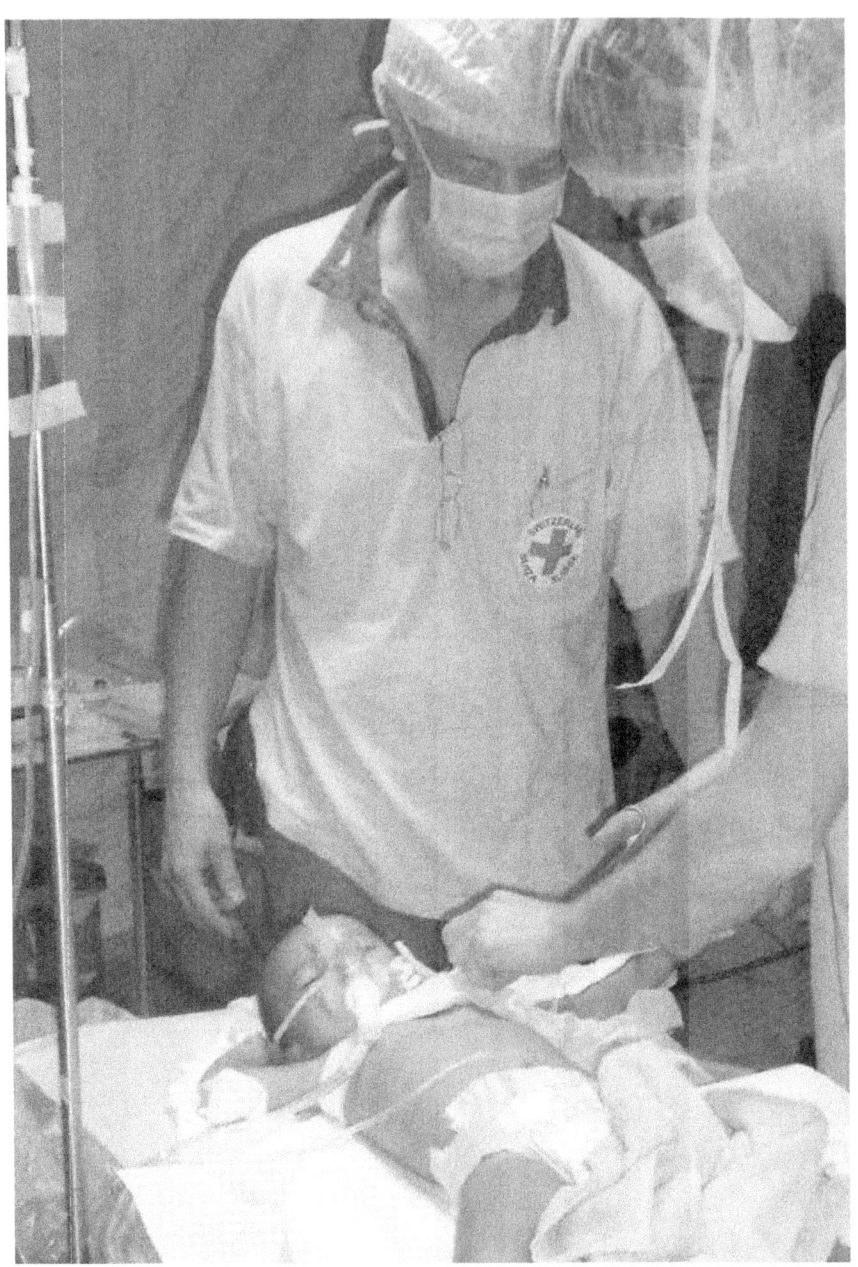

2. BİYOLOJİK TEDAVİ OLANAKLARI

Kronik ağrılar vücutta çeşitli değişikliklere neden oluyor. Ağrılar tamamen yok edilemediği takdirde, en iyi sonucu elde edebilmek için, hasta tedavi edilirken bu değişikler göz ardı edilmemelidir. Bu amaçla ağrı durumunun iyice analiz edilmesi ve hemen hemen her zaman birkaç tedavi kombinasyonundan oluşan farklı bir tedavi konsepti uygulanması gerekir.

Kronik ağrı durumunda esas soru şudur: Şu andaki sorunuma hangi terapi iyi gelir? Bu soruyu insan kendine sürekli sormalıdır. Aslında doktora veya terapiste her gidişte!

GİRİŞ

Ağrıları ortadan kaldırmayı denemeden önce, daha başından kronik ağrıların tedavisiyle ilgili en önemli bilgilerden tekrar bahsedelim.

Kronik ağrıların etkili tedavisi, hemen hemen her zaman, birkaç tedavinin aynı anda uygulanması demektir. Zira mühim olan kombinasyondur:

- mümkünse ağrı nedeninin terapisi **ve**
- ilaç terapisi **ve**
- ilaçsız tedavi, örneğin fizik tedavisi, akupunktur veya nöral terapi **ve**
- fiziksel antrenman **ve**
- psişik veya mental terapi

Önemli: bir terapiden vazgeçilebilir mi veya değiştirilmeli midir, sorusunu yanıtlamak adına, tedavi planı zaman zaman incelenmelidir. Bu özellikle ilaçlar için geçerlidir. Yani, tedaviyi ille de uzun vadeli planlamak mümkün olmayabilir.

İntegratif tedavi modelinin yedi düzeyi

Sayfa 36'daki grafikte gördüğünüz gibi, biyolojik tedaviler anatomi, biyokimya, bilgi ve enerji düzeyi gruplarına ayrılır. Tedavide bir sistem oluşturmak için bu gruplamayı yapmak anlamlıdır.

Anatomi düzeyindeki tedaviler, doğrudan beden yapısına etki eden yöntemlerdir, yani ilaçlar, iğneler (infiltrasyonlar), nöromodülasyon, ameliyatlar, fizik, ergo ve antrenman terapileri.

Biyokimya düzeyindeki tedavilerden, beslenme, stres ve hormonlar kısımlarında bahsedilirken, nöral terapinin nasıl yapıldığı da **bilgi düzeyindeki** yaklaşımlarda anlatılmaktadır. Bütün tamamlayıcı tıp yöntemleri **enerji düzeyinde** toplanmıştır.

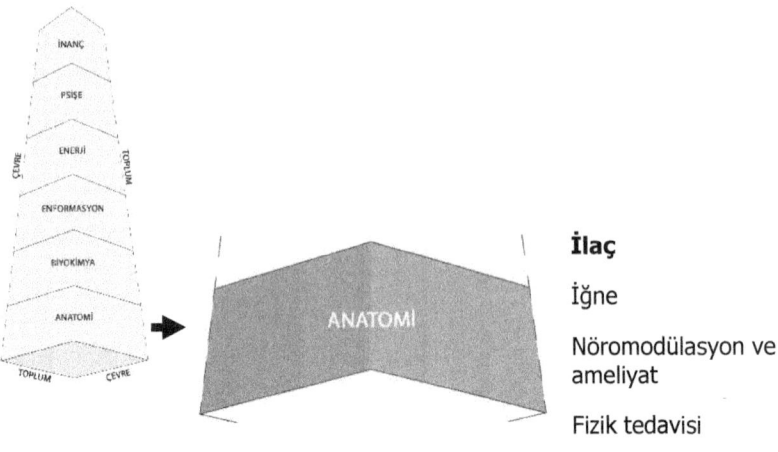

İlaç

İğne

Nöromodülasyon ve ameliyat

Fizik tedavisi

İLAÇLAR: DOKTORUNUZA YA DA ECZACINIZA DANIŞIN

Kronik ağrılara karşı hangi ilaçların iyi geleceği ya da gelmeyeceği, hastaya göre değişir. Ama genelde hastaların sadece %30 - %40'ı ilaç tedavisine iyi yanıt vermektedir.

Ağrı kesici ilaçların (analjetikler) kullanımında iki farklı durumdan söz etmek gerekir. Akut ağrılar: bu durumda, ağrı kesiciler ilk akla gelen şeydir, çünkü kendiliğinden ya da tıbbi önlemlerle bir iyileşme söz konusudur. Öte yanda kronik ağrılar durumunda, ilaçlar terapi konseptinin sadece bir kısmını oluşturur, çünkü tek başına ilaç kullanımı yetersizdir. Özellikle uzun süreli ilaç alınımında ilacın faydası azalır ve ilaveten hastaya verdiği zararlar artar.

Kronik ağrılara karşı ilaç terapisi prensipleri

Kronik ağrılar için verilen ağrı kesici ilaçlar sadece destek amaçlıdır. Asansör gibi. Bir şeye ulaşmaya yardımcı olurlar. Hiçbir yere varma amacı olmadan asansöre binmenin pek anlamı yoktur.

Ağrı kesici ilaç reçetesi yazma konusundaki tartışmada yapılması gerek ilk şey şudur: amacı, hedefi sorgulamak. Mümkün olduğunca gerçekçi hedefler konulması gerekir, örneğin:

♦ %30'dan fazla ağrı azalması (kronik ağrı durumunda ulaşılması zor veya sadece ilk tanı-terapi fazında – bkz. sayfa 33 – iyi bir kriter).

♦ net bir şekilde belirlenmesi gereken performans artışı: örneğin, antrenman yapabilme, bir işe başlayabilme veya çalışmaya devam edebilme, sosyal ilişkileri yürütebilme gücü.

Hedeflerin karşısına riskler yerleştirilmelidir. Riskler çok yönlüdür ve farklı ilaç kullanımları durumunda farklı şekilde ortaya çıkarlar.

> **NOT:** Kronik ağrıların tedavisi için güvenilen ilaçlar antidepresanlar, antiepileptikler ve opioidlerdir. Aslında, uzun süreli tedavilerde antiromatizmal ilaçların yeri yoktur (daha ayrıntılı bilgi için bkz. sayfa 56).

Ağrı kesicilerin etkisi farklı faktörlere bağlıdır: Bir yandan kısmen genetik olan bir bireysel yanıt vardır, diğer yandan da ilacın etkisi metabolizmaya, organ fonksiyonlarına ve kan dolaşımına bağlıdır. Ağrı kesici ilaçların seçiminde ağrının nedeninin yanı sıra, buna eşlik eden hastalıklar, özellikle böbrek/karaciğer fonksiyonu, kalp hastalıkları ve aynı zamanda psişik rahatsızlıklar da göz önüne alınmalıdır. Bu yüzden, durumunuzu doktorunuza açıklamanız önemlidir. Bunun yanı sıra, başka hangi ilaçları kullandığınızı da doktorunuza söylemeniz en önemli şeydir, çünkü o ilaçlar, ağrı kesicilerin etkisini değiştirebilir ve ilaç kombini sağlığınızı tehlikeye sokabilir. **Reçetesiz ilaçlar dahil, kullandığınız tüm ilaçların adını doktorunuza söyleyin.**

> **Faydalı bilgi:** Dizginleri elden bırakmayın! Sormasa bile, o günlerde aldığınız ilaçlar hakkında doktorunuza bilgi verin. Kronik ağrı sorunlarında genellikle farklı doktorlar olaya müdahil olduğu için, tüm katılımcıları bilgilendirme işini en iyisi siz yapın, çünkü ancak o zaman hiçbir şey ters gitmez. Konsültasyona giderken her seferinde yanınızda ilaç listenizi de götürün ki doktor o listede eklemeler ya da düzeltmeler yapsın. Elbette doktorlar aralarında istişare yapıyorlar, ama günlük hayatın yoğunluğunu bilirsiniz işte. Evet, kontrolü elden bırakmayın!

Bunun yanı sıra, birkaç önemli prensibe uymak lazım. Kronik ağrılara karşı kullanılan ağrı kesicilerde şunlar önemlidir:

♦ ihtiyaç durumunda değil, bir zaman planına göre ilaçları almak (aksi takdirde çok daha fazla ağrı kesiciye ihtiyaç duyarsınız ve yan etkiler de artar)

♦ kişisel dozaj, zira herkes için etkili doz farklıdır

♦ hap veya plaster tercih edin (akut ağrı ilaçları iğne veya infüzyon olarak kullanılmasın, yoksa ilacın etkisi çabuk geçer ve bağımlılık riski yüksektir).

♦ yavaş salınımlı preparatları tercih edin (bu ilaçlarda, etken madde uzunca bir zaman zarfında sürekli salınır, böylece kanda ilaç düzeyi daha sabit kalır).

♦ aynı zamanda yan etkilerin de tedavisi (örneğin opioid kullanımında görülen kabızlık durumu).

> **Ana fikir:** Ağrı kesicilerle yapılan tedavi, her zaman kapsamlı bir tedavi konseptinin bir kısmı olmalıdır. Bunun için de, hedef belirlenmeli ve her tıbbi tedavide olduğu gibi, biyolojik, psişik ve sosyal faktörler göz önüne alınarak bir risk ve getiri hesabı yapılmalıdır. İlacın etkinliği ve geçimliliği düzenli olarak kontrol edilmelidir. Faydası görülmeyen hiçbir ilaç alınmamalıdır!

Farklı ilaç grupları hakkında en önemli bilgiler:

Asit içeren antiflojistik-antipiretik analjetikler: NSAR, Coxib ilaçlar

Bütün antiromatizmal ilaçların ortak yönü, uzun süreli kullanımda geçimsiz olduklarıdır. Dolayısıyla, kronik ağrıların uzun süreli terapilerinde kullanıma uygun değildirler. Rutin ülser profilaksi, geçimliliği pek iyileştirmez, aksine çokça yeni sorunlar yaratır.

Klasik, steroid olmayan antiromatizmal ilaçlar (NSAR)
Endikasyon: akut iltihaplı ağrı durumları, kemik ağrıları, yumuşak doku ağrıları, visseral ağrılar.

Yan etkiler: kan pıhtılaşmasının etkilenmesi, tansiyon yükselmesi, kalp krizi, astım krizi ve mide-bağırsak-ülserleri/kanama riskinin artması.

Selektif siklooksijenaz-2-inhibitörleri (Coxibler)
Kısaca Coxib olarak adlandırılan selektif siklooksijenaz-2-inhibitörleri daha az böbrek tahribatına ve mide-bağırsak kanamalarına neden olmaktadırlar, öte yanda uzun süreli kullanımda yüksek tansiyon ve kalp krizi olayları daha sık görülür.

> **Ana fikir:** Size vaka örneği vermiyorum zira bu ilaçlar kronik ağrı tedavisine uygun değiller. Buna rağmen birçok insan bunları uzun süreli kullanıyor. Bu kullanımın hiçbir faydası yok. Sizin durumunuzda yan etkiler sık (ve şiddetli) görülüyorsa bunu doktorunuza bildirin.

Asit içermeyen antipiretik analjetikler: Parasetamol, pirazolon (metamizol)

Asit içermeyen analjetikler özellikle iltihapsız ağrıların terapisinde uygundur.

Parasetamol

Endikasyon: Şiddetli ağrılarda parasetamol fayda etmez, ama gebe ve emziren kadınların ağrılarına karşı etkilidir (bkz. sayfa 68). Tam zamanında doğmuş yenidoğanlara ve çocuklara Parasetamol verilebilir.

> **DİKKAT:** Tramadol ve kodein aynı anda alındığında, etki artar. Bu amaca ulaşmak için hastaya bilinçli olarak ikisi de aynı anda verilebilir.

Yan etkiler: Mide bulantısı, tansiyon yükselmesi. Aşırı doz durumunda (önerilen max. 4g/gün) karaciğer hasar görebilir. Özellikle yaşlılarda, kötü beslenen insanlarda, oruç tutanlarda ve alkol kullananlarda dikkatli olunmalıdır.

Metamizol (Novaminsulfon), Fenazon ve Propifenazon gibi Pirazolonlar

Metamizol iyi bir ateş düşürücüdür ama antiinflamatuar olarak zayıf kalır buna karşılık antispazmodiktir. Metamizol ve Tramadol birbirlerinin etkilerini güçlendirir.

Endikasyon: Metamizol İsviçre'de, diğer önlemlere veya ilaçlara yanıt vermeyen şiddetli ağrılara ve yüksek ateşe karşı kullanılır. Bazı ülkelerde metamizol agranülositoz (akyuvarların geri dönüşü olmayacak şekilde yok olması) riski yüzünden yasaklanmıştır. İsviçre'de metamizol bu nedenle sadece bir second-line ilacı olarak kullanıma izinlidir, yani sadece diğer analjetiklerin (ağrı ilaçlarının) etkisinin yetersiz olduğu vakalarda kullanılmalıdır.

Yan etkiler: Hipotoni, mide şikayetleri, mide bulantısı, lökosit sayısında azalma veya en kötü durumda agranülositoz.

> **Ana fikir:** Bu konuda da iyi örnekler yok. Parasetamol şiddetli ağrılara karşı çok zayıf kalıyor, pirazolonlar ise

> pek de zararsız değiller. Dolayısıyla bu ilaçlar da kronik ağrılar durumunda iyi bir opsiyon sayılmaz.

Opioidler

Endikasyon: Hepsi değil ama ağrıların çoğu opioidlere yanıt verir. Fakat opioidlerin uzun süreli kullanımı durumundaki etkilerini gösteren çalışmalar bulunmamaktadır, çünkü opioid ne kadar uzun süreli verilirse, etkisi de o kadar azalır.

Mühim olan, opioidin ağrılarınıza iyi gelip gelmediğidir. Cevap olumluysa, size opioid vermemek için bir neden yoktur, ama şu koşullarda:

♦ ilk önce bir **opioid sözleşmesi** yapılır: Bu sözleşme, bu ilaçla ne elde edileceğine dair bir hedef tanımlaması içerir. ☺ *(Söylediklerimi tekrarlayayım mı? Peki madem o kadar ısrar ediyorsunuz!).* Ön planda olan ağrıyı azaltmak değil, performans artışının eşlik ettiği daha iyi bir hayat kalitesine ulaşmak. Performans artışı demek, iş yerini kaybetmemek veya yeni bir iş bulmak demek; o güne kadar ağrıdan dolayı gerçekleştirilememiş olan bir antrenmana başlamak veya nadasa yatmış olan sosyal hayatın yeniden canlandırılması demek.

♦ ikincil olarak **doğru doz seçimi** yapılır: Kronik ağrı durumunda, palyatif tıp dışında, sadece yavaş salınımlı preparatlar veya plasterler verilmelidir. Yavaş salınımlı bir preparat, aktif maddenin yavaş salındığı bir ilaç tipidir. Bu tür ilaç maddenin kana hızla akın etmesini önler, kanda ilaç düzeyi daha uzun süre sabit kalır. Böylece, hızla kana karışan bir ilaçtan daha az yan etkilerle karşılaşılır ve bağımlılık gelişmesi de yok denecek kadar azdır.

Yan etkiler: Hastaların %80'inde yan etkiler görülür, hastaların beşte biri, bu yüzden terapiyi yarıda kesmek zorunda kalır, yarısından çoğu ise opioid terapisini uzun vadede kendiliğinden bırakır. Dolayısıyla ideal bir çözüm değil!

En sık görülen yan etkiler: Mide bulantısı, hafif sersemlik, kabızlık, ağız kuruluğu, baş ağrısı, kaşıntı ve terlemede artış. Kabızlık ve terleme dışındaki yan etkiler, iki ila dört hafta sonra azalır. Yaşlı insanlarda kemik kırılması riski taşıyan düşme tehlikesi artar.

Opioidlerin ayrıca bazı küçümsenen yan etkileri de vardır: Kişilik değişikliği, depresyon ve libido kaybı vb. Uykusuzluk şikayetleri ve sinirlilik hali, idrar tutukluluğu (mesaneyi tam boşaltamamak) ve kas gerginlikleri de yaşanabilir. Tolerans ve bağımlılık, bkz. sayfa 69.

👁 *Maria B.'yi beş yıldan fazladır tanıyordum. Kendisinin şiddetli kas ağrılarını, ilaç tedavisi dışında geniş bir tedavi paletiyle kontrol altına almayı becerebiliyorduk. Onu birkaç ay görmemiştim, sonra çıkıp geldiğinde berbat bir vaziyetteydi. Artık köpeklerini gezdirmeye çıkaramıyor ve geceleri neredeyse uyuyamıyordu. Bu kısır döngüyü kırabilmek için opioid tedavisinde karar kıldık. Bir sonraki kontrole geldiğinde, yıllar sonra yine eşiyle birlikte yemek yiyebildiğini ve eşi yemeğini bitirinceye kadar sofrada oturabildiğini söyledi. Ayrıca, artık kendisine keyif veren her şeyi de yapabiliyordu. Hastanın hayat kalitesinin bu derece düzelmesinden dolayı, opioidlere devam etmesine izin verdim.*

👁 *Alexandra K., 24 yaşında bir hasta; torakal omurgasında iki yıldır dayanılmaz şiddette ağrıları vardı. Büyük bir kaza sonrası o bölgede iki ameliyat geçirmiş. Ağrıları diğer tedavilere yanıt vermediğinden birlikte opioid tedavisinde karar kıldık; hedefimiz yine sırt antrenmanına başlamasını sağlamaktı. İyileştiği takdirde iş arayacaktı. Ağrıları azaldı, antrenmana başladı ve altı ay sonra tekrar %100 çalışır hâle geldi. İşe alışma dönemi - çoğu zaman bu dönemde stres artışı yaşanır – bittiğinde opiatları kestik.*

Migren ilaçları

Ağrı ilaçları gibi triptanlar da sürekli kullanılmamalıdır, zira bu kullanım AIKKBA'e neden olabilir (bkz. sayfa 71). Tavsiye edilen ayda en fazla on günlük terapidir.

Triptanlar

Endikasyon: Auralı ya da aurasız migren ataklarının akut tedavisi. Bazı triptanlar Cluster-baş ağrısı tedavisinde de kullanılır.

Yan etkileri: Yorgunluk, sersemlik, baş dönmesi, tansiyon yükselmesi, kalp çarpıntısı, sıcak basması.

Kontrendikasyon: Beyin enfarktüsü, koroner kalp hastalığı, ağır ya da tedavi edilmemiş tansiyon sonrası.

Monoklonal antikorlar (anti-CGRP)

Erenumab, Galcanezumab ve Fremanezumab migrene karşı iyi etkileri olduğu gözlenmiş yenice çıkmış ilaçlar. Bazı migren hastalarında migren atağının nedenlerinden olan bir nörotransmittere (CGRP, calcitonin gene-related peptide) karşı antikorlardan oluşuyorlar. Bu ilaçlar çok pahalı ve reçeteyi sadece nörologlar yazabiliyor; uzun süreli tedavi sonuçları da henüz bilinmiyor.

Antidepresanlar

Endikasyon: Ağrı tıbbında antidepresanların dozu, depresyon tedavisi dozundan daha düşük tutulur ve özellikle nöropatik ağrılara (sinir ağrıları) karşı kullanılır. Diğer en sık ağrı terapisi endikasyonları: Sırt ağrıları, baş ağrıları, merkezî nöropatik ağrılar, fibromiyalji ve uyku düzensizliği, anksiyete bozukluğu gibi kronik ağrılara eşlik eden semptomlar.

Yani, ağrı tıbbında ağrılara karşı tedavi anlamında antidepresan verilmesi normal; bu tip ilaçların size reçetelenmesi, depresyonda olduğunuz anlamına gelmez.

(Genellikle kısa süren) iyi ruh hâli etkisinin ve uyku düzensizliğinin ortadan kalkmasının dışında bazı antidepresanlar aşağıya doğru inen ağrı inhibisyon liflerini (bkz. sayfa 17) stimüle ederek analjetik (ağrı kesici) bir etki yaratırlar. Ağrı terapisinde esas olarak trisiklik antidepresanlar (amitriptilin, nortriptilin ve doksepin) nöropatik ağrıların tedavisinde ve opioid etkisi yaratmak amacıyla kullanılır.

Yan etkileri: Yorgunluk, yalpalama, ağız kuruluğu, sersemlik, kilo alma, baş dönmesi, hipertoni, karaciğer fonksiyon bozukluğu, kalp ritim bozukluğu ve EKG-değişiklikleri, seksüel fonksiyon bozuklukları (libido kaybı, ereksiyon ve orgazm bozuklukları).

👁 *Roman O.'nun ağır bir genetik kas hastalığı vardı; bu hastalığı tüm bedenini kaplayan ağrılara da (merkezî ağrı duyarlılaşması) neden oluyordu ve yarım senedir hasta raporu alarak işe gitmiyordu. Özel hayatında da hiçbir şey yapamaz olmuştu, çünkü her tür aktivite ağrılarını kötüleştiriyordu. Normal ağrı ilaçlarına yanıt vermiyordu, opioidlere de. Ancak ağrı dindirici bir antidepresan almaya başladıktan sonra ağrıları bir şekilde sona erdi, tekrar çalışıyor ve özel hayatının keyfini yaşıyordu artık.*

Antiepileptik ilaçlar

Kronik ağrı durumunda çoğunlukla (sinir sisteminde oluşmuş), epilepside görülen, nörojenik aşırı aktivite benzeri bir hâl vardır.
Endikasyon: nöropatik ağrılar (sinir ağrıları).
Yan etkileri: Baş dönmesi, yorgunluk, baş ağrısı, sersemlik, ödemler, kurdeşen.

👁 *Claude U.'nun bir kesik yarası vardı; sağ elini kullanan biriydi ve tam da sağ elinin işaret parmağında bir sinir kesilmişti. Birkaç kez ameliyat olmuş ama buna rağmen dinlenme esnasında bile ağrıları ve çok fazla dokunma hassasiyeti vardı, öyle ki neredeyse elini kullanamıyordu. Hiçbir tedavinin faydası olmamıştı. Kendisine verilen bir antiepileptik ilaç ağrısını o kadar azalttı ki, artık elini tekrar kullanabilir hâle geldi.*

Yeri gelmişken: diğer benzer vakalarda kullanılan antiepileptikler hiç fayda etmedi. Bu yüzden, hangi hastaya neyin iyi geleceğini aramak gerektiğini vurgulamalıyım. Doğru tedaviyi hemen bulmak mümkün olmadığından, hastaların düş kırıklığı yaşaması kaçınılmaz.

Kenevir (Cannabis), dronabinol ve CBD

Başından söyleyelim: Kenevirin bir uyuşturucu olduğu tartışma götürmez. Kenevirin yasallaşmasından yana olup olmadığımı sormayın, çünkü ne yazık ki, kenevir kullanımının olumsuz etkileriyle çok sık karşılaştım. Bira yapmak insanlığın gelişmesinde önemli bir rol oynamış olsa da -Türkiye'deki kazılardan anlaşıldığı üzere, insanlar muhtemelen bu yüzden yerleşik hayata geçmişler -, sürekli şunu görüyorum ki, insanların çoğu uyuşturucuları akıllıca kullanamamışlar (bu alkol için de geçerli).

Kenevir ve onun sentetik kardeşi dronabinol

Kenevir bitkisinin içinde 80 küsur farklı cannabinoid - insan vücudundaki cannabinoid reseptörleri üzerinde etki yapan bileşenler - var. Bunların en çok bilineni THC; THC psikotrop etkisinden, yani psişemiz üzerindeki etkiden sorumlu. Başka önemli bir cannabinoid ise CBD. Bu, THC'nin aksine, psiko aktif etki göstermez.

Ağrı dindirici liflerin aktif hâle gelmesi, merkezî stres yanıtının ve ağrı şiddetinin azalması sayesinde ağrı dindirici etki ortaya çıkar. Endocannabinoid sistem (ECS) - sinir sistemimizin bir kısmı, anca 1990'lı yıllarda keşfedilmiş – merkezi stres sisteminde bir nevi tampon vazifesi görür ve opioid sistemiyle ilişkilidir. Cannabinoid verilerek, özellikle opioid ve benzodiazepin ilaçları (ki bunların bağımlılık riski yüzünden verilmemesi gerekiyor), migren ve uyku ilaçlarından tasarruf edilir.

Kronik ağrılarda ve özellikle merkezî stres seviyesi yüksek olan hastalarda cannabinoidler etkili olur; akut ağrılarda fayda görülmez.

Endikasyon: Bazı rahatsızlıklarda ECS yetersizliği olduğu düşünülür:
- migren
- fibromiyalji sendromu
- sinirli bağırsak (colon irritabile)
- multiple skleroz (MS) ve
- nöropatik ağrılar (sinir ağrıları).

> **Not:** Kronik nöropatik ağrıları ve kronik stres semptomları, multiple sklerozdan dolayı ağrıları olan insanlar cannabinoid terapisinden özellikle faydalanıyor görünüyorlar. Bu terapi, ağrılara eşlik eden stres ve uyku düzensizliği gibi semptomları da olumlu bir şekilde etkiliyor. Cannabinoidler aynı zamanda verildiğinde opioid ilaç vermek zorunda kalınmaz (opioid tasarruf etkisi).

Yan etkiler: Yorgunluk, baş dönmesi, ağız kuruluğu, hafıza ve öğrenme kapasitesinde azalma, dezoryantasyon, halüsinasyonlar, kaygı bozukluğu, depresyon, intihar düşünceleri ve oldukça büyük şizofreni riski. Kullanıcıların %9'unda bağımlılık oluşuyor, her gün kullananlarda ise bağımlılık %17'ye varıyor. Dolayısıyla, Cannabinoidler, birçok insanın düşündüğü gibi zararsız değil aslında!

👁 *Melania L., geceleri, terapiye cevap vermeyen, dayanılmaz ağrılı bacak krampları yaşıyordu (çok nadir görülen bir hastalık tablosu). Cannabis tinktürü reçetelemek için istisnai resmi izin aldım. Birkaç damla tinktürle Melania L. artık geceleri uyanmadan uyuyabilmeye başladı.*

CBD

Endikasyon: Ağrı bağlamında, özellikle antidepresif, kaygı giderici, inflamasyon ve tümör giderici ayrıca (THC'nin aksine) antipsikotik etkisi önemlidir. Farklı derecelerdeki ağrı dindirici etkisi de görülebilir.
Bir kez daha: Fayda edip etmediği sadece deneyerek anlaşılır. CBD yan etki açısından zararsız. Reçetesiz olarak satın alınabilir, ama dikkat, kalitesi iyi olsun! (sertifikalı ürünler var).

👁 *Leo K., 63 yaşında, dayanılmaz sırt ağrılarıyla geldi muayeneye. Bu ağrılar hayatını alt üst etmişti, hatta panik ataklar yaşıyordu. CBD damlası denemeli mi, diye sordu bana. Kullanma demedim. İki ay sonra kontrole geldiğinde, artık çok daha iyi uyuduğunu ve (herhâlde bu yüzden) daha az ağrısı olduğunu, dolayısıyla daha az psişik stres yaşadığını anlattı. Bence Leo o damlayı hâlâ kullanıyordur.*

> **Not:** Cannabis ve dronabinol, yani THC reçetelemek, kronik ağrılara karşı sıkı kontrollü koşullar altında mümkün. İsviçre'de bu maddeler yetkili devlet dairesinin özel izniyle diğer terapilerin fayda etmediği durumlarda kullanılabilir.

> **DİKKAT:** Bu maddeler için trafikte sıfır tolerans var (araç kullanmak yasak!) ve sağlık sigortalarının kapsamı dışında kalıyor. Cannabisin yasadışı satıştan elde edilip kullanılmasını önermiyoruz, çünkü o durumda dozajı kontrol etmek mümkün değil (farklı bitkiler çok farklı THC içerir).

Kas gevşetici ilaçlar

Endikasyon: Multiple skeleroz gibi spinal ve serebral rahatsızlıkların iskelet kas yapısında neden olduğu kas kasılmalarında Baclofen etkilidir. Tolperison ise, ağrılı iskelet kaslarının, özellikle omurga ve gövde yakınındaki eklemlerin spazmlarında kullanılır.

Yan etkiler: Uykululuk hâli, baş dönmesi, mide bulantısı, düşük tansiyon, uyku düzensizliği, halüsinasyon.

Benzodiazepinler

Benzodiazepinler ağrı ilacı değil, kaygı giderici, sakinleştirici, kas gevşetici ve kramp giderici özellikleri olan sakinleştirici ilaçlardır. Eskiden bunlara boşuna "mother's little helpers" denmiyormuş. ☺ *Bir zamanlar (ah gençliğim, neredesin!) ev kadınları sadece Klosterfrau Melissengeist sayesinde alkolü tadıyorlarmış. Emansipasyon sayesinde kadınlar günümüzde erkekler gibi özgürce uyuşturucu kullanabiliyorlar. Ama gelir eşitliği henüz sağlanmadı.*

Benzodiazepinler, ağrı ilacı olmadıkları halde, kasları gevşettikleri ve ağrıyla araya psişik mesafe koydukları için ağrı hafifletici etkileri vardır.

Endikasyon: Ağrı tıbbında endikasyon yok! Kaygı, eksitasyon, kaygı kaynaklı psişik ve organik rahatsızlıklarda görülen gerginliğe karşı birkaç günlük semptom tedavisi.

Yan etkiler: Yorgunluk, sersemlik, kas güçsüzlüğü, özellikle uzun süreli kullanımda neredeyse her zaman fiziksel ve psişik bağımlılık oluşur.

> *Bu noktada da size örnek vermeyeceğim. Çünkü bu tür vakalarla karşılaşmadım ve duyduklarımın hepsi de kötü.*

Benzodiazepin kullananlarda, alınan diğer ilaçları, özellikle ağrı ilaçlarını karaciğer çok daha hızlı yok eder. Bu yüzden, örneğin benzodiazepin de kullanan hastalara daha yüksek dozda morfin verilmesi gerekir.

> **DİKKAT:** Benzodiazepinleri opiatlarla kombin etmek kesinlikle yapılmaması gereken bir şeydir.

Ayrıca net bir şekilde uyku bozuklukları da görülür ve hastalar trafiğe elverişli değildir. Benzodiazepin tedavisi gören insanlar, yaşadıkları zorluklarla aktif olarak mücadele etmeleri gerektiğini de, örneğin psikoterapi yapmak, kavrayamazlar (pembe gözlük). Son olarak da, yıllarca benzodiazepin kullanımı sonunda tolerans gelişiminden veya bunun sonucunda permanant bir ilaç yoksunluğuna işaret eden doz azlığından dolayı bütün vücutta ağrılara neden olur.

Lokal anestezikler

Lokal anestezikleri intravenöz infüzyon olarak hastaya vermek ağrı seviyesini düşürebilir. Bunlar daha ziyade ameliyat esnasında ve sonrasında kullanılır.

Endikasyon: Nöropatik ağrılar (sinir ağrıları).
Yan etkiler: Kalp ritim bozukluğu, baş dönmesi.

Kortizon (Corticosteroidler)

Kortizon, bağışıklık sistemi hücrelerinin aktivasyonunu ve enflamasyon ve immün reaksiyon durumlarında iletim maddesi salınımını ve etkisini baskılar. Böylece enflamasyon dindirici ve biraz gecikmeyle de immünsüpresif bir etkisi vardır (immün sistem aktivitelerini de baskılar).
Endikasyon: Corticosteroidler ağır akut enflamasyonlarda (bkz. romatoid artrit ve CRPS, sayfa 295) ve akut enflamasyon atağı yaşandığında kronik ağrılara karşı da kullanılır.

> **Bilgi:** Kortizonun gerektiğinden fazla kullanıldığını gönül rahatlığıyla söyleyebilirim. Fakat kortizona kolayca çamur atmak da istemiyorum – burada da önemli olan risk ve getiri hesabı.

Yan etkiler: Çeşitli corticosteroid komplikasyonları vardır (bkz. sayfa 78).

Ketamin (NMDA-reseptör antagonisti)

Ketamin aslında narkoz ilacı olarak bilinir. Ama düşük dozda verildiğinde ağrılarda da büyük ölçüde azalma elde edilebilir. Ketamin aşağıya doğru inen ağrı baskılayıcı lifler üzerinde güçlendirici, merkezî sinir sisteminde ise enflamasyon baskılayıcı bir etki yaratır. Düşük dozda kullanıldığında, ağrı baskılayıcı olmasının yanı sıra antidepresif etkisi de vardır.

NMDA-reseptör antagonistleri çok sınırlı olarak oral formda bulunurlar, bu yüzden hastaya infüzyon olarak verilirler.
Endikasyon: Nöropatik ve merkezî mekanizmalar yüzünden şiddetlenmiş ağrılar.

Yan etkiler: Halüsinasyonlar, hafıza bozuklukları, panik ataklar, mide bulantısı ve kusma, uykululuk hâli.

Merhemler ve yağlar

Merhem tedavilerinde iki etki tipi var: Birinci tipte, ilaçlar cilt üzerinden emilir ve adeta ağızdan alınmışçasına etki eder. Bu grupta antiromatizmal veya başka enflamasyon baskılayan maddeler içeren merhemler var, örneğin Diclofenac, DMSO vb.

Sinir ağrılarına karşı kullanılan **Kapsaisin**'in özel bir yeri var. Kapsaisin, kırmızı biberin içindeki acı bileşendir ve merhem formunda, cilt sinirlerinin desensitizasyonuna yol açar. Etkisi reversibledir, yani, tedaviye hep devam etmek gerekir.

Merhem tedavisinin diğer etki mekanizması ise, cilt tahriş edilerek sinir sisteminde refleks tepkisi tetiklenmesidir. Bu sayede hem ilgili kas bölgesinde hem de iç organların bulunduğu kısımda kan dolaşımı etkilenir. Bu amaçla uçucu yağlar (örneğin baş ağrısına karşı şakaklara nane yağı sürmek) veya sıcaklık etkisi veren merhemler (şu bildik Tiger Balm) kas ağrılarının tedavisinde kullanılmalıdır.

Fitoterapik ilaçlar

Fitoterapikler bitkisel ilaçlardır. Her ilaç gibi elbette onların da istenen etkilerinin yanı sıra istenmeyen yan etkileri vardır. Dolayısıyla, bitkisel ilaçların zehirli olmadığı ve asla zarar vermedikleri savı doğru değildir.

Analjetik etkisi olan en önemli fitoterapik ilaçlar şunlardır:
♦ Arnika çiçeği: Akut yaralanmalarda ve örneğin romatizmal kas ve eklem şikayetlerinde.
♦ Şeytan pençesi: Genel olarak sırt ağrılarında ve diğer kas ağrılarında. Romatizma terapisinde, dejeneratif rahatsızlıkların tedavi etmeye uygundur.

Şeytan pençesinin etkisini tam olarak göstermesi dört beş haftayı bulur. Zaten bu kadar uzun bir etki süre bitkisel ağrı ilaçlarına özgü bir durumdur.
♦ Söğüt kabuğu: Ağrı dindirici, enflamasyon baskılayıcı ve ateş düşürücü bir etki yapar. Söğüt kabuğu özünün aktif bileşeni salisilattır. İnsan vücudu bunu bağırsakta ve karaciğerde salisilik aside dönüştürür (aslında yine karşımıza çok eskiden beri bilinen aspirin çıkıyor).
♦ Nane: Özellikle çok uçucu yağ içerir, daha ziyade mentol. Mentol evaporasyondan dolayı soğuk bir etki yarattığından serinleticidir. Kas ve damar spazmı durumlarında kramp gevşeticidir. Nane yağı, bu özellikleri sayesinde daha ziyade gerilim tipi baş ağrılarına iyi gelir.
♦ Karakafes: Kas ve eklem rahatsızlıklarında, örneğin sırt bölgesindeki kas ağrılarında.
♦ Kılıç otu: Antidepresan olarak sakinleştiricidir ve ruh hâlini düzeltebilir.
♦ Lavanta yağı: Kaygı ve huzursuzluk durumunda.

> **DİKKAT:** Fitoterapik ilaçlar reçetesiz alınır. Fakat buna rağmen, alıp alamayacağınızı doktorunuza sorun çünkü kısmen diğer ilaçlarla önemli ölçüde etkileşimler olabiliyor (örneğin kılıç otu başka ilaçların yanı sıra korunma hapı ve kan sulandırıcılarla etkileşime girer).

İlaç tedavisinin riskleri

Siz de belki farkına varmışsınızdır ki, ilaç kullanmak, organizmaya büyük ölçüde müdahale etmek demek ve bazı dezavantajları olabiliyor. Elbette olaya fazla düşünmeden bakılırsa, tıbbi bir sorunu ortadan kaldırmak için, ilaçla tedavi çoğunlukla daha hızlı ve daha rahat olan yöntem. Oysa bu yöntem, her kısa yol gibi riskli. Bu yüzden, ilaç alternatifleri her zaman gözden geçirilmelidir.

İlaçlarla ağrı tedavisinde en sık görülen sorunlar, uzun süreli NSAR kullanımı yüzünden oluşan organ bozukluklarıdır (bkz. sayfa 55). Bu ilaçlar özellikle steroidlerle kombin edildiğinde mide-bağırsak bölgesinde oluşan kanama riskleri çoğunlukla önemsenmiyor. Ayrıca, opioid doz aşımında da en çok ölümcül komplikasyonlar oluşuyor ama organ komplikasyonları yok denecek kadar az görülüyor. Doğru kullanımda, bağımlılık riski de son derece düşük. Aşağıda birkaç özel durumu açıklayacağım.

Gebelik, emzirme süreci

Gebelikte ve emzirme sürecinde, annenin aldığı ilaçlar çocuğa geçer. Bu yüzden terapinin anne için faydası ve çocuk için riski iyi düşünülmelidir. Tabii ki tedavi edilmeyen ağrılar da gebelik ve çocuk için risk taşır.

♦ Parasetamol tüm gebelik boyunca ve emzirme sürecinde verilebilir.

♦ İbuprofen steroid olmayan analjetik ilaç olarak sıkı bir endikasyon tespiti sonrası gebeliğin 28. haftasına kadar verilebilir.

♦ Opioidlerin bugüne kadar teratojen (fötusa zarar veren) bir etkisi görülmemiştir. Şiddetli ağrılara karşı kısa bir zaman için verilebilirler. Ama gebelik sürecinde kullanımlarına izin yoktur (Off-label kullanım: opioid reçeteleyen doktorun hastayı aydınlatması gerekir). Doğum esnasında kullanıldıklarında nefes depresyonuna ve/veya yeni doğan bebekte uyum bozukluklarına neden olabilirler, sürekli kullanımda ise bebek ağır yoksunluk belirtileri yaşayabilir.

♦ Migren atakları sumatriptan ile tedavi edilebilir.

YOKSA GEBELİK SÜRECİNDE PARASETAMOL VERİLMEMELİ Mİ?

Son zamanlarda yapılan bir çalışma, gebelikte parasetamol kullanımı yüzünden, ileride çocukta sıklıkla astım, nefes yolları rahatsızlıkları, erkek çocuklarda inmemiş testis (kriptorşidizm) ve bu yüzden kısırlık görülebileceğine işaret ediyor. Konuyla ilgili bilimsel makalede, tek bir tablet parasetamolün doğmamış bebek için, en sık görülen çevreye zararlı on maddeden daha da zararlı olabileceği şüphesinden bahsedilmektedir. Sonuç: Esas olarak gebelik ve emzirme sürecinde ağrı ilacı kullanılmamalıdır.

Peki gebe o zaman ağrılarına karşı ne yapsın? Yastık mı ısırsın? Karşısındaki doktor ne yapsın? Gebe kadına yastık mı reçetelesin?

Elbette en küçük ağrıda hemen hap alınmamalı. Alternatifler var, örneğin uçucu yağlar veya masajlar. Ağrılar dayanılmaz hâle geldiğinde, çocuğa da kesinlikle iyi gelmeyecek bir stres reaksiyonu doğar. Yani yine risk ve getiri hesabının iyi yapılması uygundur. Ağrı kesici almadan dayanamayacağınızı düşünüyorsanız jinekoloğunuzla konuşun. Eminim ki size akıl verecektir. Gebelik sürecinde böyle öneriler değerlidir.

Bu tür çalışmalar aslında sadece ruh hâlini etkiliyor ve sorunlara çözüm getirmiyor ya da insani toplum gelişmelerine hiçbir katkısı olmuyor. Geriye kalan vicdan azabı oluyor. Dolayısıyla, moral bozucu medya başlıklarına karşı dikkatli olun, özellikle de gebelik sürecinde.

Şıradan şaraba veya toleranstan bağımlılığa

Bazı ilaçların bağımlılık yaptığı sürekli tartışılıyor. Bu konuda birçok farklı fikir ve bir o kadar da bilinmeyen var. Olaya ayrıntılı ve tarafsız bir şekilde bakmak lazım. Belki bir katkım olabilir. Ama önce kavramları açıklayalım:

Tolerans: Tolerans durumunda, ilacın etkisi, doz değişmediği halde azalır. Bu doğal ve sık görülen bir fenomendir; bağımlılıkla karıştırmamak lazım.

Yalancı bağımlılık: Kendisine yetersiz ağrı ilacı verilen hasta, sürekli analjetika ister, ağrılarını şiddetli ve yoğun olarak tanımlar, kısa aralıklarla birkaç doktora gider veya ağrılarını mümkün olduğunca dindirebilmek amacıyla kendini alkole ve diğer maddelere verir.

Bağımlılık: Fiziksel ve psişik bağımlılık (birçok insan düşkünlük kelimesini de kullanıyor) iki ayrı şeydir.

Fiziksel bağımlılık durumunda:
♦ tolerans gelişir
♦ madde bırakıldığında yoksunluk belirtileri ortaya çıkar
♦ yoksunluk belirtilerinin oluşmasını engellemek için madde almaya başlanır.

Antidepresanlar, tansiyon ilaçları, yüksek kan şekerine karşı ilaçlar ve bazı başka ilaçlar da fiziksel bağımlılığa neden olur. Bu ilaçlar da hemen bırakılamaz!

Psişik bağımlılık durumunda şunlar görülür:
♦ olumlu hislere kapılmak ya da nahoş hislerden kaçınmak için

maddeye karşı şiddetli bir aşerme hâli (Craving)
♦ maddeye başlarken ve bırakırken kontrol kaybı
♦ hem günlük hayatı ve yaşam tarzını madde kullanımına endekslemek hem de kullanım veya kullanımdan sonra kendine gelmek için çok vakit ayırmak
♦ ailevi, mesleki ve sosyal hayatı ihmal etmek
♦ zararlı sonuçlarına rağmen madde kullanımına devam etmek
♦ toplum normlarına ters düşen davranışlar, örneğin sabahları alkol içmek.

Craving yoğunluğu, kişinin bağımlılığı atlatıp atlatamayacağını gösteren önemli bir prognostik faktördür. Ama bağımlılık hastalığı olan hastalar da, düşkünlük hastalığından bağımsız olarak, akut ve kronik ağrılar çekerler ve çekeceklerdir. Hatta bu kişilerde kronik ağrılar, diğer insanlara nazaran daha sık görülür. Böyle durumlarda ilaç tedavisi fevkalade zordur. Tam da bu yüzden, kurallara uymak önemlidir: Bir hedef veya opioid sözleşmesi yapmak, sırf yavaş salınımlı preparatlar kullanmak; tedavi eden doktorlardan sadece biri bu ilaçları vermelidir.

OPİOİDLER, koşullar doğruysa mükemmel ağrı kesicilerdir. ABD'de önemli bir konu olan bağımlılık riski, bizde tartışılmaz çünkü neredeyse herkes kurallara uyuyor ve opioidlerin satışı çok sıkı kurallara bağlı. Örneğin hastaya morfin verme işlemi İsviçre'de üç farklı kontrolden geçerek gerçekleşiyor: doktor, eczane ve merkez olarak devlet dairesi.

Ama istisnalar var. Martin S., sağlık sigortası ağrı tedavisi yaptırmasını şart koştuğu için gelmişti bana muayeneye. Bir yıldır her akşam şiddetli sırt ağrıları yüzünden nöbetçi doktoru eve çağırıyormuş; doktor morfin iğnesi yapıyormuş. Sonunda, 250000 İsviçre Frangı tutan bir fatura çıkmış ortaya ve sağlık sigortası nöbetçi doktorun ücretini artık ödemek istemiyormuş. Martin S. bana birkaç kere geldikten sonra, akşamları aslında ağrıları olmadığını ama ruh hâlinin kötüleştiğini itiraf etti. Buna karşı da sadece morfin iğnesi iyi geliyormuş, haplar işe yaramıyormuş. Kendisine, ağrı sorunu değil de bağımlılık sorunu olduğunu ve bağımlılık tedavisi görmesi gerektiğini açıkladım. Ancak sağlık sigortası para ödemeyi tamamen kestikten sonra böyle bir tedavi görmeye hazır oldu.

İlaçlar ağrılara neden olduğu zaman
Düşünmeden ve uzun süreli kullanıldığında ağrı ilaçları aslında göstermeleri gereken etkinin tersini gösterirler.

Aşırı ilaç kullanımından kaynaklanan baş ağrısı (AIKKBA). İnsanların %1'inden fazlasının aşırı ilaç kullanımından kaynaklanan baş ağrısı çektiği tahmin edilmekte (yani İsviçre'de 100 kişiden biri. Burada ağrı ilaçlarının yarattığı sorun pek de küçük değil!). Antiromatizmal ilaçlar ve migren ilaçları AIKKBA'e neden olabiliyor, aynı şekilde ergotaminler, opioidler, benzodiazepinler ve barbitüratlar da. AIKKBA, ayda 10-15 gün olmak üzere en azından üç ay boyunca ilaç alan ağrıya yatkın kişilerde görülür. Doğru terapi bağımlılık tedavisidir.

> *Brigitta L. yıllardır ağır bir migren hastasıydı. Ayda 26 gün başı ağrıyordu, bu ağrılar triptan alınca sadece kısa süreliğine geçiyordu (bkz. sayfa 58). Hastanın nöromodulatif tetik noktalarını (nöral terapi, bkz. sayfa 110) tedavi ettim, beslenme alışkanlıklarını değiştirdi (intoleranslar), mesleki ve özel stresi azalttı (psikolojik coaching), hafif spora başladı ve bir gevşeme tekniği öğrendi (progresif kas gevşetme). Sonra bağımlılık tedavisi gördü ve başardı. Baştan migren ataklarını nöral terapi yoluyla tedavi ettik, zamanla ataklar sadece ayda ikiye indi ve basit bir antiromatizmal ilaca yanıt verdiler.*

Opioide bağlı hiperaljezi: Opioidlerin neden olduğu hiperaljezi (ağrıya karşı duyarlılığın artması) durumunda opioid dozunun yükselmesine rağmen veya bu yüzden ağrılar artar. Çoğu kez allodini de (cilde dokunulduğunda ağrı hissedilmesi) gelişir ve tipik olarak opioid dozu düştüğünde ağrı yoğunluğu da azalır.

Opioidlerin neden olduğu ağrıya karşı duyarlılık artışı merkezî bir sensitizasyondan kaynaklanır. Terapi, opioidi azaltmak ve mümkünse bırakmaktan oluşur. Özel koşullarda bağımlılık tedavisi narkoz verilerek de yapılabilir (opiostop). Diğer imkânlar da, ilaveten ketamin veya klonidin, opioid rotasyonu (başka bir opioid preparatına geçmek) veya ilaveten bir antidepresan vermektir (ki bu da sinir sisteminde bazı başka değişikliklere yol açar!).

👁 *Georg H.'yı sekiz yıldan fazla bir zamandır tanıyordum ama son birkaç aydır görmemiştim. İki bacağında da nöropatik ağrılar vardı ve bu ağrılar, aşırı yüksek opioid dozlarına rağmen son aylarda çok fazla şiddetlenmişti. Dozu artık daha fazla artırmak mümkün olmadığından, ketamin terapisi denemeye karar verdik. Yaptığımız tedaviden sonra ağrılarında % 80 kadar iyileşme oldu ve opioidleri yeniden büyük oranda azaltabildik.*

Kazalar: Trafiğe çıkmaya uygun olma hâli
Yasal açıdan doktorunuz size araç kullanmayı ne müsaade edebilir ne de yasaklayabilir.

Alkol, ilaç veya uyuşturucu ilaç aldığı için, aşırı yorgunluk veya başka bir nedenden dolayı araç kullanamaz hâlde olan kişiler, trafiğe çıkmamalıdır (bisiklet dahil!). Sorumluluk direksiyon başındaki kişiye aittir. İlaçtan etkilenmiş olmanıza rağmen araç kullanırsanız, polis tedbiren ehliyetinizi elinizden alabilir (kullandığınız araç bir e-scooter olsa bile!). Ehliyetinizi icabında trafik tıbbi değerlendirmesinden sonra geri alabilirsiniz, ki bu da size pahalıya patlar! Ayrıca, her durumda ehliyetinizin üç aylığına elinizden alınacağını göze almalısınız ve karayolları trafik kanununu çiğnemiş olmanızdan dolayı ceza almanız da düşünülebilir.

Şunu da belirteyim: İçkili veya trafiğe çıkmaya uygun olmadığınızdan dolayı zarara sebep olursanız, araç sorumluluk sigortanız mecburen kesinti yapar, yani zararın büyük bir kısmını siz ödemek zorunda kalırsınız.

ARAÇ KULLANMAYA UYGUN OLMAMAK NE DEMEK?

Kişi, aşağıdaki durumlarda trafiğe çıkmaya uygun değildir:

♦ Kandaki alkol miktarı 0,5 promil ve daha yüksekse

♦ Uyuşturucu maddeler arasında THC (Cannabis-esrar-), morfin (eroin, morfin), kokain, amfetamin, metamfetamin ve sentetik uyuşturucular (örn. ekstazi) için sıfır tolerans vardır. İlaç olarak Cannabis alıyorsanız bile trafiğe çıkamazsınız.

♦ İlaçlardan nöroleptikler (antipsikotik ilaçlar), anksiyolitikler (sakinleştirici ilaçlar), hipnotik ilaçlar (uyku ilaçları), antidepresanlar, antiepilektikler, Parkinson ilaçları, anestetikler, migren ilaçları, ağrı ilaçları, antialerjik ilaçlar, nezle/öksürük ve mide bulantısı ilaçları sorunludur.

♦ Aşırı yorgunluk veya hastalık, baş ağrısı gibi durumlar varsa.

> **Not:** Ağrı ilacı terapisinin başında, yani doz ayarlama safhasında, olabilecek yan etkiler nedeniyle trafiğe çıkmamalısınız. Terapi yoluna girince ya da ilacın dozu artık stabilse, genel durum iyiyse ve yan etkiler ortadan kalkmışsa, tıbbi açıdan araç kullanmanızda sakınca yoktur.

> **Faydalı bilgi:** Düzenli olarak opioid kullanıyorsanız, doktorunuz size bir opioid belgesi verebilir; bu belgeyi trafik kontrolüne denk geldiğinizde polise gösterebilirsiniz. Ama polis sizi buna rağmen trafiğe çıkmaya uygun görmezse, tedbiren ehliyetinize el koyabilir. Kaza durumunda ise işler hızla karmaşıklaşır.

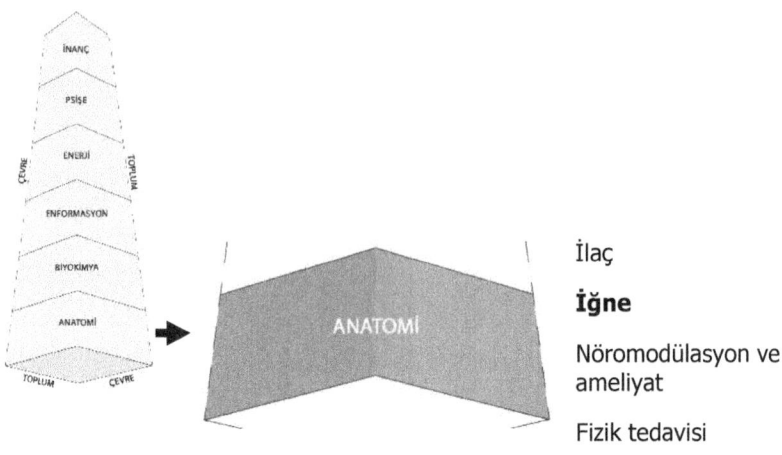

İlaç

İğne

Nöromodülasyon ve ameliyat

Fizik tedavisi

İĞNELER VE İNFİLTRASYONLAR: MİNİMAL İNVAZİV TANILAMA

İğneler ve infiltrasyonlar, (sizin için) nahoş (ve acı verici) olduğu halde, ağrı tıbbının olmazsa olmazıdırlar. Eğer faydalarını görürseniz, tekrar yaptırın derim. İşe yaramadılarsa, tekrar yapılmamalılar. Einstein'ın demiş olduğu gibi: hep aynı şeyi yapmaya devam ederek, farklı bir sonuç beklemek bir nevi deliliktir.

İnfiltrasyon, bir sinire, ekleme veya vücudun başka bir strüktürüne genellikle içinde lokal anestezik ilaç olan iğne sokma işlemidir. İnfiltrasyonların amacı, ağrı hakkında daha fazla bilgiye sahip olmaktır. Buna minimal invaziv tanılama denir. İnfiltrasyon, varsa, anestezi yapılmış bölgedeki fonksiyon bozukluğunu gösterir (strüktürel değişiklik gösteren görüntülü tanılamanın tersine). Çoğu kez iğneler sırf tanılama amaçlı değil, ağrı uzun süre hafifleyebileceği için aynı zamanda terapi görevi görüyorlar. İnfiltrasyon birçok yere uygulanabilir.

Ağrıyan yerde

Ağrıyan yerler örneğin **kaslardır** (tetik noktaları, bkz. sayfa 110) ve **tendonlar** (örneğin tenis dirseği), **eklemler** (örneğin küçük omur eklemleri; sırt ağrılarının nedeni olabilen faset eklemler). Görüntülü yöntem bu konuda yardımcı olamaz: ağrıyan bir eklemde kuvvetli bir artroz olabilir ya da hiçbir şey. Ve eğer görüntüde artroz görülüyorsa, bu ille de ağrı verici olmayabilir. Bütün eklem görüntülerindeki ama özellikle omurga görüntülerindeki değişiklikler çoğu zaman ağrı şikayetlerinin şiddetiyle alakasızdır. Bu yüzden, ağrının oluştuğu yeri infiltrasyonlarla tanımlamak gerekir.

Sinirler de ağrıyabilir, örneğin disk kayması durumunda spinal sinirler (sinir kökleri) veya örneğin herniasyon (Karpal tünel sendromu) ya da yaralanma durumunda periferik sinirler ağrıyabilir.

> 80 yaşındaki Doris R. 40 yıldır kas ağrıları çekiyordu. Yapılmış olan tedavilerin hiçbiri fazla fayda etmemişti. İki ayda bir uyguladığımız tetik noktaları infiltrasyonu ağrı seviyesini gittikçe daha çok iyileştirilebildi ve Doris böylece kimseye muhtaç olmadan yaşamaya başladı.
>
> Elena P., genç bir hastaydı, Karpal tünel sendromu sonucu, sinir bölgesinde geçmeyen ağrılar kalmıştı. Sinire bir kez anestezi yapılmasıyla ağrılar yok oldu.

Yara izleri ve diğer nöromodülatif tetikler

Örneğin yara izlerinin verdiği çok zayıf arıza uyarıları bile, uzun sürerse ağrılara neden olabilir. Bu aksaklıklara nöromodülatif trigger denir. Olay şöyle gelişir: Omurilikte çok bol miktarda sessiz bağlantılar vardır. Vücuttan gelen uyarı sürekli oradaysa, bu bağlantılar zaman içinde devreye girer ve iletimi öyle artırırlar ki, beyinde ağrı algısı oluşur (wind-up fenomen, bkz. sayfa 21).

Pablo R., 42 yaşında. Pablo, nedeni anlaşılmamış sırt ağrılarıyla geldi bana muayeneye. Muayene sonucu, lumbar omurgada hafif bir artroz görüldü ama ağrıların nedeni bu olamazdı – sırtını normal hareket ettirebiliyordu, oysa ağrılı artroz durumunda bu imkânsızdır. Küçükken apandisit ameliyatı olmuş, yoksa göze çarpan bir şey yoktu. Apandisit ameliyatı sikartisine infiltrasyon uyguladım, bunun üzerine ağrılar sona erdi.

Sempatik sinir sistemi ve sempatik aktivasyonlu ağrı komponentleri

Kalıcı ağrılar vejetatif sinir sistemi (ayrıntılar: sayfa 114) tarafından güçlendirilir hatta bazen sadece bu sistem onları tetikler. Durumun böyle olup olmadığını anlamak için, farklı dağıtım merkezleri (gangliyonlar) uyuşturulur. Ağrının böyle bir tedaviyle sona eren kısmı ayrıca vejetatif sinir sisteminin savaş ya da kaç kısmı olan sempatik sinir sistemi tarafından oluşturulmuştur. Buna sempatik aktivasyonlu ağrı komponentleri adı verilir.

Lilly B. geçirdiği bir trafik kazası sonucu ağır bir pelvik kırık yaşamış ve ameliyat olmuş. Ameliyattan hemen sonra dayanılmaz ağrıları varmış ve bu ağrılar ancak çok yüksek dozda morfine yanıt veriyormuş. Ameliyattan iki ay sonra bana geldi. Ancak değneklerle yürüyebiliyordu, tek bacak üstünde asla duramıyordu. Şık bir elbise vardı üstünde çünkü eğilemediği için pantolon giyemiyordu. Röntgen çok iyi bir ameliyat başarısı gösteriyordu, yani ağrıların nedeni kötü ameliyat olamazdı. Ameliyat yerine infiltrasyon uyguladım, ağrılar önemli ölçüde azaldı ve pelvik bölge vejetatif sinir sisteminin infiltrasyonundan sonra Lilly B.'nin ağrıları hemen hemen yok oldu. İlaçları bıraktı ve artık her şeyi normal yapabilir hâle geldi.

SEMPATİK SİSTEM VE GANGLİONLARI (SİNİR DÜĞÜMLERİ)

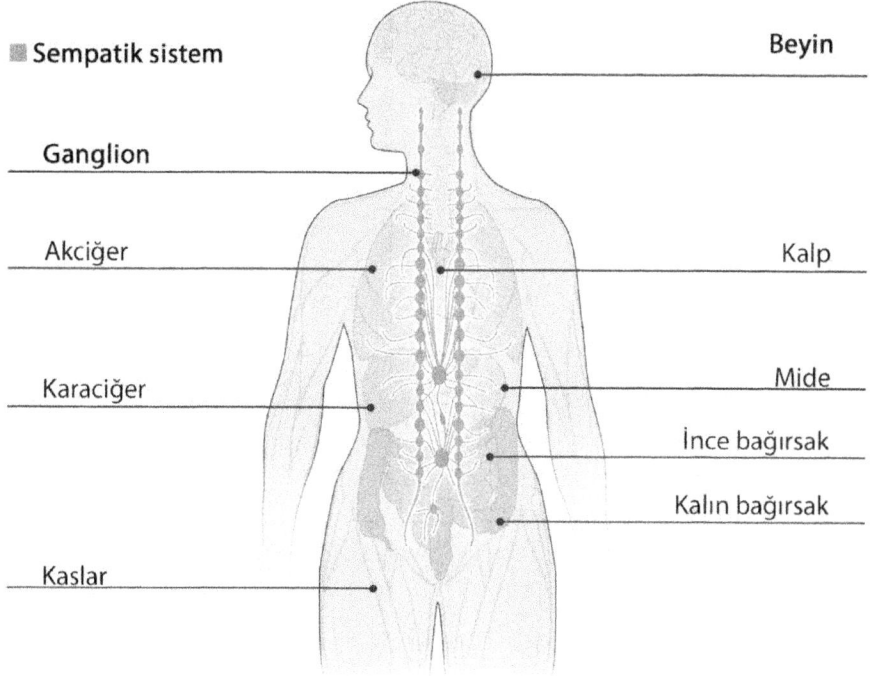

- Sempatik sistem
- Ganglion
- Akciğer
- Karaciğer
- Kaslar
- Beyin
- Kalp
- Mide
- İnce bağırsak
- Kalın bağırsak

Ana fikir: Ağrı doktorunuz size birkaç iğne vurmaya kalkarsa, muhtemelen, ağrının tam olarak nereden geldiğini bulmak niyetindedir. Çoğu zaman ağrı çeşitli nedenlerden oluşur. Genellikle iğnelerin de terapi etkisi vardır, yani ağrıları kalıcı bir şekilde geçirirler.

MİNİMAL İNVAZİF TANILAMA

Minimal invazif tanılama, ağrıların kaynağı olabilecek çeşitli yerlere lokal anestezi infiltrasyonu yapmak anlamına gelir. Böylece, ağrıların hangi kısımlarının nereden geldiği anlaşılır. Dolayısıyla, minimal invazif tanılama yöntemiyle, ağrıyan strüktüre (örneğin kas ağrıları olan Doris R.'deki tetik noktaları veya Elena P.'nin ağrıyan siniri), nöro modülatif triggere (sırt ağrıları olan Pablo R.'in ameliyat izi) veya vejetatif sinir sistemine (pelvik kırığı olan Lilly B.) infiltrasyon uygulanır. Reaksiyona bakılarak, infiltre edilmiş strüktürün ağrılarla ilgisi olup olmadığı anlaşılır.

Şu reaksiyonlar mümkündür:

♦ Hiçbir reaksiyon yok: ağrı orada hissedildiği halde, infiltre edilmiş strüktürün ağrıyla alakası yok.

♦ Lokal anestezinin etkisi sürdüğü müddetçe kısa bir iyileşme, sonra ağrı geri geliyor: ağrılar muhtemelen iğne yapılan yerden kaynaklanıyor. Genellikle söz konusu olan artroz, sinir zedelenmesi gibi strüktürel bir sorundur.

♦ Ağrı, lokal anestezinin etkisi geçtikten sonra bile daha uzun süre yok olursa ve hastanın durumu iğne öncesinden daha iyiye giderse: sinir sisteminde ağrı artışı vardır ve bu şekilde tedavi edilmelidir.

Kortizonlu mu kortizonsuz mu, işte bütün mesele bu

Ö İki doktor, üç fikir. Bu size kesin yabancı gelmiyordur (bu politika için de geçerli tabii). Ona rağmen veya ondan dolayı kortizon hakkında biraz yorum yapmak istiyorum, çünkü kortizon pek zararsız değil. Ben de ne yazık ki olabilecek birçok komplikasyonun sonuçlarını gördüm. Ama bunun nedenlerinden biri, benim tedavi zincirinin en sonunda oluşum. Oysa ki, hastalar ne kadar erken gelirse iyileşme şansları da o kadar büyük.

Sözün kısası: ağır bir iltihaplanma durumunda kortizonun faydası var ama sınırlı bir zaman için. İltihap yoksa, kortizon kullanımı anlamsız.

Kortizon enfeksiyon riskini artırıyor: Omuriliğe yapılan 75 iğnenin biri yüzünden, eklemi mahvedebilecek bir bakteriyel enfeksiyon oluşabilir. Hatta her 1000 hastadan biri felce kadar varan ağır bir komplikasyon yaşıyor. Teorik olarak her iğneyle, cildin üst tabakasındaki bakteriler vücuda girebilir, çünkü bütün dezenfeksiyon tedbirleri sadece az mikroplu bir ortam yaratabilir; tamamen mikropsuz bir ortam mümkün değil. Kortizon vücudun bağışıklığını düşürdüğü için üstelik enfeksiyon riskini artırır. Dolayısıyla bakteriler kolaylıkla yayılır ve eklemde birikir.

◉ *56 yaşındaki Christa M. sırt ağrılarını tedavi etmem için bana yönlendirilmişti. Üç yıl önce faset eklemine uygulanmış olan bir kortizon infiltrasyonu enfeksiyona neden olmuştu; Christa bu yüzden birkaç kez ameliyat olmak zorunda kalmıştı. Enfeksiyon bu arada iyileşmiş ama bel kemiği sağlamlığını tamamen yitirmişti. Christa M. sadece kısa bir süre oturabiliyordu; katiyen ayakta duramıyor ya da yürüyemiyordu. Çok uzun müddet yatmak zorunda kaldığı için, kemik osteoporotik (kolay kırılır) bir hâl almıştı ve bu yüzden de doktorlar bel kemiğini sertleştirmeye cesaret edemiyorlardı. Christa M.'e daha ağır ilaçlar vermekten başka çarem yoktu. Sonra kızı bakmak için annesini evine götürdü.*

İğne iyi oturmadıysa, yağ dokusuna girdiyse, iğne yerinde atrofiden dolayı (doku kaybı) güzel olmayan çukurlar oluşur.

◉ *Nicole R., 20 yaşında bir hastaydı, bir kaza sonucu geçmeyen ağrıları vardı; ayak bileği eklemine kortizon infiltre edilmişti. İğne yağ dokusuna girmişti, orada atrofi oluşmuş ve cilt sinirinin polsteri yok olmuştu. Sinir artık yüzeyde kalmıştı ve Nicole R. ayakkabılarını bağladıktan sonra nöropatik ağrılar çekiyordu.*

Kortizonun diğer yan etkileri örneğin tendon, eklem kıkırdakları atrofileri, osteoporoz, kemik nekrozu (kemik ölümü), mide bulantısı, kusma, mide-bağırsak ülserleri, kan şekerinin kontrolden çıkması, psişik değişiklikler (öfori, depresyon, psikoz), uyku bozuklukları.

DİKKAT: Her zaman olduğu gibi ama özellikle de kortizon konusunda risk ve getiri hesabı yapılmalıdır.

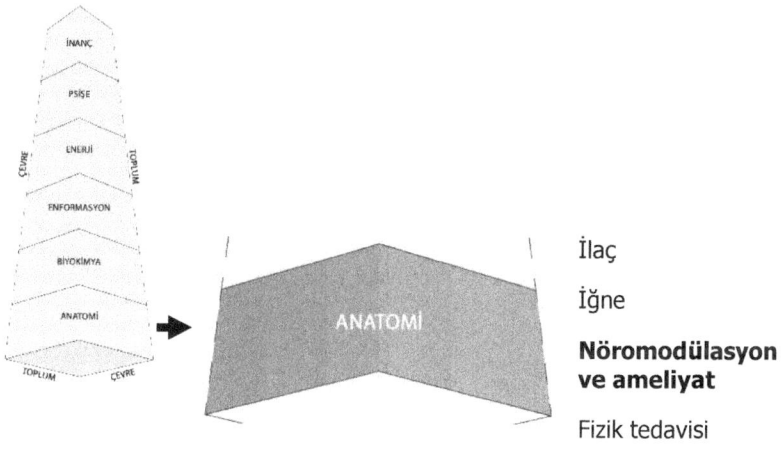

İlaç

İğne

Nöromodülasyon ve ameliyat

Fizik tedavisi

NÖROMODÜLASYON, NÖRODESTRÜKTİF YÖNTEMLER, AMELİYATLAR

Nörostimülatör, nörodestrüktif yöntemler (sinir strüktürlerini tahrip eden yöntemler) ve ağrı pompaları intervensiyonel ağrı tıbbının temel uygulamalarıdır. Ameliyatlar kronik ağrılar durumunda sadece istisnai vakalarda gerçekleştirilir.

Doğrudan sinir sistemine uygulanan ağrı terapisi yöntemlerine nöromodülasyon denir. İnvazif olmayan yöntemler, TENS (transkutanöz elektriksel sinir stimülasyonu) ve transkutanöz radyofrekans vardır; invazif nörostimülasyon yönteminde elektrotlar ameliyat yoluyla sinirlere veya omuriliğe implante edilir.

Nörodestrüktif uygulamalar radyofrekans tedavileridir, tedavi esnasında ağrı sinirleri ortadan kaldırılarak ağrı iletimi kesilir. Omuriliğin yakınına implante edilen ilaç pompalarıyla (intratekal ağrı pompaları) ilaçlar etki göstermeleri istenen yerin çok yakınına yerleştirilmiş olur.

İnvazif olmayan: TENS (transkutanöz elektriksel sinir stimülasyonu)

TENS, hastanın kendisinin yönettiği, pek yan etkisi görülmeyen bir uygulamadır. Bu uygulamada, ağrılı bölgenin yakınına, uyarı akımları veren elektrotlar yapıştırılır. Bu akımlar çeşitli sinir liflerini stimüle eder, bunun sonucu olarak da ağrıda azalma görülebilir. Yöntem basit ve fiyatı uygun olduğu (zarar da vermediği) için, ağrı sorununa karşı denemekte fayda var. Birçok alet pahalı değil ve satın almadan önce eczaneden kiralanabilir.

Endikasyon: Fantom ağrısı, lumbosiyatalji (lumbago), HWS sendromu (ense ağrıları), omuz-kol sendromu, gerilim baş ağrısı, yüz ağrısı, migren, postzoster nevralji (zona sonrası sinir ağrıları), CRPS (bkz. sayfa 295), periferik sinir lezyonları.

İnvazif uygulamalar: nörostimülatör, radyofrekans, ağrı pompası

Nörostimülatöre, daha ziyade nöropatik ağrılara (sinir ağrıları) karşı, ama bazı özel nosiseptif formlarında, daha önceki terapiler işe yaramadıysa başvurulur. İnvazif olmalarından dolayı, bu yöntemler esas itibariyle ağrı terapisinin son basamağını oluşturur. **Kontrendikasyonlar:** kronik enfeksiyonlar, yeterince tedavi edilmemiş psişik bozukluklar (somatoform ağrı bozukluğu dahil, ilaç bağımlılığı dahil madde bağımlılığı ve baş edilemez bir tali hastalık oluşumu; ayrıntılar için: sayfa 218).

İnvazif uygulamalarda, bazı komplike teknik aletler cildin altına yerleştirilir. Bu tür sistemlerin, sonsuza dek dayanmadıkları için, arada bir değiştirileceği göz ardı edilmemelidir. Dolayısıyla, birkaç kez ameliyat olmak gerekebilir.

Nörostimülatör

Nörostimülatör, uyarı akımları üreten hız kontrol cihazı ve uyarıları sinirlere veya omuriliğe ileten elektrotlardan oluşur. Sistemin tümü cildin altına implante edilir. Ağrının kaynağı böylece ortadan kalkmaz ama uyarı akımı beyne yollanan ağrı sinyallerini değiştirir ya da maskeler. Aynı zamanda vücutta var olan ağrı dindirici maddeler salgılandığından vejetatif sinir sisteminin 'savaş kısmı' etkisiz hale gelir. Hasta ağrı bölgesinde ağrı yerine karıncalanma hisseder.

İlk önce deneme yapılır; bu fazda cilde elektrotlar takılır. Birkaç hafta süren olumlu bir etki görüldüğünde, sistem kalıcı olarak cildin altına yerleştirilir.

Ludwig L. 46 yaşında; kalça protezi takılırken siyatik siniri zedelenmiş. Yapılan bütün tedavilere ve verilen ilaçlara rağmen ağrıları çekilemez haldeymiş. Sonunda, nörosimülatör sayesinde ağrıları dayanılacak seviyeye çekilebildi. Ludwig L. yeni bir branşta eğitim aldıktan sonra tekrar iş hayatına dönebildi ve özel hayatı da tekrar aktif hâle geldi.

Radyofrekans

Röntgen veya ultrason kontrolünde ağrıyan sinirin yanına bir iğne yerleştirilir. **Konvansiyonel radyofrekans** terapisinde, iğnenin ucu 90°'e kadar ısıtılır, böylece sinir tahrip edilerek, ağrı iletme fonksiyonunu yitirmesi sağlanır.

Atışlı radyofrekans terapisinde elektrik kısa aralıklarla üretilir. Böylece sıcaklık 39°'nin altında kalır, bu yüzden de sinirler çok hasar görmez. Buna rağmen ağrı oldukça diner, çünkü reaksiyon olarak sinirlerin tutumu değişir ve ağrı uyarıları iletmez olurlar; adeta felce uğrarlar. Dolayısıyla, aylarca ağrısız yaşanabilir.

> **Not:** Bir müddettir transkutan, yani invazif olmayan tedavi de mümkün. Bu uygulamada, sinire iğne sokmaya gerek kalmadan radyofrekans akımı verilir. Bu da sinir aktivitesinin değişmesine neden olarak ağrıyı sakinleştirebilir.

👁 *Livia A., romatizmal bir iltihaplanma olan Morbus Bechterew yüzünden yıllardır ilyosakral eklem ağrıları çekiyormuş. Bu ağrılara hiçbir ilaç iyi gelmemiş. Eklem radyofrekans ile denerve edildi (eklemin ağrıyan sinirleri devre dışı bırakıldı). Böylece büyük ölçüde ağrıların önüne geçildi.*

Ağrı pompası
Bu uygulamada, yüksek konsantrasyonlu ağrı ilacı omurilikteki reseptörlerin çevresine verilir. İlaçlar, bütün vücutta dolaşmalarına gerek kalmadan doğrudan cildin altına implante edilen ilaç pompalarıyla bir kateter üzerinden omurilik yanındaki sıvı boşluğuna bırakılır. Dolayısıyla ilacın daha az yan etkisi olması sağlanır. Ağrı pompasındaki ilaç rezervuarı her 4-12 haftada bir doldurulmalıdır.

👁 *Michelle W., 40 yaşında, ayak bileği kırığından sonra CRPS (bkz. sayfa 291) yaşamış ve iki yıl sonunda geriye şiddetli ağrılar kalmış. Ağrılar opioidlere iyi yanıt verdikleri halde yan etkileri Michelle W.'yi çok kısıtlıyormuş. Bu nedenle kendisine bir ağrı pompası implante edildi. Ağrı ilaçları çok daha iyi etki etmeye başladı ve yan etkiler ortadan kalktı.*

Operasyonlar

Uzun süren ağrılarda prensip olarak iki durumu ayrımsamak lazım: kronik ağrılar ve kalıcı akut ağrılar.
    Kalıcı akut ağrılar süregelen doku hasarından kaynaklanır. Hasar uyarısı aktif kalır, örneğin omurga instabilitesi.
    Bu ağrı açıklanabilir ve biyolojik bir uyarı fonksiyonu vardır. Ağrılar operasyon yapılarak ortadan kaldırılabilir. Lakin sorun her zaman çözülemez, örneğin kanser durumunda.
    Öte yanda kronik ağrılar nöron süreçleri sonucu kronikleşmişlerdir. Bu ağrılar biyolojik uyarı fonksiyonlarını yitirmişlerdir, semptomları otonomdur (ayrıntılar için: sayfa 29). Kronik ağrıların ameliyat sonrası daha da kötüleşme riski çok büyüktür.

👁 *Robert L., 50 yaşında, her iki koluna da yayılan çok şiddetli ense ağrıları vardı. Bunun yanı sıra midesi sürekli bulanıyordu ve kafasını çevirince başı dönüyordu. Muayeneler sonucu servikal omurga eklemlerinde artroz teşhisi kondu. Uygulanan terapilerin faydası olmayınca, özel bir servikal omurga MRI muayenesi yaptırdık. Bu muayene gösterdi ki, hasta hareket ettiği zaman servikal medullaya bir disk baskı yapıyor ve ağrıya neden oluyordu. İlgili vertebra eklemleri sertleştirilince hastanın şikayetleri adeta yok oldu.*

Jan F., 38, sağ elini kullanan bir hasta; sağ elinin bir parmağında kesilme sonucu sinir zedelenmiş. Sinir hasarı ortadan kaldırılmış ama ağrıları dinmediğinden, o sinir bir yıl sonra elinin hizasında kesilip ayrılmış ve kemiğin içine yerleştirilmiş. Bu işlem sonucu ağrıları daha da artmış. Bunun üzerine sinir el bileğinde tekrar kesilmiş ve daha sonra da üçüncü kez olarak ön kol bölgesinde aynı işlem tekrarlanmış. Her seferinde ağrıları daha da çok artmış. Sonunda Jan F. kolunu kullanmayı bırak, koluna dokunamaz hâle gelmiş. Ağrı ilaçlarının ve yapılan bütün tedavilerin hiçbir faydası olmamış.

Demem o ki, ameliyat konusunda dikkat! Sözgelimi bir sırt ameliyatından sonra ağrılar geçmediyse, yeni bir ameliyatla bu ağrılar hastaların sadece % 12'sinde azalıyor.

> **Ana fikir:** Uzun zamandır süren ağrıların ameliyat sonucunu önceden kestirmek çok zor. Bu durumda minimal invazif tanılama işe yarayabiliyor. Önce, ameliyat dışındaki diğer imkânlar denenmeli. Kuşku duyuluyorsa, ikinci bir fikir faydalı olabilir (ama kuşkuya da düşürebilir).

Ağrı tıbbında, ağrıyı ortadan kaldırabilecek bir ameliyatı engelleyip engellememe ikilemiyle karşı karşıyayız. Ama gereksiz bir ameliyat yaparak ağrıları daha da kötüleştirmememiz lazım.

Cerrahınızdan size ameliyatı, iyileşme şansını ve risklerini anlatmasını isteyin. Ve (bu kitapta yer alan) bütün alternatifleri konuşun onunla.

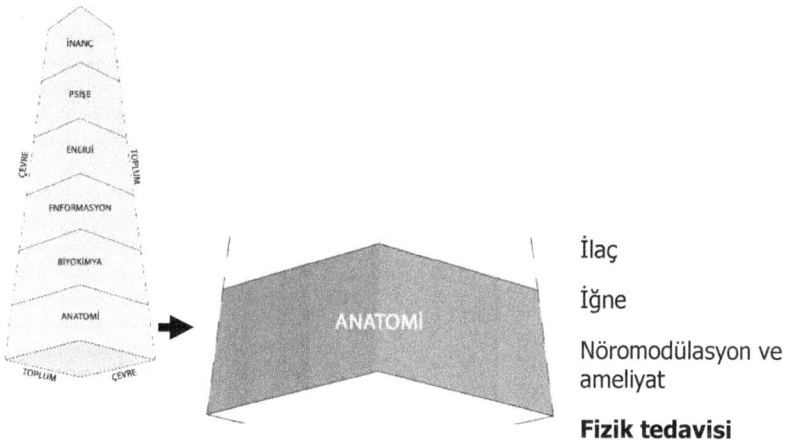

FİZİK TEDAVİSİ: KENDİ İŞİNİ KENDİN GÖR!

Fiziksel tedbirler arasında iltihaplanmalarda sıcak uygulama, soğuk uygulama, Quark (bir nevi lor peyniri) sargısı, masaj, banyo ve çok daha fazla uygulama vardır. Su da her zaman kullanılır: Dışardan uygulanan su terapisi (hidroterapi) özellikle vejetatif sinir sistemini etkileyerek kas tonusunu, metabolizmayı ve kan dolaşımını normalleştirmeye yarar. Dolayısıyla az zahmetle ilaç tasarrufu yapılmış olur.

Bu kısımda, ağrı tıbbında her gün kullanılan uygulamaların sadece en önemli ve kronik ağrılara karşı faydalı olanlarından bahsedeceğim.

Manüel terapi

Manüel terapi ya da kiropraktik, kas-iskelet sisteminde manüel tekniklerle tanı ve terapi uygulamasıdır. Kavramdan da anlaşılacağı gibi, terapi ellerle yapılır. Böylece eklem ve kasların fonksiyon sorunları tedavi edilebilir. Hedef, bozulmuş olan fonksiyonu tekrar normale döndürmektir. Dolayısıyla manüel terapi, strüktürel değişiklik olmadan önce daha fonksiyon bozukluğu aşamasında uygulanan bir yöntemdir.

Kronik ağrılar varsa tedavi zordur, çünkü kas-iskelet sistemindeki fonksiyon bozuklukları çoğunlukla ağrılar sonucu oluşmuştur, ağrıların nedeni değildir. Bu yüzden bu durumda manüel terapi ağrıları sadece azaltabilir ama ortadan kaldıramaz.

> **Not:** Ağrılar hep eklem sorunlarına yol açar özellikle de servikal omurga ve ilyosakral bölgede. Bu durumlarda manüel terapiler etkisi uzunca süren bir iyileşme getirir.

Fizyoterapi

Kronik ağrılarda fizyoterapi anlamında, **kas tetik noktaları (Trigger) sorunu tedavisi** ön planda yer alır. Faydası görülen birçok yöntemden sadece birini anlatacağım burada; bu en sık kullanılan yöntem.

Ağrılar her zaman ikincil olarak kas gerginliğine neden olur; buna tetik nokta oluşumu denir. Tetik noktaları, kas sisteminin küçük, özellikle hassas, aşırı uyarılgan, sürekli kramp hâlindeki bölgeleri olarak tanımlanabilir. Kasın tümü kısalır ve zayıflar. Bu noktalar, ya lokal ya da yayılan hatta bazen çok uzak bölgelerde bile ağrı olarak ilave şikâyetlere neden olur. Gizli tetik noktası sadece üstüne bastırıldığında ağrı yapar, oysa aktif bir tetik noktası sürekli ağrır. Tetik noktaları zaman içinde uydu tetik noktalar adı altında uzak bölgelerdeki kasları bile etkileyebilir. Böylece tetik nokta yolları ya da zincirleri oluşur.

Trigger fizyoterapide farklı şekillerde tedavi edilebilir. Masaj yoluyla (acır ama aynı zamanda iyi gelir – iyi acı), dry needling (tetik noktalarına akupunktur iğnesi batırmak), laser ve şok dalga tedavisi. Bunların yanı sıra lokal anestezi veya bazen de botoks infiltrasyonu işe yarar. Bu infiltrasyon doktor tarafından uygulanmalıdır.

> *Elisa W., 50 yaşında, ağır bir trafik kazası sonucu toplamda altı defa servikal omurgasından ameliyat olmak zorunda kalmıştı. Kapsamlı bir ilaç tedavisine rağmen geriye ense kaslarında inatçı ağrılar kalmıştı. Sekiz haftada bir uygulanan lokal Trigger infiltrasyonu sayesinde, kazanın üstünden on yıl geçmiş olmasına rağmen, ağrı seviyesi uzun müddet iyi bir seviyede tutulabildi. (hikâye sayfa 122'de devam ediyor).*

Ana fikir: ikincil olarak oluşmuş tetik noktalarından kaynaklanan ağrılar, kronik ağrı durumunda hemen hemen her zaman vardır. Bunların tedavisiyle ağrı seviyesi çoğunlukla düşürülebilir.

Adrenalin & Co.: Antrenman terapisi ve spor

Kronik ağrı tedavisi şu iki temel prensibe dayanır: "dayanma gücünü artırmak" ve "yükleri azaltmak". Bu hedefe ulaşmamızı genellikle antrenman terapisi ve ergoterapi sağlar (bkz. sayfa 89).

Dekondüsyon

→ Bedensel etkinliğin ağrı nedeniyle azalması:

→ Kondisyon kaybı:

→ Bedensel etkinlik sırasında ağrıların artması:

→ Bedensel etkinliklerden kaçınma veya korku:

→ Kondisyon kaybının daha fazla artması

Kaslar az kullanılıyorsa ya da kullanılmaz olduysa, çok hızlı bir şekilde erir. Dekondüsyon gerçekleşir, bu demektir ki, kondisyon kaybı olur ve vücut aktiviteye ayak uydurmakta gittikçe zorlanır ki bu da daha çok ağrıya sebep olur. Ayrıca kondisyon kaybı sadece bedensel değildir.

Ağrılara rağmen antrenman!

Ağrılara rağmen antrenman yapabilmek için, birkaç koşul gerekli: Ağrıların nasıl oluştuğu ve kişiye neler yaptığını biraz bilmek lazım (bu yüzden Bölüm 1 önemli!). Bu bilgiyle, şu önemli kanaate varırsınız: "Ağrılar başlarsa, bu ille de vücuduma zarar veriyorum anlamına gelmez." Dolayısıyla antrenman sırf vücut çalışması değildir, aynı zamanda kafa çalışmasıdır da.

Performansı artırmak için farklı faktörler göz önüne alınmalıdır:
- kondisyon, sağlık ve yaş,
- psişik faktörler,
- zeka,
- ruh hali ve
- özellikle motivasyon.

İlk adım, doktorunuzla ya da terapistinizle **motivasyon** konusunu ele almaktır. Antrenmana başlamaya hevesli misiniz ya da belki var olan seviyenizi yükseltmeye? Bu bölüm, hatta bütün rehber kitap bunu yapmanız için nedenlerle dolu. Tekrardan sözün kısası: ne kadar antrenmansızsanız, hareket ederken o kadar çok ağrınız olur. Sayfa 89'daki grafikte de görüldüğü gibi, antrenman yapılmazsa durum gittikçe kötüleşir (yaş arttıkça doğal kas kaybı yüzünden bu durum daha da önem kazanır).

Bundan sonraki ödeviniz (**ikinci adım**), doktorunuzla birlikte aktivitenizi, hareketliliğinizi, gücünüzü ve dayanıklılığınızı artıran bir antrenman programı yaratmak olacaktır. Böyle bir program sayesinde süregelen aktivitelerinize devam ederken, yenilerine de başlayabileceksiniz. Hedef, ağrıyı kontrolünüze almaktır, sizin ne zaman, ne kadar süreyle ne yapacağınızı ağrı belirlememelidir.

Üçüncü adım: Pacing. Bu şu demektir: aktiviteleri kapasitenize ve imkânlarınıza uydurarak ne çok fazla ne de çok az aktif olmanızı sağlamak. Aşırı aktivite ağrının artmasına neden olur ve sizi uzun molalara mecbur eder, sonuç olarak da, randımanınız azalır. Aktiviteniz yeterinden az olduğu zaman da randımanınız hemen düşer. Ne yazık ki kronik ağrılar söz konusu olduğunda, kapasitenizin üstünde ya da altında aktivite yükü birbirine çok yakın, bu yüzden doğru aktivite seviyesini bulmak zor oluyor. Aşağıdaki çerçevede yer alan açıklama size yardımcı olabilir.

PACING: nasıl yapılır?

1. Hedefler belirlemek. Neyi daha fazla yapmak istediğinize karar vermelisiniz. Bu spor, iş, hobi, sosyal veya başka tür bir aktivite olabilir.

2. Aktiviteler için temel seviye hazırlamak. Sözgelimi, yürüyerek alışverişe gitmek istiyorsunuz (takriben 30 dakikalık bir yürüyüş). Temel seviyenizi belirlemek için, artık yürüyemeyecek hâle gelinceye kadar yürümelisiniz. Bu esnada zamanı ve mesafeyi ölçün. Böylece azami dayanma seviyenizi belirlemiş olursunuz. Şimdi mesafenin % 20'sini düşün. Bu her gün yapacağınız antrenman mesafenizdir. Haftada bir bunu % 5 kadar artırabilmelisiniz. Önemli olan baştaki yürüyüş temponuzu bozmamanız, yoksa kontrol zor olur.

3. Diğer faktörleri artırmak. Yukarıdaki örnekte bahsedilen tempo artırılabilir. Diğer hedeflerde aktivite genişletilebilir, sözgelimi sosyal temaslarda biriyle görüşmenin süresinin yanı sıra aktivitenin frekansı da artırılabilir.

4. Zor zamanlar için stratejiler geliştirmek. Başarısızlıktan kaçınmaya çalışılsa bile, bunu tamamen ortadan kaldırmak zor olabilir. Peki, çabalarınızda başarısız olduğunuz zaman ne yapmanız gerekir?

-ilk olarak sakin kalmaya çalışmalısınız. Fazla kafanıza takmayın ve öğrendiğiniz şeyi unutmayın: "Ağrılar başlarsa, bu ille de vücuduma zarar veriyorum anlamına gelmez."

-programa sakın ara vermeyin, seviyeyi yeniden uyarlayın ve devam edin. Başarısızlığa karşı diğer stratejiler, sakinleşme ve stres azaltma teknikleridir.

> **Faydalı bilgi:** Birçok insan için antrenman programı hazırlamak ve Pacing işini kendi başına yapmak kolay değil. Bırakın bir Coaching uzmanı size yardımcı olsun. Bu bir Personal Coach, bir fizyoterapist veya spor söz konusuysa bir spor sağlıkçısı, bir psikolog veya yük azaltma ve stres idaresi konularında bir psikosomatikçi veya konu ergonomi ve eylem dengesiyse bir ergoterapist olabilir.

Spor

Tekrar antrenman yapmanız gereken birçok aktivitenin arasında spor mutlaka olmalı. Antrenman artışının yanı sıra, bedensel aktivitenin psişe ve ağrı üzerinde pozitif bir etkisi var. Antrenman esnasında kas sistemi iltihap baskılayan maddeler salgılıyor. Yani sporun genel anlamda iltihap baskılayıcı bir etkisi var ve ağrı her zaman iltihapla alakalı olduğu için, bu yolla ağrı dindirmek mantıklı.

> **Faydalı bilgi:** Antrenman için sevdiğiniz ve bedensel semptomlarınıza rağmen yapabileceğiniz bir spor türü seçin. Size uygun bir spor konusunda akıl danışın.
>
> Şu spor türleri ağrılara karşı özellikle iyi gelmektedir: kas geliştirici dayanıklılık sporu (Walking, yürümek/koşmak, bisiklet binmek, yüzmek), omurga sorunlarında Pilates, bütün ağrı türlerinde Yoga (bireyin ihtiyaçlarına göre uyarlanmış). Tai-Chi ve Qigong sporları enerji teknikleri de içerir, dövüş sanatları ayrıca özgüven geliştirir.

Ergoterapi ve ergonomi

Ergoterapi çalışmasının önemli bir kısmı, eylem dengesini (work-life-balance veya lifestyle-balance da deniyor) iyileştirmektir. Bundan anlaşılan, fiziksel, zihinsel, sosyal aktiviteler ve aktif dinlenmedir.

Kronik ağrılar söz konusu olduğunda eylem dengesi çoğunlukla bozulur. Hem birçok aktivite daha değişik bir şekilde yapılmaya başlanır hem de aktivite esnasında sürekli mola verilmek zorunda kalınır. Aktiviteyi durdurma ve tekrar başlatma eylemi için çok enerji harcanır.

> **Not:** Temel olarak güçlüklerle baş edebilmenin üç yolu var: yaşadığınız zorlukla baş edebilecek güçteyseniz sorun yok; dengedesiniz demektir. Ama karşılaştığınız güçlüklerle baş edemeyecek hâldeyseniz, iki reaksiyon tipi çıkar karşımıza: bedensel ve sosyal aktivitelerden kaçınmak (fear-avoidance modeli) ve mahvoluncaya dek dayanmak (distress-endurance modeli) (bkz. sayfa 180). Her iki model de sizin zorlukla baş etme gücünüzü azaltır.

Zevk ve enerji veren aktiviteler ile zorlayıcı, enerji emici aktiviteler arasındaki dengeyi bulmak için çeşitli imkânlar var. İyi bir opsiyon, iki tür aktivitenin de yer aldığı haftalık bir plan yapmak.

> **Öneri:** Deneyin! Önce haftalık bir plan yapın. Bu planlama işe yararsa, devam etmemeniz için bir neden yok. Enerji verici aktiviteler için yeteri kadar boş zamanınız ve vakit var mı yoksa günlük hayat içinde başınızı kaşıyacak vaktiniz yok mu?

Eğlenceli aktiviteler mutlu bir hayatın anahtarıdır ve ağrı seviyesinin düşmesine yardımcı olabilir. Mutlu olmayı erteleyecek hiçbir neden yok! ☺ *ve bana inanın ki, önce koşulların yerine gelmesini beklerseniz mutlu olamazsınız. Bu tür düşüncelerden sonradan illüzyonlar oluşur, örneğin emekli olduktan sonra her şeyin daha iyi olacağına dair. Sırf emekli oldunuz diye mutlu olmayacaksınız!* (mutluluk üzerine ayrıntılar: sayfa 201).

> **Not:** Enerji veren aktiviteler keyif alacağınız ve ideal durumda, bunları yaparken akışa (flow) kapılacağınız aktivitelerdir (ayrıntılar: sayfa 164).

Eylem dengesi konusunda hedef, aktiviteleri daha verimli, daha efektif yapmak ve daha fazla memnuniyet duygusu yaşamak. Bu esnada, bana kesinlikle inanın ki, bir Coach gerekiyor. Ergoterapistler bu alanda uzman (ergoterapi sağlık sigortası kapsamında).

Ergonomi

"Ergonomi", insanın çevresiyle arasındaki armoniyi tanımlayan bir kavram.

İnsan, günlük hayattaki ufak tefek şeylerle ilgili konuları atlamaya meyilli biraz. Bu insani bir olgu. Örneğin, kocaman aşkı ararız, bir sürü küçük aşkları değil. Ağrılarınız olduğunda da durum aynı.

Gerçek şu ki, birçok mini güçlük üst üste biniyor. Ağrılar sadece ağır işlerle artmıyor, sıklıkla, gün içinde yapmak zorunda olduğumuz küçük şeylerin vücudumuza etkisi düşündüğümüzden daha büyük. Özellikle de araba koltuğu, bilgisayarın bulunduğu çalışma yeri ve mutfaktaki her zamanki ergonomi felaketi göz ardı edilmemeli. Ayakta çalışırken çalışma yüzeyinin ideal yüksekliği takriben dirseklerin 6-7 cm altı, otururken de dirseklerle aynı yükseklik olmalıdır.

Gün içindeki duruşun, özellikle de küçük günlük işleri yaparken duruşun vücudumuz üzerinde birikimli etkisi var. Düzgün durursak (ayaktayken, otururken, yük kaldırırken, pozisyon değiştirirken, vb) vücudumuzu daha verimli hareket ettiririz. Kas yapımıza, eklemlerimize ve bağlarımıza daha az stres ve gerginlik yükleriz – ve sonuç olarak da daha az ağrımız olur.

Aşağı yukarı her durumda aldığımız ergonomik tedbirler vücudumuza binen yükleri azaltabilir. Özellikle kronik ağrılar varsa bir uzmana (ergoterapist) danışmakta fayda var. Doktorunuzdan böyle bir uzman konusunda bilgi alın.

> **Not:** Günlük hayatta aktiviteleri artırmak için gerekli ergonomi prensipleri:
> -Aktivite Pacing, örneğin bir şeyi bitirip diğerine başlamak
> -İş, dinlenme ve boş zaman dengesi
> -Vücudun verdiği sinyallere dikkat etmek
> -Bütün aktiviteler esnasında "düzgün durmak"
> -İşi kolaylaştırmak, enerji tasarruf etmek, yardımcı aletler kullanmak, çevreyi ergonomik hâle getirmek.

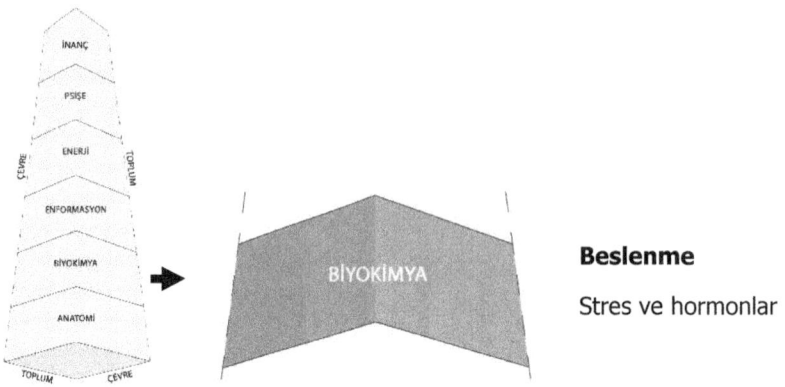

Beslenme

Stres ve hormonlar

BESLENME VE AĞRILAR

Beslenmenin ağrı tıbbıyla ne ilgisi olduğunu düşünebilirsiniz. Oysa çok fazla alakası var! Sırf partner veya şef stres kaynağı değil, açlık, uykusuzluk, ağrılar – ve dengesiz beslenme de! Stres de ağrıları artırıyor!

Günümüzde işlenmemiş gıdalar tüketmek sağlıklı beslenme tarzı olarak tanımlanabilir. Bunun yanı sıra Akdeniz tipi beslenme de yaygın bir tıbbi öneri.

Genel beslenme önerileri

İşlenmemiş gıdalarla beslenmenin yedi temel ilkesi şunlardır:
- lezzetli ve sindirimi kolay olmalı
- tercihen bitkisel besinler tüketilmeli (lakto vejetaryen) ve
- az işlenmiş yiyecekler
- taze sebze/meyve,
- yöresel ve
- mevsimine göre ürünler en iyi besin maddeleridir.

♦ ve son olarak da, ekolojik olarak üretilmiş, çevre dostu paketlenmiş ve adil ticaret ürünleri.

Akdeniz tipi beslenme yüksek oranda meyve, sebze, yeşillik, baharat ve az miktarda süt ve kırmızı et gibi (ette çok miktarda araşidonik asit var ve bu da vücutta iltihaplanmalara neden oluyor) hayvansal gıda içeriyor. Zeytinyağı ana yağ kaynağı, şarap ise az miktarda içilebilir. *Şarap şart değil. Sevmediğiniz takdirde içmeseniz de olur.* Diyet lifleri, antioksidanlar (Vitamin E, vitamin C, betakaroten, selen), bitki sekonder metabolitleri ve doymamış yağ asitleri sağlığı olumlu etkiliyor.

Ve iki başlık daha: Glisemik indeks ve asit-baz dengesi
Glisemik indeks ya da **glisemik yük**, besin maddelerinin kan şekeri seviyesi üzerindeki etkilerini gösterir. Glisemik indeks (GI), bir besin maddesinin kan şekeri seviyesini ne kadar hızlı yükselttiğini bildirir. 100 en yüksek değerdir, bu değer hemen kana karışan 50 gr. glikoz (dekstroz) ile ilgilidir. Glisemik yük (GL) ayrıca, bir besin maddesindeki karbonhidrat yoğunluğunu gösterir – karbonhidratlar kan şekerini etkiler. Hem pişmiş havuç hem de beyaz ekmek aynı GI'ye sahiptir, ama aynı GL'e erişmek için yaklaşık 700 gr. havuç ama sadece 100 gr. beyaz ekmek yemek gerekir. Yani beyaz ekmeğin glisemik yükü çok daha fazladır. Dolayısıyla GL, fiilen yenmiş olan porsiyonun toplam glisemik yükünü belirtir.

Buna göre pratik kural şu: bir besin maddesi ne kadar çok su içeriyorsa, GL'i o kadar düşüktür.

Peki bunun ağrılarla ne alakası var diyeceksiniz. Kanda hızlı ensülin artışı, vücutta iltihaplanmalara yol açar. Tam tahıllı besin maddeleri yendiğinde ensülin salgılanması daha az hızlı gerçekleşir ve seviye beyaz unlu mamuller yendiğinden daha az yükselir. Patates ve beyaz pirinç yenmesi de uygun değildir. Çiğ besin maddelerinin glisemik endeksi daha düşüktür; karbonhidratın protein ve yağ ile kombine edilmesi de GI'yi düşürür.

> **Ana fikir:** Dolayısıyla, GI'si ve GL'i düşük (pişmemiş yiyecekler, tam tahıllı ürünler) olan besin maddeleri avantajlıdır, buna karşılık GI'si ve GL'i yüksek (pirinç, beyaz unlu mamuller ve tatlılar) besin maddelerinin yenmesi uygun değildir.

Sağlıklı olup kendimizi iyi hissetmemiz için başka önemli bir faktör de, **asit-baz dengesidir**. Asidozun (asit durumu) nedenleri: beslenmede baz eksikliği (yani az meyve, sebze, patates ve yeşillik), aşırı protein tüketimi (çok et, yumurta, vb.) ve kronik bağırsak mayalanması.

Beslenmeye dikkat ederek bu denge düzenlenir. Günlük tüketilen besin maddelerinin % 80'i bazal veya nötr olmalıdır, yani meyve, sebze, patates ve yeşillik. Baz hırsızı (asit oluşturan) besin maddeleri şunlardır: et, yumurta, peynir, gazlı içecekler, ekmek, makarna gibi tahıl ürünleri, kahve, alkol ve şeker içeren yiyecekler. *Elinizi vicdanınıza koyun: Sizde durum nasıl? Vücudunuz asidik mi?*

Bireysel beslenme sorunları

Kronik ağrılar durumunda beslenme hemen hemen her zaman söz konusudur. Prensip olarak, sağlıklı beslenmeyi bireysel beslenme sorunlarından ayrı tutmak gerekir. Ağrı tedavisinde beslenme konusunun işlenmesine öncelik verilmez (elbette bağırsak sorununun haricinde), zira beslenme tarzını değiştirmek zahmetli ve komplike bir iş. (Bağırsak sorununun örneğin yüz ağrılarını nasıl şiddetlendirebileceğini hatta buna neden olabileceğini "Nöromodülatif tetikleyiciler (interferans)", bölümünde, sayfa 111, anlatıyorum).

> **Ana fikir:** Ağrıların yanı sıra gaz, ishal, kabızlık veya karın ağrıları gibi sindirim bozuklukları da varsa, uygun bir beslenme sayesinde ağrıların iyileşeceği ihtimal dışı değildir.

Sindirim sorunlarının tedavisinde şunları hesaba katmalıdır:
- besin intoleransı ve sindirim bozukluğu (diyet)
- mukozayı besleyen kaynakların tedavisi veya iyileştirilmesi
- bağırsaklarda bakteri florasının tedavisi (disbiyozis tedavisi)
- zehirli maddelerin dışarıya atılması, icabında
- gıda takviyeleri, vitamin ve eser element destekleri

Besin maddelerinde daha ziyade intoleranslar (glüten, histamin, laktoz, FODMAP) ve sindirim bozuklukları sorun yaratır. Gerçekten başarılı olmak adına, bu konu mutlaka kapsamlı bir tedavi konseptine dahil edilmelidir.

Laktoz intoleransı

Laktoz intoleransının birincil formunda, ince bağırsakta laktaz enzimi eksikliği vardır veya yetersizdir. İlerleyen yaşla beraber de, laktoz sindirimi zorluğu başlar. İkincil formu ise, yani başka bir hastalığın neden olduğu laktoz intoleransı şu durumlarda gelişebilir: uzun süren antibiyotik tedavileri, kemoterapi, normalde bakterisiz sayılabilecek ince bağırsağın bakteri yuvası olması (*SIBO, Small Intestinal Bacterial Overgrowth*) - kronik ağrılar varsa bu hiç de nadir değildir -, iltihaplı bağırsak hastalıkları, başka intoleransların da olması.

Glüten intoleransı

Glüten intoleransı ya da glüten hassasiyeti alerjik olmayan bir fonksiyon bozukluğudur ve çölyak hastalığı ile karıştırılmamalıdır (aşağıya bkz.). Modern buğday üretimlerinde gittikçe artan bir şekilde görülen proteinler de "glüten sorununun" nedeni olabilir. Bu durumda mikro besin maddelerinin ve vitaminlerin bağırsakta rezorbsiyonu bozulur (emilim bozukluğu). Semptomlar: karın ağrısı, ciltte egzama, isilik, mide bulantısı, kusma, gaz, ishal ya da kabız, baş ağrısı ve yorgunluk. Oysa çocuk yaşta ortaya çıkan çölyak hastalığında, otoantikorlar mevcuttur, bunlar kendi vücuduna karşı savaş açan ve çölyak durumunda bağırsak mukozasında iltihaplanmaya neden olan savunma hücreleridir. Glüten intoleransında yanlış yönlendirilmiş antikorlar yoktur ve villuslarda hasar tespit edilmez.

Histamin intoleransı

Histamin intoleransı durumunda vücut besinden alınan histamini doğru dürüst işleyemez. Bu yüzden baş ağrısı, yorgunluk, vejetatif semptomlar (huzursuzluk, baş dönmesi ve birçok başka semptom), ataklar hâlinde ciltte kızarıklıklar, kaşıntı ve şişmeler, mide bulantısı, kramp, gaz ve ishal gibi karın bölgesinde şikayetler oluşur. Avrupa'da nüfusun % 3'ünde histamin intoleransı olduğu tahmin edilmektedir. Domates, patlıcan ve balzamik sirke gibi besin maddeleri özellikle histamin içerir; kırmızı şarap da!

FODMAP intoleransı

Karın ağrılarının ve iltihaplı bağırsak rahatsızlıklarının en sık görülen nedeni mayalanabilen oligo, di ve monosakkaritler ve polyollardır, bunlara FODMAP denir. Bu alışılmadık isimli şekerler çok farklı besin maddelerinde bulunurlar, örneğin bazı meyvelerde, bazı sebze türlerinde, süt ürünlerinde, buğday ve çavdarda, bazı E-maddelerinde, diyet, light ve hazır ürünlerde.

> **Faydalı bilgi**: Ağrılar varsa, düşük FODMAP'li bir beslenme diyeti yapmaya değer, fakat yukarıda bahsedilen listeden de anlaşılacağı gibi bu zor bir beslenme tarzı. Böyle bir niyetiniz varsa mutlaka profesyonel destek almanız gerekir (beslenme uzmanı).

Bireysel bir "eliminasyon diyeti" yapılarak intoleransların etkisi belirlenebilir (ağrılar azalıyor mu azalmıyor mu?). Bana sorarsanız, bu konuyla ilgili laboratuvar tetkiklerinin fazla faydası olmuyor.

> **Not:** Sindirim zorluğu durumunda, vücut besin maddelerine karşı intoleranslara nazaran daha az reaksiyon gösterir. Genellikle bağırsak semptomları yoktur. Bu reaksiyon kanda bazı antikorlara (IgG4) bakılarak tespit edilir.

👁 *Lara D., 16 yaşında. Muayeneye geldiğinde, iki yıldır karın ağrısı şikayeti vardı. Ağrı kesintisizdi ve her yemekten sonra iyice kötüleşiyordu. Yapılan tüm tetkiklerde anormal bir duruma rastlanmamıştı. Bu yüzden doktorlar, şikayetlerinin psişik bir nedeni olup olmadığını anlamak için Lara'yı bir psikiyatriste havale etmeye karar vermişlerdi. Sindirim semptomları olduğu halde başka hiçbir şey bulunamadığından hastaya FODMAP'sız bir diyet yapmasını önerdim. Bir hafta sonra Lara D. nin şikayetleri ortadan kalkmıştı.*

> **Not:** Kronik ağrılar durumunda (ve diğer durumlarda da), yüksek lifli beslenme şekline geçmek ve belli bir süre bazı besin maddelerini elimine etmek faydalı olabilir (intoleranslar). Fonksiyonel ve kronik iltihaplı mide-bağırsak rahatsızlıkları çok sık görülüyor; bu rahatsızlıklar kronik ağrıları sürdürebiliyor ya da şiddetlendirebiliyor.

Bağırsakta bakteri dengesizliği: disbiyozis

Bağırsaklarda bakteri mevcudiyeti, başka bir deyişle bağırsak mikrobiyomu sağlığımız için önemli bir faktör. Bağışıklık sistemimiz, besin maddesi/vitamin tedariği ve aşırı bakteri çoğalmasına, yani hasta eden mikroplara karşı koruma, bağırsaklardaki bakteri florasıyla etkileşim içinde. Birçok bakteriyle simbiyotik bir ilişkimiz var (sadece bağırsaklarda değil). "İyi" bağırsak bakterilerinin ana grupları laktobasiller ve enterokoklar.

Birçok kronik rahatsızlık durumunda kalın ve ince bağırsakta bulunan bakterilerdeki değişikliklerin hastalık nedeni ya da hastalığı kötüleştirici faktörlerden biri olduğu tartışılmaktadır. Fibromiyaljide de, restless-legs sendromunda da kalın bağırsaktan ince bağırsağa bakteri geçtiği net olarak kanıtlanabilmiştir. Bu değişiklikler, bağırsağın bariyer fonksiyonunu zayıflatıyor. Bu yüzden hem çeşitli zararlı maddeler ve alerjenler hem de bağırsak bakterileri bağırsaktan karın boşluğu tarafından emiliyor (endotoksin). Bu da kronik iltihaplanmaya neden oluyor; iltihaplanma lokal başlasa da, iltihap geliştirici maddeler (sitokin) salgılanması dolayısıyla bağırsakların dışında da etkisini gösterir. Besin maddeleri, özellikle tamamen parçalanmamış proteinler, iltihaplanmayı tetikler. Doktorunuz bağırsak duvarınızın geçirgenliğinin artmış olup olmadığını, iltihap emarelerinin olup olmadığını ve bağışıklık sisteminin bağırsakla ilgili fonksiyonunun etkilenip etkilenmemiş olduğunu tespit için dışkı tahlili isteyebilir. İnce bağırsağın kalın bağırsak bakterileri tarafından istila edilip edilmediği nefes testiyle anlaşılabilir.

Disbiyozis tedavisi
Disbiyozis prebiyotikler ve probiyotikler ile tedavi edilir. Prebiyotikler selüloz özleridir. Bunlar bağırsak bakterilerinin metabolizmasına iyi gelirler. İltihap baskılayıcıdırlar ve bağırsak mukozasına enerji verirler. Ayrıca kalın bağırsağın pH-değerini düşürerek, yabancı mikropların oraya yerleşmesini engellerler. İnce bağırsaktaki bakteri istilası antibiyotikler, prokinetikler (bağırsak hareketliliğini artıran ilaçlar) ve probiyotiklerle tedavi edilir.

Probiyotiklerin, yani bakteri preparatlarının, immun modüle edici (bağışıklık sistemini dengeleyici) ve anti-inflamatuar etkileri vardır. Dolayısıyla bağışıklık sistemini olumlu etkilerler.

Ayrıca **mukoza terapisi** de işe yarar: bu terapide başka şeylerin yanı sıra fitoterapik bitkiler (pire otu tohumu, papatya, pektin, buhur), L-Glutamin, çeşitli mineraller ve mikrobiyal peptitler (bakteri metabolik ürünleri) de kullanılabilir.

Düşünmenin zayıflamaya faydası yok: Obezite

Aşırı kilolu olmak elbette bir dezavantaj olabilir. Doğrudan ağrı artırıcı etkisi sadece eklem ve sırt problemlerinde görülür.

Yaş ilerledikçe temel ciromuz azalır, bu demektir ki, bedensel hareket olmadan gün içinde gittikçe daha az kalori yakarız. Gençliğimizdeki gibi yemeye devam edersek, otomatikman kilo alırız. Buna bir de hareketliliğimizi ve aktivitelerimizi kısıtlayan ağrılar eklenebilir – ve kalori harcaması gittikçe azalır, sorunumuz bu yüzden daha da büyür.

Zayıflamak için saymakla bitmez öneriler var, bir de ben bu konuda fikir yürütmeyeyim. Ama buna rağmen şunu belirteyim: beyin, enerjimizin %20'sini kullanır. Yani düşünerek kilo veremeyiz. Ama aç kalma konusuna da dikkat edin. Aç kalmak ağrıları olumsuz etkileyebilir.

İçecekler: Baristanın su kaynağı

Yeterince için! Buna eklenecek başka bir şey yok. Ama kahve, Cola ve üstüne küçük bir kâğıt şemsiyecik iliştirilmiş içecekler değil. Sudan bahsediyoruz. İşte bu kadar!

Vitaminler, eser elementler ve besin takviyeleri

Vitamin ve besin takviyelerini doktora danışmadan almak iyi bir fikir değil. Sadece hiçbir işe yaramakla kalmaz, vücudun ihtiyacı yoksa zarar bile verebilirler.

Vitaminler

Yanlış beslenmeden, anoreksiyadan, mide hastalıklarından ve stresten dolayı vitamin eksikliği yaşanır. Vegan beslenme tarzında B12 vitamini yeteri kadar alınmaz.

Eksiklikler her zaman tamamlanmalıdır. Ayrıca metabolizma antioksidanlarla canlandırılabilir (E ve C vitaminleri, selen ve betakaroten).

Ama sadece vitaminlerin değil, polifenoller, örneğin yeşil çay, gibi bitki sekonder metabolitlerin de iltihap giderici etkisi vardır.

Örneğin D vitamini gibi nöroprotektif (sinir hücrelerini koruyan) besin maddelerinin eksikliği de ağrı oluşumunda önemli bir rol oynar. Bu yüzden ağrı tanısı konurken bu da hesaba katılmalıdır.

D vitamini eksikliği göğüs, baş, eklem, kas ve sırt ağrılarıyla ilişkilendirilir. Süregelen bir D vitamini eksikliği ayrıca otoimmün tolerans bozukluğunu tetikleyebilir, yani bağışıklık sisteminin vücudun öğelere karşı reaksiyonlarını rayından çıkarabilir ve kronik ağrı riskini artırabilir.

Eser elementler

Demir, çinko vb. minerallerin insan organizmasında önemli fonksiyonları vardır. Demir eksikliği baş ağrısına, yorgunluğa ve depresyona neden olabilir. Bunun nedeni kan kaybı (örneğin şiddetli regl) ya da glüten intoleransında görüldüğü gibi emilim bozukluğu da olabilir. Migren durumunda profilaktik magnezyum verilebilir; magnezyum kas ağrılarına karşı da etkilidir.

> **DİKKAT:** Piyasada sağlık, gençlik ve kas vadeden her şey bulabilirsiniz. Günümüzde bile hâlâ gergedan boynuzu satılıyor. Ama bizim ülkemizde değil elbette, bizde daha ziyade vitaminler ve kurkuma, buhur gibi iltihap giderici maddeler var. Bazı sağlık sorunlarında besin takviyeleri işe yarıyor. Fakat sağlıklı besleniliyorsa ve bağırsaklar sağlıklıysa bu takviyeler nadiren lazım. Gereksiz yere para harcamadan önce bir uzmana danışın.

Detoks

Son olarak vücuttan zehir atma yani detoks ve pürifikasyon hakkında birkaç sözüm var. Bu tip yöntemlerin etkisi üzerine bilimsel bir kanıt yok, ama böyle bir kür yapan herkes canlandığını hissediyor. Yani, bilimsel kanıtlar olmadan da insan kendini iyi hissediyor. Bilimin genel doğruluğuna olan inancımıza göre bu adeta küstahlık!

Günümüzde sıvı detoksu, oruç detoksu, kolon-hidroterapi, hacamat, bağırsak ve böbrek detoksu, kan çekme, sülük terapisi, terleme ve ayurvedik detoks yapılıyor.

> *Jörg F. geçmek bilmeyen yüz ağrısıyla geldi bana. Tetkikler sonucunda net bir neden bulunamadı; ilaç, infiltrasyon, nöral terapi ve akupunktur gibi bilinen tedavilerin de faydası olmadı. Dikkati çeker bir durum: normal olarak en azından bu tedavilerden birine kısa süreli bir reaksiyon bekleriz. Bu yüzden blokajın nedeninin toksik yüklenme olduğu konusunda tartıştık. Jörg F. yıllardır sigara içiyordu ve çocukluğundan beri ağzında birçok Amalgam dolgu vardı. Detoks ve kolon temizliği uygulandı kendisine, bunun üzerine ağrıları nöral terapiye yanıt verdi. Hasta daha sonra diş dolgularını değiştirtti ve sigarayı bıraktı. Altı ayın ardından, yapılan tedaviler sonucu ağrılar neredeyse kalıcı olarak ortadan kalktı.*

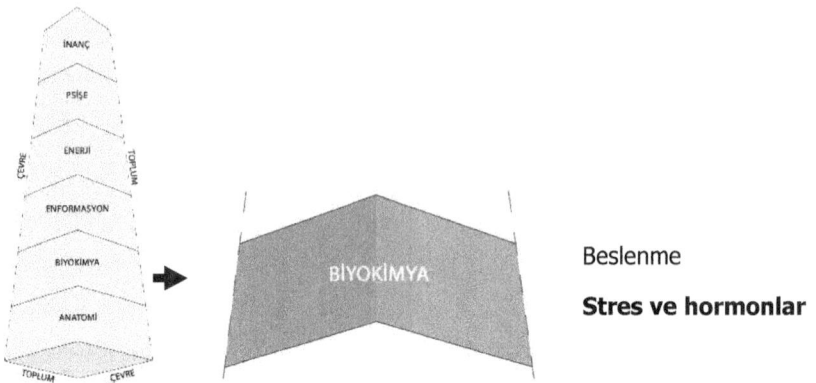

Beslenme

Stres ve hormonlar

STRES VEYA HORMONLAR, FARELER VE KASLAR

Ağrılar, çeşitli mekanizmalar yoluyla hormon dengesinde ikincil değişikliklere neden olurlar, bu da ağrıların şiddetlenmesine yol açabilir. Ama birincil hormonal hastalıklar da ağrı oluşmasını tetikleyebilir. Dolayısıyla kronik ağrılar varsa hormonların durumunu göz ardı etmemek gerekir.

Kronik ağrılar durumunda hormonların her zaman rolü vardır. Nerede yoktur ki? Ergenlik zamanınızı mutlaka anımsarsınız! Ama yaşlılıkta da hormonlar yok sayılmamalıdır.

Size bir örnek vereyim: Daha ziyade emzirme döneminde ama aynı zamanda da sosyal ilişkileri yürütmekte salgılanan bağlılık hormonu oksitosin, kas rejenerasyonu, dolayısıyla da kas kitlesi konusunda büyük oranda etkilidir; insanın kas yapısı, sosyal ilişkilerine bağlı olarak değişime uğrar.

Bir deneyde, genç ve güçlü farelere oksitosin baskılayıcı veriliyor, buna karşılık kas kaybına uğramış yaşlı farelere de oksitosin veriliyor. Genç farelerin kas yapıları zayıflıyor, yaşlı fareler ise tekrar güçleniyor.

Yaşa bağlı kas kaybının sosyal ilişkilerin yavaş yavaş azalmasından dolayı mı gerçekleştiği konusunda tartışmalar doğdu ve sonuç olarak bir oksitosin burun spreyi geliştirildi. Mantıklı, değil mi? Biraz daha fazla sosyal ilişki, yaşlıların birlikte yaşadığı mekânlar ve hayatın bu devresinde biraz daha fazla erotizm doğru bir yaklaşım olabilir. Muhtemelen böyle bir şey çok fazla zahmetli. Ha sahi, burun spreyi işe yaramadı. Geriye sadece yaşlıların aynı evi paylaşması kalıyor!

Stres, Bölüm 1

Stresin vejetatif sinir sistemini aktive etmesinin, ağrıları olumsuz anlamda etkilediği net bir şekilde kanıtlanmış durumda.

Vücut stres nedeniyle alarma geçtiğinde, önce tansiyon ve kalp frekansı yükselir ve vejetatif sinir sisteminin (sempatikus) savaş ya da kaç kısmı devreye girer. Sorun ya da tehdit sürdüğü takdirde, ikinci stres tepkisi baş gösterir. İlaveten yüksek miktarda kortizol da salgılanır. Bu da depolanmış enerjiyi harekete geçirir, hafıza performansını, strese bağlı davranışları ve immün sistemi etkiler.

Dürüst olalım, günümüzde kim stres yaşamıyor ki? Ve unutmayın ki, sırf şefimiz ve partnerimiz stres kaynağı değil, bedensel ağrılar, açlık ve uykusuzluk da buna dahil. Vejetatif sinir sistemi uyarının nereden geldiğini ayırt edemez. Bu bir düşünce, his veya bedensel ağrı olabilir: sistemin verdiği stres tepkisi hep aynı güçte!

Eğer hayatınız ardı ardına gelen krizlerden oluşuyorsa, bu demektir ki kanınızda aşırı miktarda kortizol var. Bu da bağışıklık fonksiyonunun azalmasına, obeziteye, yüksek tansiyona, uykusuzluğa ve kalp hastalıklarına neden olabilir ama aynı zamanda anksiyete, depresyon, değişken ruh hali, hafıza kaybı ve odaklanma zorlukları da bundan kaynaklanabilir. Uzun vadede böbreküstü bezi yorulur ve gereğinden az kortizol üretir, ki bu da yorgunluğa, ardı arkası kesilmeyen, ızdırap veren bir bitkinliğe yol açar.

> **Not:** Kronik stres insanı hasta ve kilolu yapar, sersemleştirir. Ağrı sistemini hassaslaştıran stres hormonları noradrenalin ve adrenalin sürekli salgılandığı için bu durum kronik stres ağrılarını da sürekli kılabilir.

Hormonlar

Stres hormonlarının yanı sıra diğer hormonların da rolü küçümsenemez:
♦ Dişilik hormonları kadınları ağrılara karşı daha duyarlı yapar, oysa testosteron biz erkekleri daha az duyarlı hale getirir (bu bir önyargı değil, bilimsel olarak kanıtlanmış!)
♦ Pankreastan çıkan insülin iltihaplanmayı tetikler (bkz. sayfa 97)
♦ Endorfinler ağrı kesicidir (bkz. Spor, sayfa 23)
♦ Melatonin kronik ağrılar esnasında çoğunlukla bozuk olan uyku durumunda, uyku getiricidir
♦ Serotonin omurilikteki ağrı dindirici liflerin fonksiyonu, ruh hâli ve aynı zamanda bağırsak fonksiyonu (ve bir sürü başka şey) için önemlidir
♦ Tiroit hormonları hücrelerin oksijen kullanımını, karbonhidrat, yağ ve protein değişimini yani tüm enerji metabolizmasını, kalp-kan dolaşımı sisteminin ve mide-bağırsak sisteminin fonksiyonunu etkiler
♦ Paratiroitten çıkan parathormonunun aşırı yüksek olması başka şikâyetlerin yanı sıra, kas-iskelet sisteminde ağrılara da neden olabilir.

Bazı hormon değişiklikleri yaşam tarzımızın sonucu olarak oluşur (beslenme, stres, gündüz-gece ritmi, sosyal ilişkiler vb.), bazıları da hormon bezlerinin rahatsızlanması sonucu oluşan değişikliklerdir.

◉ *Luisa G. şiddetli sırt ve kas ağrılarıyla geldi muayeneye. Tedavi başında yapılan laboratuvar testi, kanda çok yüksek miktarda parathormon olduğunu gösterdi. Tahliller sonucu, paratiroitte bir tümör fark edildi. Tümör alındıktan sonra, ağrılar da yok oldu.*

> **Ana fikir:** Kronik ağrılarınız varsa, doktorunuz hormonlarınıza bakmayı ihmal etmemeli ve durumu sizinle konuşmalı. Öte yanda siz de, yaşam tarzınızın vücudunuzun fonksiyonunu – hormon üretimi dahil - ne kadar etkilediğinin bilincinde olmalısınız.

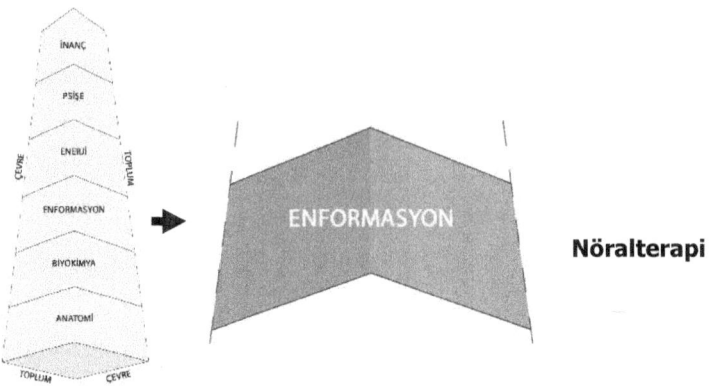

NÖRALTERAPİ: İNSANIN YAZILIMI

Nöralterapi, vücudun öz düzenlemesini lokal anestezik prokain enjeksiyonuyla destekleyen, bütünlüğe dayalı bir yöntemdir. Burada asıl önemli olan anestezik ilaç değil, infiltrasyonun neden olduğu enformasyon değişimidir.

İnfiltrasyonlarla, sinir sisteminin kayıtlı olan aşırı uyarılganlığı normalleştirilmeye çalışılır. Burada dört seviye mevcuttur.

Lokal infiltrasyonlar

Ağrıyan bölgelere uygulanır, örneğin kas sisteminin tetik noktalarına, eklemlere veya tendonlara iğne yapılır. Bunu "İğneler ve infiltrasyonlar" bölümünden biliyorsunuz (bkz. sayfa 75). İnfiltrasyonlarla çok daha fazlası yapılabilir.

Segmental tedavi

Cilde yapılan yüzeysel iğneler (Quaddel tedavisi) onlarla bağlantılı olan daha derindeki strüktürlerin (organlar, kas-iskelet sistemi) düzenlenmesine yarar. Bunların kan dolaşımı ve fonksiyonu normalleşebilir.

MİDE QUADDEL (İNTRADERMAL ENJEKSİYON) TEDAVİSİ

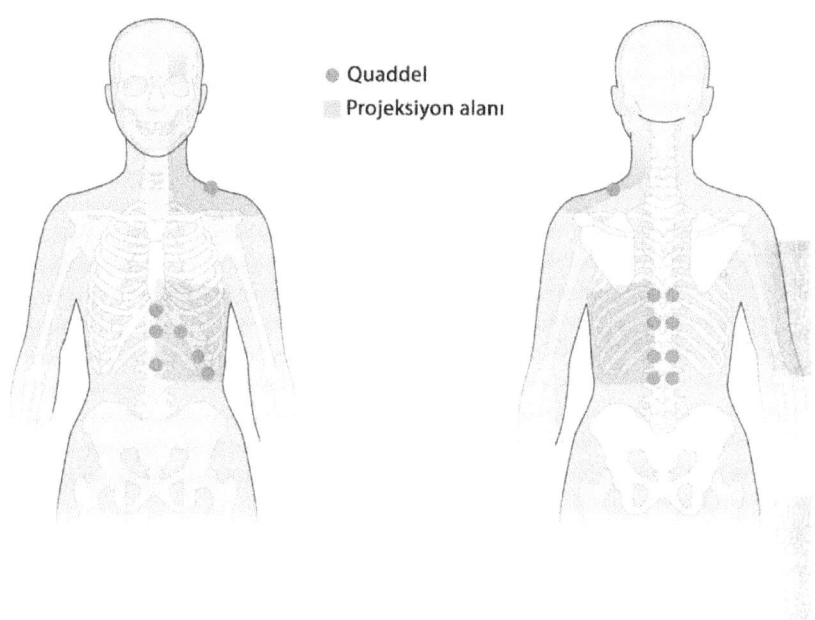

- Quaddel
- Projeksiyon alanı

Nöromodülatif tetikleyiciler (interferans)

Nöromodülatif tetikleyiciler, vejetatif sinir sistemine ve nosiseptif sisteme sürekli çok ince subliminal impulslar ileten, değişime uğramış hasta doku bölgeleridir (bkz. sayfa 113). Zamanla bu kesintisiz uyarılar şikayetlere yol açabilir.

Nöromodülatif tetikleyiciler çoğu zaman ameliyat, yaralanma veya enfeksiyon sonrası oluşurlar. Böylece en sık görülenler yara izleri, sağlıksız dişler, (ameliyatla alınmış) bademcikler, irite olmuş burun sinüsleri, kadında küçük pelvis, yabancı maddeler ve bakteri yuvaları.

> **Not:** Bugün artık interferanstan bahsedilmiyor -oysa bu kavramı herkes anlıyor ve benim için de yazması kolay- nöromodülatif tetikleyiciler kavramı kullanılıyor, zira nörofizyolojik mekanizmalar bilimsel olarak kanıtlanmış durumda.

Nöromodülatif bir tetikleyicinin infiltrasyonu esnasında sempatikusa ve nosiseptif sisteme iletilen uyarı impulsları kesilir ve öz düzenleme anlamında fizyolojik denge tekrar sağlanır. Sonunda tekrar düzenlenmiş olan sinir sisteminin resetlenmesinden bahsedilebilir. Sikarti gibi bir bozukluğun neden olduğu şikayetler böylece çoğu zaman şaşılacak kadar kısa bir zaman içinde iyileşir veya azaltılır.

Örneğin, bağırsakların sinirlerle bağlantısı
Bağırsaklar
♦ frenik siniri vasıtasıyla servikal segmentlerini, 3-6 arası servikal vertebraları etkiler (ense-baş ağrısına, ense-kol ağrılarına, boyun tutulmasına, nefes alma zorluğuna neden olabilir)
♦ sempatikus vasıtasıyla torakal segmenti 5 ile lomber segment 3 arasındaki bölgeyi etkiler (sırt ağrısına, kas fonksiyon rahatsızlıklarına, yanlış duruşa yol açabilir)
♦ parasempatikus vasıtasıyla S2-4 arası sakral segmenti etkiler (lumbagoya, mesane rahatsızlıklarına, sindirim sorunlarına, regl sancılarına neden olabilir)
♦ vagus siniri vasıtasıyla trigeminus ve aksesuar sinirini ve 1-3 arası servikal segmentleri etkiler (yüz ağrılarına, trigeminus nevraljisine, diş ve çene ağrılarına, ense ağrılarına, depresyon gibi psişik rahatsızlıklara yol açabilir).

Dolayısıyla görüldüğü gibi, boyun tutulmasının nedenini bazen de bağırsaklarda aramak gerekebiliyor.

BAĞIRSAĞIN SİNİR BAĞLANTILARI

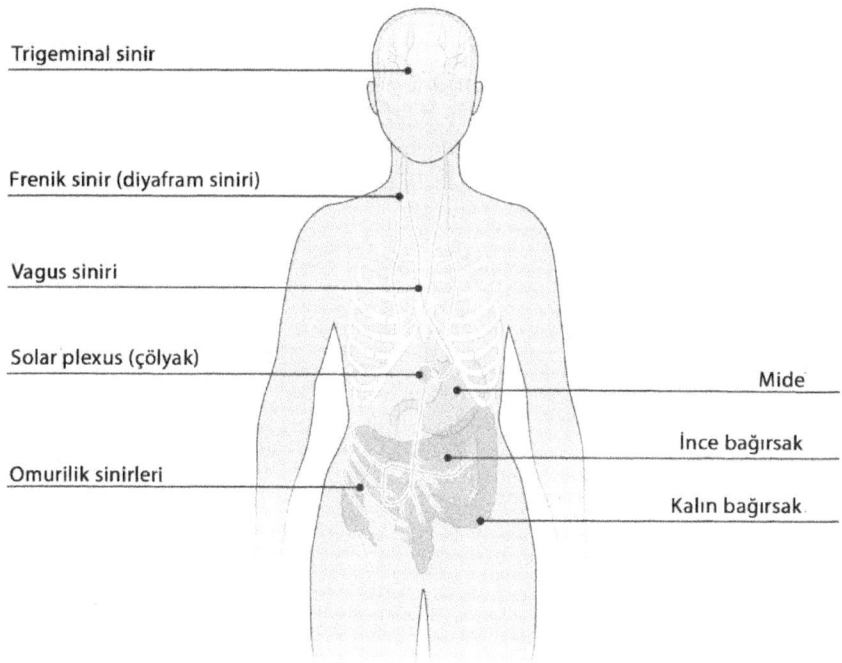

Trigeminal sinir

Frenik sinir (diyafram siniri)

Vagus siniri

Solar plexus (çölyak)

Omurilik sinirleri

Mide

İnce bağırsak

Kalın bağırsak

> **Ana fikir:** Ağrı artışına veya oluşumuna bakış açısını genişletmekte ve nöro modülatif tetikleyicileri ve vejetatif sinir sisteminin etkilerini hesaba katmakta fayda var.

Sempatikus tedavileri

Vejetatif sinir sistemi üç kısımdan oluşur: sempatikus, parasempatikus ve enterik sinir sistemi.

SEMPATİK SİSTEM TEDAVİSİ ÖRNEKLERİ

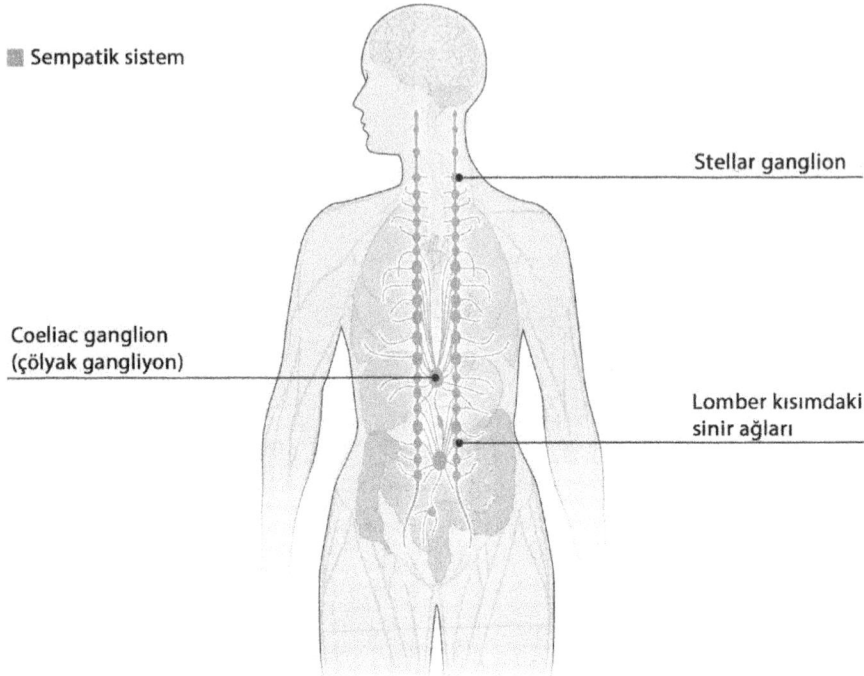

Aktive edici sempatikus kabaca söylemek gerekirse stres reaksiyonlarından sorumludur ve karşı oyuncusu, baskılayıcı parasempatikus ise gevşeme ve rejenerasyon işine bakar. Bunların her biri, merkezî sinir sisteminden çıkan ve her organa (kalp, akciğer, mesane, göz vb.) ulaşan sinir kordonları demetidir.

Enterik sinir sistemi bağırsak hareketini, sindirim salgılarının salgılanmasını, besin maddelerinin ve sıvıların emilimini ve karın bölgesinde kan akışını düzenler.

Kronik ağrılar durumunda özellikle sempatikus, yani vejetatif sinir sisteminin ağrılar karşısında devreye giren savaş ya da kaç kısmı önemlidir.

Sakinleşmediği ve böylece ağrıların geçmemesine ve şiddetlenmesine yol açtığı görülür (sempatikus destekli ağrı komponentleri).

Ganglion bölgesinde (sinapslarda) sempatikus anestezisi sayesinde ağrıyan yer belirlenip tedavi edilebilir.

> *65 yaşındaki Petra A., kendisine takılan bir diz protezinden sonra, ameliyat bölgesinde mengeneye sıkışmış gibi bir hisse kapılmıştı; dahası, bir fibroz (bağ dokusu oluşumu) yüzünden hareketliliği de büyük oranda kısıtlanmıştı (mengene veya sıkışma hissi sempatikus sorununun tipik bir göstergesidir). Sempatikus anestezileriyle bu his yok oldu ve hareketleri daha iyileşti.*

Nöral terapi, sadece doku rejenere olma yeteneğine sahipse etkili olabilir. Eğer doku zarar gördüyse veya bir organ değişime uğradıysa, örneğin safra kesesi taşı veya tümör varsa, genellikle büyük bir etki beklenmemelidir.

Peki nöral terapi anatomik sorunlara rağmen uygulanabilir mi? Ağrının özelliklerini anımsarsanız, ağrı şiddetinin üç faktörü var: anatomik sorun, fonksiyon bozukluğu ve ağrının verdiği ızdırap. Fonksiyon bozukluğu nöral terapiden fayda görebilir, ağrılar da böylece daha iyi bir seviyede tutulabilir.

> *Flavia P., 42 yaşında, kuaför. Yumru ayak yüzünden çocukken birkaç ameliyat geçirmiş. Şimdi de ayak eklemlerinde artroz oluşmuş; yürürken ağrıları vardı ve uzun zaman ayakta kalmakta zorlanıyordu. Sikarti tedavisiyle (nöromodülatif tetikçiler) ağrıları büyük oranda azaldı ve buna ek olarak uygulanan sempatikus tedavisi sonucu ağrıları tamamen yok oldu. Flavia P. artroza rağmen tekrar normal çalışmaya başladı.*

> **Ana fikir:** Ağrılar sempatikus yüzünden artabilir. Ağrıların yayılmasında sempatikusun rolü hemen hemen hep vardır. Bu yüzden size dostane bir öğüt: iğne yapın ve yaptırın!

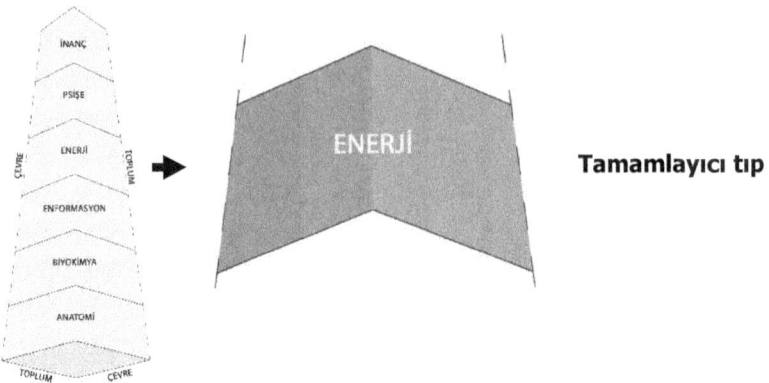

Tamamlayıcı tıp

TAMAMLAYICI TIP VE AĞRILAR

İntegratif tedavi modeline geleneksel tıpta yeri olmayan çeşitli terapi yöntemleri de dahildir. Ne yazık ki bu yöntemler çoğunlukla diğer yöntemler işe yaramadığında uygulanıyor. Gerçek şu ki, bu yöntemler işe yarıyor.

Doğal tıp yöntemleri, homeopati, geleneksel Çin tıbbı (TCM), ayurvedik ve antroposofik tıp; bunların hepsi geleneksel batı tıbbından bağımsız ve/veya ona paralel olarak gelişmiş, kendi kuramları ve praksisleri olan terapi sistemleridir. Bunun yanı sıra, sayılan ama temelinde kendi dünya görüşü olmayan birçok başka yöntem de var (örneğin kranyosakral osteopati, shiatsu, kinesiyoloji, biorezonans terapisi, Alexander tekniği ve diğerleri).

> **Not:** Üniversite tıbbı ve tamamlayıcı tıp kombinasyonu, integratif tıp olarak adlandırılır.

Bunu size niye anlatıyorum? Tamamlayıcı tıp terapilerine çoğu zaman ancak "geleneksel" yöntemlerle bir yere varılamadığında başvuruluyor. Tamamlayıcı tıp, isminden de anlaşılacağı gibi tamamlayıcı yani ek bir şey. Kronik ağrılar durumunda olaya doğru bir bakış açısı değil bu her zaman. Anımsayın: doğru olan, faydası olandır!

Burada size, tamamlayıcı tıp kavramı altında özetlenmiş yöntemlerin evrensel olarak kabul edildiğini, ağrı tıbbında yerlerini aldıklarını (almaları gerektiğini) göstermek istiyorum. Dahası, insanla neden-etki mekanizmasıyla tek taraflı olarak ilgilenen geleneksel tıptan, insanı bir bütün olarak daha iyi ele alan tıp modelleri olduğunu da göstermek istiyorum. Burada kesinlikle bir değerlendirme yapmak niyetinde değilim ama eğer bir yöntemle bir yere varamıyorsak, o yöntemde ısrarlı olmanın anlamı yoktur.

Neler tamamlayıcı tıbba dahildir?

DSÖ (Dünya Sağlık Örgütü) klasifikasyonuna göre tamamlayıcı tıbbın şifa yöntemi birbiriyle kesişen beş kategoriden oluşur:

♦ Geleneksel tıp sistemleri, geleneksel batı tıbbından (Çin tıbbı veya Ayurveda) binlerce yıl önce veya ona paralel (doğal tıp) gelişmiş olan teorik ve pratik sistemler üzerine kurulmuştur.

♦ Biyolojik terapiler, yeşillikler (fitoterapi, bkz. sayfa 119), aromatik bitki yağları (aroma terapi), özel diyetler (bkz. sayfa 98) veya vitaminler (bkz. sayfa 102) gibi doğal maddeler kullanırlar.

♦ Manipulatif, vücut temaslı terapiler esas olarak vücuda elle dokunuşlarla etki yaparlar (kayropraktik, sayfa 88 veya osteopati, sayfa 124).

♦ Vücut-zihin terapileri, zihin gücünü, vücut fonksiyonlarını ve de semptomları iyileştirme amaçlıdır (Yoga, Tai-Chi, Qigong, farkındalık, meditasyon, otojenik antrenman, hipnoz, biofeedback, boyama ve müzik terapisi).

♦ Enerji terapileri manyetik ve vücutta bulunan elektromanyetik alanlarla çalışırlar (Şamanizm, Pranik şifa, Reiki, Kuantum şifa).

Bireysel karışım

Ağrı tıbbında, şimdiye kadar bahsedilmiş olan geleneksel yöntemlerle tatmin edici bir iyileşmeyi yakalayamamış olan hastalar sıkça görülüyor. Bu yüzden icabında tamamlayıcı tıp yöntemleri gibi başka terapileri uygulamak gerekiyor. Deneyimler bu yöntemlerin işe yaradığını gösteriyor; Basit rahatsızlıklarda, bizim batı tıbbını kullanmadan etkili oluyorlar, karmaşık rahatsızlıklarda ise özellikle batı tıbbıyla birlikte uygulandıklarında faydalı oluyorlar.

Lakin tamamlayıcı tıp yöntemlerinde de, her konuda olduğu gibi, bir risk ve getiri hesabı yapmak gerekiyor. Sağlık riski oldukça düşük ama maddi risk oldukça yüksek. En çok on iki terapiden sonra hiç fayda görmediyseniz veya çok az fayda gördüyseniz, terapiye devam ettiğinizde durumun daha iyileşeceğini pek sanmam. Çünkü uzun süreli uygulamalarda (özellikle oldukça kısa terapi araları varsa) her bir terapinin faydası gittikçe azalma eğilimindedir. Yani, bu konuda da gerçekçi hedefler konulmalıdır. Örneğin:
♦ %30'dan fazla ağrı azalması, ama daha da iyisi
♦ tam olarak belirlenmesi gereken performans artışı: sözgelimi, bir antrenmana başlayabilmek, tekrar çalışabilmek veya hasta raporu almak durumunda kalmamak, sosyal ilişkileri yürütebilmek, vb.

Bunları zaten biliyorsunuz. Tamamlayıcı tıbbın etkisinin geleneksel tıp kriterlerinin aynısıyla neden karşılaştırılmaması gerektiği konusunda mantıklı argümanlar mevcut değil.

Tekrar mutfağa dönelim. Elimizde çok miktarda farklı yiyecek maddeleri (terapi yöntemleri) var. Akla yakın olan, her bir hasta için, malzemeleri bireysel olarak derleyip, o kişiye uygun olan menüyü pişirmek. Bu iş için, farklı yöntemleri iyi tanıyan ve herkese uygun yöntemi sunan bir uzmanın desteği gereklidir. Terapistinizden veya doktorunuzdan "bu şarlatanlık" veya "bu zaten işe yaramaz" gibi şeyler duyarsanız, kendisi yöntemleri yeteri kadar araştırmamış demektir.

> **Ana fikir:** Şunu habire vurgulamaktan kendimi alamıyorum: faydası olan şey iyi şeydir – kaynağı neresi olursa olsun. Aslında doktorunuzun size faydası olan yöntem hakkındaki düşüncesi önemli değil. Önemli olan yöntemin faydalı olması.

> Risk ve getiri hesabıyla, bir yöntemin size faydası olup olmadığını değerlendirebilirsiniz. Bunun o yöntemin genel anlamda etkisiyle alakası yok. demek ki, risk ve getiri hesabı yapmayı unutmayacağız!

> **DİKKAT:** Bu konuda bir uyarı yapmak gerek. Betimlediğim yöntemler etkilidir – bkz. yukarıdaki bölüm. Eğer bir yöntemin etkisi olmuyorsa, ya sizin rahatsızlığınız bu tedavi türüne yanıt vermiyordur ya da terapistiniz yeteri kadar kalifiye değildir. Yüksek seviye terapileri, özellikle enerji terapileri yapan terapistlerin kalifikasyonlarını kontrol etmek pek kolay olmuyor. O zaman: terapistlerinizi seçerken dikkatli olun! Bu konuda şunun dışında verilecek pek başka öğüt yok: bir terapist size ne kadar çok vaatte bulunursa ve terapi ne kadar pahalıysa, dikkatiniz ve kuşkunuz da o oranda artmalıdır. Bu öğüdüm özellikle terapist size pahalı ürünler satmaya çalıştığı takdirde aklınıza gelsin.

Doğal şifa yöntemleri

Doğal şifa yöntemleri deyince genellikle şu yöntemler anlaşılır. Siz bunlardan kendinize uygun olanları seçmelisiniz:

♦ Fitoterapi: bitkisel etken maddeleri kullanmak (bunları biliyoruz, bkz. sayfa 66; daha başkaları da var. Ama tekrar ediyorum: fitoterapötikler de ilaçtır ve yan etkileri olabilir).

♦ Hidroterapi ve Balneoterapi: hidroterapötik uygulamalar (dökümler) vejetatif sinir sistemini dengeler ve böylece kas tonusunun, metabolizmanın ve kan dolaşımının normalleşmesine katkıda bulunur.

♦ Termoterapi: örneğin sıcak kundak, Fango, Sauna.

♦ Hareket terapisi: bkz. sayfa 89.
♦ Beslenme terapisi: tedavileri sağlıklı bir diyetle ve hastalığa uygun bir diyetle destekler (bkz. sayfa 98).
♦ Düzen terapisi: vücut, zihin ve ruh sağlığını olumlu bir şekilde etkilemek için dış ve iç yaşam düzenini yeniden organize etmek anlamına gelir.
☯ *Bu rehber kitabın konusu da zaten bu sayılır!*

TCM, Akupunktur ve Qigong

Geleneksel Çin Tıbbı'nda (TCM) sağlık armoni ve denge durumu olarak anlaşılır. Sağlıklı olmak, akan Qi tarafından yönlendirilerek (bkz. sayfa 121), Yin ve Yang ritminde, bedenen, zihnen, ruhen ve mental anlamda kendini iyi hissetmek demektir. Bu akışta oluşan sorunlar, sağlık şikayetleri olarak kendini gösterebilir.

Batı tıbbında hastalık nedenleri en çok önemsenen şeydir. Terapinin amacı, bu nedenleri kontrol etmek ve devre dışı bırakmaktır. Neden veya hastalık, bireyden bağımsız olarak ele alınır. Doktor semptomlardan başlayarak hastalığın nedenini arar. Düşünce tarzı analitiktir, objektiflik ön plandadır. TCM resmin bütününe bakmaya çalışır, hem fizyolojik hem de psikolojik durumu, yaşam tarzını ve çevresel etkileri bir bütün olarak hesaba katar. Hastalığı bir dengesizlik ifadesi olarak görür ve bu ahenksizlik için bir model arar. Hastalığın nedeni öncelik sırasında ikinci yerdedir. Bütün faktörler birbirlerinin aralarındaki ilişkiyle anlaşılabilir. Terapinin amacı dengeyi yeniden kurmaktır. Düşünce tarzı sentetiktir, sübjektiflik ön plandadır.

Çin tıbbında sinir sistemi veya endokrin sistem için bir konsept yoktur, bu demektir ki, Çin tıbbı bunları vücutta bulunan strüktürler olarak tanımaz. Buna rağmen her iki sistemin hastalıklarını da tedavi edebilir.

TCM'de tanılama anamneze, semptomlar, nabız ve dil tanısı yoluyla yapılır. Aynı zamanda yüzdeki değişiklikler (renk, çizgiler, şişkinlikler), koku (vücut ve ağız kokusu) ve ses de göz önüne alınır.

> **Not:** Çin tıbbı tedavisi için endikasyon, diğer tedavilerde de olduğu gibi, doğru dürüst yapılmalıdır. Daha önce integratif tedavi modelinde gösterildiği gibi kanser, artroz vb organlarla ilgili hastalıklar klasik batı tıbbına göre tedavi edilmeli (anatomik düzeyde), eksiklikler giderilmeli (biyokimya düzeyinde) ve enformasyon işleminde (enformasyon düzeyi) görülen arızalar ortadan kaldırılmalıdır. Durum böyleyse veya bu düzeylerde sorun yoksa, TCM çok başarılıdır.

Akupunktur

Akupunkturda, ciltte belirlenmiş noktalara iğneler takılır. Bu yöntemin etki mekanizması bilimsel olarak iyi incelenmiştir. Tedavi, hormon dengesindeki değişikliklerden, her düzeyde sinir aktivitesi modülasyonuna kadar geniş bir yelpazeyi etkiler. Toplamda takriben 360 klasik akupunktur noktası vardır; bunlar meridyenler (enerji yolları) üzerinde yer alır. Yapılan çalışmalarda, terapiste bağlı olarak, kas tetikleyici noktalarının %50-90 kadarının klasik akupunktur noktalarıyla örtüştüğü görülmektedir.

Qigong

Qigong, TCM kapsamındadır ve Qi akışını düzenlemeye çalışır (Qi'nin anlamı için bkz. aşağıdaki NOT). İç farkındalıkla, yavaş ve yumuşak hareketler ve sessiz egzersizlerle vücudu hareket ettirmeden durgun Qi'nin tekrar akması sağlanır ve tıkanıklıklar ortadan kaldırılır. Bu işlem yapılırken imajinasyon, görselleştirme ve hayal gücü, özellikle de insanın kendini algılamaya ve kendisi için hassasiyet geliştirmeye hazır olması önem taşır.

> **Not:** Qi kavramı normal olarak yaşam enerjisi olarak tercüme ediliyor ama bu kavramın bunu da aşan bir anlamı var. Gong iş, yetenek veya üstatlık seviyesine kadar bir şeyle meşgul olmak için gerekli olan sebat

> olarak da anlaşılıyor. Qigong herhâlde en iyi şekilde yaşam enerjisiyle çalışma olarak çevrilebilir.

👁 *Elisa W.'yi hatırlıyor musunuz? Geçirdiği bir sürü ameliyattan sonra ense ağrıları olan, sekiz haftada bir ameliyat yerlerindeki tetikleyici noktaları infiltre ettiğim hastayı? (bkz. sayfa 89). İnfiltrasyonlar sayesinde ağrılar uzun müddet iyi bir seviyede stabil tutulabildi. Ama bir zaman sonra ağrılar tekrar artınca, infiltrasyonları akupunktur ile kombine ettik. Böylece ağrılar sahiden tekrar azaldı.*

> **Not:** Kronik ağrı tedavisinde TCM tedavisi ilavesinin çok etkili olduğu görülüyor, özellikle de akupunktur ve özel bir masaj tekniği olan Tuina masajı.

Ayurveda tıbbı

Ayurvedik düşünceye göre sağlık dengeli Dosha'lardan (hayatın biyo-düzenleyicileri), dengeli Agni'den (transformasyon kuralı ilkesi), dengeli beslenen Dhatu'dan (vücut dokularının biyo-düzeni) ve dengeli Mala'dan (boşaltım biyo-regülatörleri) oluşur.

Bu hassas ve labil dengedeki her bozukluk, bir bütün olarak görülen ruhun ve bedenin dengesizliğine yol açar. Ayurveda tıbbı bu dengenin tekrar düzene girmesini hedefler.

♦ **Üç Dosha sistemi**, psiko-fizyolojik olayların tümünü idare eder. **Vata** hareket, transport ve iletişimden sorumludur (örneğin düşünceleri, kasları veya sistemi besleyen maddeleri harekete geçirir), **Pitta** sindirim ve ısı dengesinden sorumludur (örneğin besinleri ve duyguları işler), **Kapha** stabilite, strüktür, ruh ve bedenin su dengesinden sorumludur (hafızayı ve vücut dokusunun gelişimini düzenler). Ağrı çoğu zaman bu üç Dosha'nın dengesinin bozulmakta olduğunu gösteren ilk semptomdur.

♦ **Agni, transformasyon kuralı ilkesi,** vücuttan gelen algıların ve enformasyonların hepsinin işlenmesini idare eder, buna beslenme ve ilaçlar da dahildir ve bunların vücut tarafından üretilen maddelere veya enformasyonlara dönüşmesini sağlar. Agni herhangi bir enformasyonu tamamen sindiremez ve işleyemezse, çoğu zaman kendini ağrı olarak gösteren Ama ("çiğ") oluşur. Ama vücut veya ruh kaynaklı olabilir ve ayurvedik ağrı terapisinde merkezî önem taşır.

♦ **Dhatu, yedi vücut dokusu:** Stres, hastalıklar ve ağrılar karşısında dayanaklı olabilmenin temeli, hayati maddeleri dengeli bir şekilde tedarik etmektir. Ayurvedik beslenme sayesinde bu denge sağlanır.

♦ **Mala, boşaltım:** Ayurvedik ağrı terapisinin önemli bir yönü, dışarı çıkma, regl ve idrar gibi boşaltımların düzenlenmesidir.

♦ **Prasanna, iç huzurun gücü:** Şimdiye kadar çok kez bahsedildiği gibi, ağrı deneyimi sübjektiftir. Sakin ve mutlu bir ruh hâli, ağrı deneyimlerine karşı koruyucu bir faktördür. Böyle bir ruh hâline ayurvedik metinlere göre sakinlik ve meditasyon sayesinde ulaşılır.

♦ **Pragya Aparadha-düşünme hatası:** Özgür irademiz, hayatın yasalarına karşı gelmemize izin verir. Bunu yaptığımız takdirde, huzursuzluk şeklinde öğrenme impulsları elde ederiz. Klasik metinlere göre bu mutlaka etki ve tepki yasasına (Karma) dayanarak oluşur. Materyalist olma ve hayatta habire aynı hataları yapma eğilimi (Pragya Aparadha), hastalıkların, ağrıların ve ızdırabın ana nedeni olarak görülür. Ekseriya hatalı davranış ve ağrı arasındaki zaman ve mekân ilişkisi kaybolmuştur. Bu görüşe göre, ağrı terapisine her zaman davranış değişikliği eşlik etmelidir.

۞ Bazı hastalarım ayurvedik tedavi gördü; bir çoğu fayda gördü. Prensip olarak şunu söyleyeyim: bu tedavi size ya uygundur ya da değildir!

> **Not:** Ağrı tedavisinde, daha ziyade zehirli maddeleri vücuttan atmanın, Panchakarma, işe yaradığı görülmektedir.

Osteopati

Amerikalı osteopati kurucusu A.T. Still'e (1828-1917) göre, sağlıklı her vücut bölgesinde kan dolaşımı iyidir, sinir donanımı optimaldir ve iyi bir mekanik hareketlilik vardır. Osteopati, kısıtlı bölgelere hareket getirmeye ve vücut sıvılarının sirkülasyonunu sağlamaya çalışır. Ağrıların, hareket kısıtlılığının veya hastalıkların bastırılmaması, kaynağından yok edilmesi için, vücudun kendi rejenerasyon kaynakları optimal bir şekilde kullanılabilmelidir.

Osteopati açısından bakıldığında, insan vücudu üç büyük sisteme bölünebilir. Bunlar fonksiyon anlamında kendi içlerine kapalı olsalar da, diğer sistemlerin desteği olmaksızın var olamazlar.

Parietal sistem temel olarak kas ve iskelet sistemiyle ilgilidir. İnsan vücudunun iskeletini yapar, statiği ve hareketi mümkün kılar. Parietal strüktürlerin stabilite ve fleksibilite dengesi arasındaki balans çok önemlidir. Nedeni diğer iki sistemde olsa bile, ağrılar sıklıkla bu sistemde algılanır.

Vissereal sistem iç organlardan, onlara ait lenf ve kan damarlarından ve de onları sabitleştiren strüktürlerden oluşur. Mobilitenin yanı sıra kanın, lenf sıvısının veya diğer nörotransmitterlerin taşınımı/geri taşınımı da tedavi edilir.

Kranyo-sakral sistem, kafatasından sakruma kadar uzanan strüktürleri içerir. Bu sistem, insan vücudunun ritim düzenleyicisi ve akortçusu olarak adlandırılabilir. Merkezî ve vejetatif sinir sistemi, beyin ve omurilik zarı ve sıvıları bu sisteme dahil olan şeylerden bazılarıdır. Çene eklemi veya duyu organlarımızı oluşturan strüktürler de bu sistem kapsamındadır. Hedef, sistemin dengeli bir ritmi ve serbest mobilitesidir.

> Not: Osteopatlar genel olarak kas ve iskelet sisteminin mükemmel olarak düzenlenmesinin, kan ve lenf damarlarındaki engelleri ortadan kaldırdığını ve böylece optimal bir sağlık durumu yarattığını düşünürler. Bu hedefe ulaşmak için bir dizi manipülatif teknik kullanırlar.

Vücut-zihin terapileri

Vücut-zihin terapileri zihin gücünü iyileştirme, vücut fonksiyonlarını ve semptomları etkileme amaçlıdır. Bu terapilerin arasında Yoga, Tai-Chi, Qigong (bkz. sayfa 120), meditasyon, otojenik antrenman, hipnoz, biofeedback, resim ve müzik terapisi de vardır.

Yoga

Başlangıçta yoga, meditasyon vasıtasıyla aydınlanma hedefli salt spiritüel bir yoldu. Birçok egzersiz (asanalar) ancak zaman içinde oluştu. Bu sayede, mümkün olduğunca uzun süre meditasyon oturuşunda kalabilmesi için vücudu güçlendirmek ve mobilize etmek isteniyordu. Ama, bedensel egzersizlerin insanı genelde olumlu anlamda etkilediği gittikçe daha çok anlaşıldı. Tam da bu nedenlerden dolayı, Çin'de Kung-Fu ve Tai-Chi geliştirildi.

Yoga egzersizleri vücut, zihin ve ruh dengesi sağlamak üzere yapılır. Bu egzersizler asanalar, gevşeme, nefes ve meditasyon egzersizlerinin kombinasyonudur. Daha canlı olmak ve iç huzur sağlamak amaçlanır. Asanalarla, aynı zamanda güç, fleksibilite, denge hissi ve kas direnci antrenmanı yapılır.

> **Not:** Yoganın fiziksel ve psişik sağlığa da olumlu etki yaptığı kanıtlanmıştır. Sakinleştirici, dengeleyici bir etkisi vardır ve böylece stres sonrası sıkıntılara iyi gelir. Ayrıca, nefes egzersizleri ve meditasyonla ilgili olan istiğraka dalarak, insan etrafındakilere kendi davranışını yansıtabilir ve daha olumlu davranışlarda bulunabilir.

Enerji terapileri

Dünya Sağlık Örgütü'nün (WHO, bkz. sayfa 117) tanımına göre enerji terapileri manyetik ve vücudun kendi elektromanyetik alanlarıyla (şamanizm, prana şifası, reiki, kuantum şifası) çalışıyor. Ben şahsen bunu böyle algılayamıyorum ve nasıl etki ettiğini yanıtlamamakta fayda görüyorum. Lakin şamanizm hakkında birkaç sözüm var.

Şamanizm

Şamanizm, dünyanın en eski şifa sanatıdır. Tıbbi ve psikoterapötik yöntemlerin yanı sıra, bütüne yönelik şaman şifa yaklaşımı gittikçe daha çok önem kazanmakta, kabul görmektedir. WHO, 1980 yılında, psikosomatik rahatsızlıkların tedavisinde şamanizmin batı tıbbı ille aynı değerde olduğu hükmüne vardı.

Şamanların uyguladığı tedavi yöntemleri daha yüksek bir bilinç hâline dayanır; bu boyutta, spiritüel dünya ile temasa geçilebilmektedir. Bu dünyada hem iyi hem de kötü ruhlar yaşamaktadır, şaman bunlarla ilişki kurar. Bu sadece trans durumunda mümkündür. Ruh farklı dünyalarda gezip, hasta insana yardım edebilmek için, vizyonlar sayesinde bilgi, bilgelik ve güç elde ederken vücut hareket halindedir.

Şaman şifa yöntemi birkaç kategoriden oluşur. Bunlar sadece spiritüel dünyalara şaman gezilerini içermezler, ruhları geri çağırmak veya ruh çalışmaları, güç hayvanlarını aramak, soy çalışması vs. de yönteme dahildir.

> **Not:** İlerlemeye inanan, teknolojik ve rasyonel dünyamızda, şaman dünya görüşü önemli bir düzeltici ve değerli bir tamamlayıcı olabilir. Şamanizm, insanın kendini bulmasına yardım edebilir, eski köklere, doğaya ve geleneklere geçişi sağlayabilir.

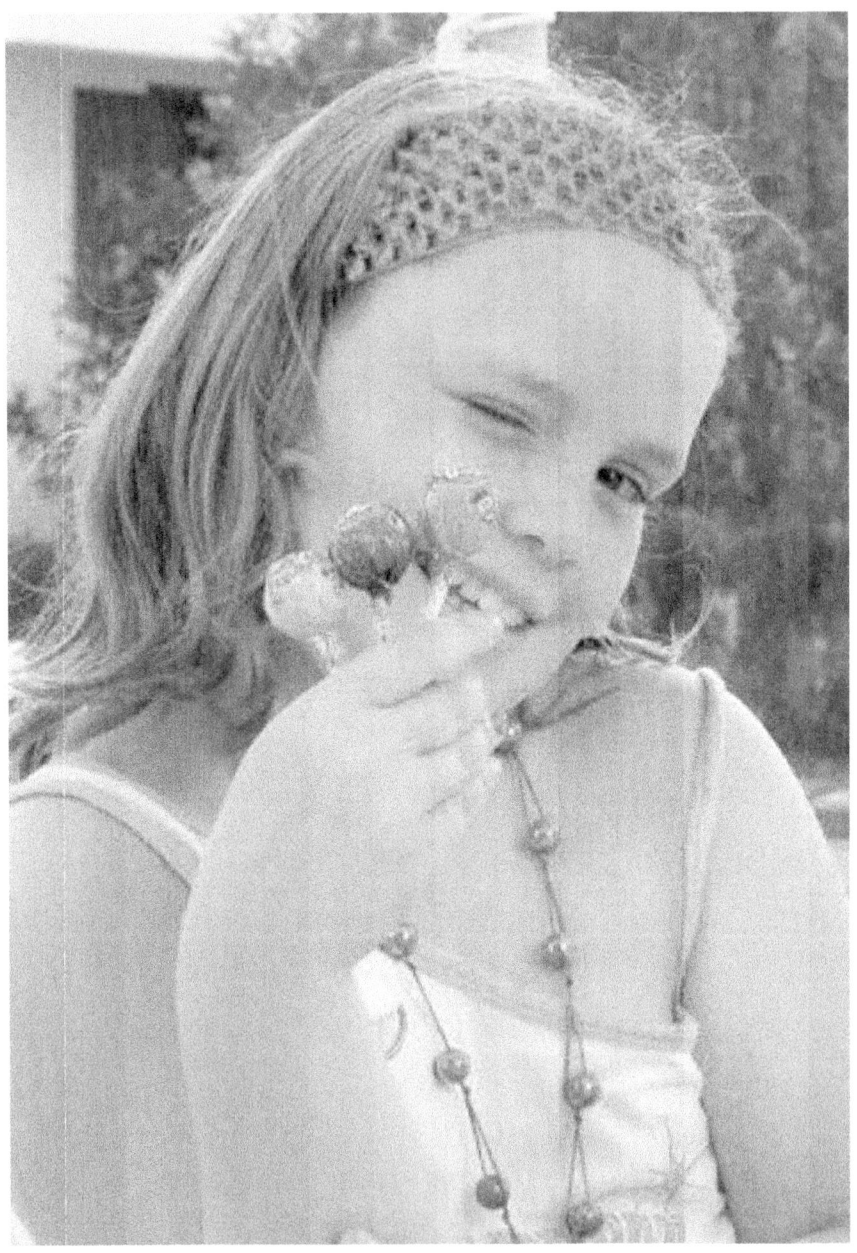

3. KRONİK AĞRI VE PSİKOLOJİ

Sürekli ağrı çekmek en hafif tabirle nahoştur. Sürekli nahoş bir durumun içinde bulunmaksa kişinin psikolojisini yıpratır. Ağrının psikolojiyi nasıl etkilediği ve buna karşı neler yapabileceğiniz hakkında aşağıdaki bölüm.

**Ağrının hayatınıza hükmetmesine izin vermeyin!
Harekete geçin ve müdahale edin!**

GİRİŞ

Kronik ağrıların tedavisinde psişik durum çoğunlukla göz ardı edilir. Elbette herkesin psikoterapiye ihtiyacı yok ama herkes düşünce ve his olarak ağrılarını sorgulamalıdır.
Yani bu konuda da yapacak çok şey var, çünkü: **Kronik bir ağrı geçirilemez, ağrıyı yaşamak gerekir!**

> **NOT:** "Psişe ile çalışmak"; burada amaç, size şunları göstermektir:
>
> -ağrılarla baş etme olanaklarınızı nasıl daha iyi kullanabilirsiniz,
>
> -ağrıları azaltmak için hangi stratejileri uygulayabilirsiniz
>
> -ağrıları artıran düşünce ve davranış şekillerini nasıl değiştirebilirsiniz.
>
> Bütün bunların hedefi, ağrının hayatınız üzerindeki hükmünü ortadan kaldırmaktır.

Kabaca üç durum vardır:

1.Psişik olarak çok etkileyici olabilecek kronik ağrılar mevcut, ama psişik hastalık yok. Her kronik ağrının psişik etkisi vardır: En azından moral bozukluğu yaratır. Bu tamamen normaldir. Çoğu kez buna korku unsuru da eklenir ki bu da vejetatif semptomlara (örneğin kalp çarpıntısı ve baş dönmesi) neden olabilir; artmış olan algılama duygusu yüzünden kişi semptomları kötü olarak yaşantılar.

2. Hem kronik ağrılar hem de psişik rahatsızlık mevcut, ki bu oldukça sık görülen bir durumdur. Kronik ağrıları olan hastalar diğer insanlardan 3-5 defa daha çok depresyona girerler. Bunun tersi olarak da, ağır depresyon yaşayan insanların yarısının ağrıları vardır. Anksiyete ve panik atak, ağrı hastalarının %35-50 kadarında görülür, bu rakam, ağrıları olmayan hastalardan 2-3 misli daha sık görülen bir yüzdedir. Neden ve sonuç nedir diye sormayalım!

> **Not:** Bedensel şikayetlerimiz olduğunda hemen bir uzmana gideriz. Oysa, psikolojik tedaviye karşı direnen insan sayısı hâlâ çok yüksek. Ne yazık ki böyle, hâlbuki insan neden psişik problemlerle bedensel sorunlardan daha iyi baş edebilmeli ki?

3. Bedensel ağrı, psişik bir rahatsızlığın dışavurumu. Böyle bir durumda psikosomatik bir rahatsızlık söz konusudur. Bu tip sorunların nedeni stres, güç hayat şartları ve travmalardır. Aynı durumun farklı insanlar tarafından farklı sindirilmesi, insanın arka plandaki hayat öyküsü ve çocuklukta yaşadıklarıyla ilgilidir.

> **Not:** İnsanın kendini iyi hissetmesi için kendisinin bir şeyler yapması deneyimi, çaresizlik ve teslimiyet hislerinin azalmasını ve insanın kendine güvenmesini (zor durumlardan bile kendi gücüyle kurtulabileceğine inanmasını) sağlar. Bu yüzden, hastanın kendi kendine ağrılarıyla mücadele etmesi, fiziksel ve sosyal aktif olması, uzun süren ağrılar sonrası ortaya çıkan psişik sorunları tedavi etmesi önemlidir. Şunu unutmayın ki, tedavi sürecinde kendiniz aktif olmazsanız, doktorlara, terapistlere ve ilaçlara mahkûm olursunuz.

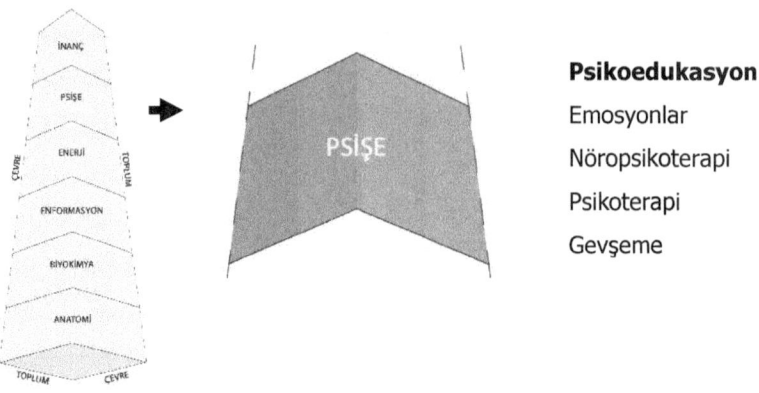

PSİKOEĞİTİM VEYA: AĞRILAR HAKKINDA BİLMENİZ GEREKEN BAŞKA ŞEYLER DE VAR

Eğitim, size ağrılar hakkında daha çok bilgi vermek demektir. Bu eğitim bütün bir konsepttir (ilaçlar, fizik ve antrenman terapisi, beslenme, nöral terapi, akupunktur, psikoterapi) ve kronik ağrıların tedavisinde en merkezî sütunlardan biridir.

Bilgilendirme amaçları:
♦ çoğu kez sadece bedensel olan hastalık anlayışına psikososyal perspektifler de katmak
♦ çok boyutlu ağrı modelini kabul etmek
♦ öz etkinlik ve öz denetimi artırmak
♦ kognitif-yeniden-yapılandırma, yani sıkıntı yaratan düşünce ve hislerle daha iyi başa çıkabilmek (bkz. sayfa 138)
♦ disfonksiyonel (zararlı) davranış kalıplarını sürdüren rasyonel olmayan korkuları bozmak
♦ düşünce, his ve ağrı etkileşimini deneyimlemek için öz gözlem yönetimi
♦ yargılayıcı olmayan bir duruş geliştirmek

♦ duyguların ağrılar üstündeki etkisini daha iyi fark edebilmek için beden algısını iyileştirmek
♦ içsel güç yani ağrıyı pasifize eden yöntemler (Flow, bkz. sayfa 164) geliştirmek ve aktif olarak stresle baş etmek
♦ yetersiz ağrı iletişimini ve etkileşimini yeterli hale getirmek (bkz. sayfa 212)
♦ realist gelecek perspektifleri geliştirmek

Liste uzun, ama bütün bunlar iyi bir kronik ağrı tedavisi için gerekli. Korkmayın, pes etmediğiniz takdirde, becerileriniz otomatikman gelişecektir.

> **Ana fikir:** Psikoeğitimin amacı, ağrılar ve ağrılarla ilgili her şeyi anlayabilmektir. İdeal olarak sonunda insan ağrıya karşı ve daha iyi bir yaşam için bir şeyler yapabileceğini ve yapması gerektiğini anlar. Ve hasta olarak bunun kendi elinde olduğunu da görür.

Doktorlar ve terapistler bir nevi yürüme değnekleridir: onları gerekli oldukları müddetçe kullanmalıdır, ama mümkün olduğunca çabuk onlardan kurtulmalıdır.

Sübjektif hastalık konseptleri ve diğer fanteziler

Sübjektif hastalık konsepti deyince insanın, hastalığıyla başa çıkarken önemli bir etkisi olan (buna Coping denir), hastalığı konusundaki kişisel varsayımı ve kanısı anlaşılır. Coping'in amacı, hastalığın neden olduğu sıkıntılara ve güçlüklere mümkün olduğunca iyi uyum sağlamaktır. Sübjektif hastalık konseptleri şunları içerir:

Bir hastalığın nedenleri üzerine düşünceler: Nedeni bedensel mi psişik mi; internal mi, yani kişinin içinde mi oluşmuş yoksa dış faktörlerden mi kaynaklanıyor, kaçınılabilir mi kaçınılamaz mı, değiştirilebilir mi değiştirilemez mi? Hastalığa kişinin kendisi neden olmuş olabilir veya başka biri neden olmuştur, diye de bakılabilir.

Bir hastalığın kontrol edilebilirliği üzerine düşünceler: tedavi mümkün mü? prognoz ve tedavi olanakları gibi aspektler ve de hastalığı kimin denetleyebileceği veya tedavi edebileceği konusunda düşünceler. Kişi kontrolü kendi yapabilir veya dışarıdan birisi kontrolü sağlar.

> **Öneri:** Kendi durumunuzu düşünün. Sizce doktorunuz mu sizi iyileştirmeli yoksa kendiniz de iyileşmek için katkıda bulunabilir misiniz?

Bir hastalığın sosyal sonuçlarının ne olabileceğini kestirmek de hastalıkla baş etme konusunda büyük önem taşır, sözgelimi insan psişik bir hastalık veya bir maluliyet yüzünden sosyal anlamda dışlanmaktan korkuyorsa.

Hastalığın anlamı ve hastalık anlayışı – yani rahatsızlığın kişisel yorumu – öz kimlik veya bunun tehlikeye girmesi konusunda önemlidir. Öz görüş ve öz değer bu noktada çok etkilidir. Majik düşünme veya dini düşüncelerin de burada rolü büyüktür, sözgelimi, hastalığınızı işlediğiniz bir suçun cezası olarak görüyor musunuz, sorusunu kişi evet diye yanıtladığı zaman.

> **Öneri:** Ağrılarınız sizin için ne anlama geliyor? Boşver demeyin! Bu soruyu yanıtlamadan önce iyi düşünün veya soruya tekrar dönün.

Sübjektif konseptlerin ana fonksiyonu, kontrol ve davranış otonomisi elde etmektir. Böyle bir konseptle dünya daha iyi anlaşılabilir, dolayısıyla olacaklar daha iyi öngörülebilir. Nedenlerini anlamak ve prognoz yapabilmek sayesinde hastalık sübjektif olarak daha iyi kontrol edilir görünür. Önceden tahminde bulunabiliyorsa, sonuçlar kaçınılabilir veya en azından daha çabuk tedavi edilebilir olarak algılanır. İnsan kendi kontrol olanaklarının eksikliğini yaşarsa, duygu durumu negatif etkilenir. Bunun da sübjektif hastalık konseptleri Compliance (hastanın terapiye uyum göstermesi, sözgelimi ilaçlarını düzgün alıp almadığı, antrenmanlarını gerçekten yapıp yapmadığı, vb.) ve Coping (örneğin pes mi ettiğiniz yoksa mücadeleye devam mı ettiğiniz) üzerinde ve dolayısıyla da hastalık sürecinin tümü üzerinde önemli bir etkisi vardır.

Sizin hastalık teoriniz, doktorunuzun teorisinden kesinlikle farklı olabilir. Meslekleri icabı doktorların bilhassa tıbbi bilgilerinden kaynaklanan hastalık konseptleri vardır. Hasta olarak sizler için ön planda yer alan bağlantılar, muhtemelen doktorunuz için sadece ikinci derecede önemlidir; tam tersi olarak da, doktorlarınızın ilgilendiği sorunlar, çoğu zaman sizin için anlaşılmazdır ya da onlardan haberdar bile değilsinizdir.

> **Not:** terapinin başarısı için önemli bir koşul da, terapistlerin ve hastaların hastalık konseptlerinin birbirini tutmasıdır. Bu yüzden ağrılarınızın nasıl oluştuğunu ve nasıl kronikleştiğini anlamanız merkezî önem taşır. Şu da kesindir ki, siz (terapistiniz de) her şeyin ağrılarınızı etkilediğini ve özellikle daha iyi bir hayat için ağrılara rağmen, ağrılara karşı pek çok şey yapabileceğinizi anlamalısınız.

Hayata ve aşka dair

Normal olarak hayatımız uzun bir süre aşağı yukarı düzgün yollarda ilerler. Doğarız, çocuk oluruz, ergen oluruz ve sonra yine insan oluruz. Meslek ve partner seçimi, kendi çocuklarımız, midlife-crisis ve emeklilik. Bu arada bir kriz, bir hastalık ya da bir kaza. Bütün bunları atlatırız, en iyi durumda yaşadıklarımızdan ders alırız. Bunlara geçmeyen ağrılar da eklenirse, belki artık hiçbir şey yolunda gitmez olur; en azından artık desteksiz yürümez olur. Hayatın kontrolsüzce geçmesine göz yumamayız, dizginleri bilinçli bir şekilde elimize almamız gerekir. İşte bu aşağıdaki bölümlerin konusu.

Alışkanlıklar ya da kimse ağrılarının geçmesini istemiyor

Kimse ağrılarının geçmesini istemiyor. Bu söz kulağa her ne kadar provokatif gelse de, çoğu zaman doğru. Herkes (siz dahil) kronik ağrılarına uyum sağlamıştır. İyi olmayan ama stabil bir denge oluşmuştur. Yeni bir denge yaratmak, çok fazla enerji gerektirir. Dirençlerin kırılması gereklidir. Zira birçok insan için değişimler tehdit anlamına gelir. Ağrınız geçerse, yine etrafınızdaki insanların farklı beklentilerine maruz kalmak, hayır demek ve bugün size yaşatılmayan birçok sıkıntıya katlanmak zorunda olacaksınız. Aileniz, partneriniz yepyeni bir duruma ayak uydurmak durumunda kalacak ve sizinle nasıl bir ilişki içinde olmaları gerektiğini ve geleceğinizin nasıl olacağını bilemez hale geleceklerdir. Rol paylaşımı net bir şekilde yerine oturmuştur ama rollerin de tekrar yeni duruma uyarlanması gerekecektir.

> *"Eski alışkanlıklar pencereden dışarıya fırlatıp atılamaz; basamak basamak merdivenden aşağıya inmeleri sağlanmalıdır."*
>
> Mark Twain (1835-1910)

> **Not:** Alıştığımız şey bildiktir, aşınadır. Yeni olan yabancıdır, belirsizdir ve risklidir – korkutur bizi.

Ya biz doktorlar? Birden bütün hastalar iyileşirse biz ne yaparız? İş ve İşçi Bulma Kurumu'nun önünde beyaz önlüklülerden oluşan uzun bir kuyruk hayal edin.

Hayır, cidden: Ağrı bir ara kimliğinizin bir parçası olacaktır. Ve değişim korkusu, özellikle de kimlik değişimi korkusu çoğu zaman ağrıdan daha büyüktür. Dolayısıyla bu süreç yavaş ilerlemelidir. Programda ilk olarak şu olmalıdır: ağrıyı kabullenmeye çalışmak ve ona karşı mücadeleyi bırakmak.

> **Ana fikir:** İlk yapacağınız şey, bütün güçlüklere rağmen bu değişiklikleri istemek ve gerekli enerjiyi toplamak olmalıdır, çünkü yeni bir şey öğrenmek açık yüreklilik, yaratıcılık ve cesaret ister. Artı sebat.

> **Öneri:** Kendinize şu soruyu sorun: Ağrılarımla ilgili olarak ne değiştirebilirim? Bunun için neye ihtiyacım var ve bana engel olan nedir?

İçsel güç ve dayanıklılık

Temel olarak sağlık konusunda iki davranış türü vardır: Sorunlardan kaçınmak veya sorunlarla mücadele etmek ya da çekici bir hedefe yaklaşmak. Yani insan semptomları ve hasta eden veya sağlığa iyi gelen etkileri izleyebilir. Ağrı sorunu halledilemeyeceği için, bu sorunu olduğu gibi bırakıp, çekici sağlık hedeflerine odaklanmanız akıllıca bir şey olur.

İçsel güç deyince, bir insanın bütün olumlu özellikleri, becerileri anlaşılır (örneğin ilgi alanları, pratik becerileri, eğitimi). Bunlar vücutla (örneğin dayanıklılık, antrenman durumu), çevreyle (yeşil alanlar, sakin oturum yerleri, vb.) ilgili olabilir; öz algılamayı, sosyal ilişkileri (partner, aile/akrabalar, arkadaş çevresi, komşular), mesleki yetenekleri ve boş zaman aktivitelerini (örneğin hobileri) içerir.

Dayanıklılık (dayanma gücü) yaşam krizleri, ağır hastalıklar, sevilen bir insanı kaybetmek, uzun süreli işsizlik veya kronik ağrılarla da baş etmeyi sağlayan iç gücüdür. Burada üç faktör var:

1.Anlaşılabilirlik: Ağrının arkasında mistik bir olgu yoktur. İnsanın sinir sistemi ve programlanması komplike ve kompleks olsa da, bu programlamayla çalışılabilir. Bu anlayışla, insanın aktif bir şekilde ağrıya karşı ve daha iyi bir hayat için bir şeyler yapabileceği nettir.

2. Kontrol: Sırada, ağrı kontrolünü tekrar ele almak vardır. Ağrıyı siz kontrol edin, o sizi etmesin. Bu ilaçlarla, infiltrasyonlarla ve anestezilerle ayrıca mental yöntemlerle de gerçekleştirilir. Burada siz de içsel gücünüzü kullanarak katkıda bulunabilirsiniz.

3. Anlamlandırmak: Ağrılar var olduğu müddetçe ağrının anlamı hakkında konuşmak biraz alaymış gibi algılanabilir. Oysa deneyimlere göre, ağrının anlamı değişimden başka bir şey değildir. Hiçbir şey yapmazsanız, hiçbir şey değişmez. En fazla yaşlanırsınız ve ağrılarınız devam eder.

> **Öneri:** Kendiniz için inceleyin: ağrılarınızla ilgili olarak bu üç faktör nasıl görünüyor?

Dayanıklılığın gelişmesi

Yüksek dayanıklılığın temeli erken çocuklukta atılır. Kısaca söylemek gerekirse, en önemli koşullar şunlardır: en azından bir aile ferdiyle ya da bir bağlanma figürüyle iyi bir ilişki, insanı destekleyen bir çevre, kabullenilme ve saygı duyuluyor olma hissi. Bununla birlikte, dayanıklılık statik bir durum değildir. İnsan hayatı boyunca, zorluklarla daha iyi baş etmeyi öğrenebilir.

> **Ana fikir:** Dayanıklılık için iyi ilişkiler en önemli şeydir!

Faydalı düşünme

Kendimizi düşünmenin doğal disiplinsizliğine kaptırırsak, onun olumsuzluğunun kasvetinde boğuluruz!

Evrimsel olarak olumsuz bir yapıya sahibiz. Bu, modern toplumdan önce hayatta kalmak için bir avantajdı. Toplayıcı ve avcı toplumunda, yabani hayvanların tüylerini okşamaya kalkmamak akıllıca bir şeydi. ☺ *Bu konuda kuşkulu olmak bugün bile yerinde bir his elbette.* Ama geçmişte işimize yaramış olan şey, günümüzün modern toplumunda bir dezavantaj olarak çıkıyor karşımıza. Sözgelimi, küreselleşmiş bir dünyada yabancılara kuşkuyla yaklaşmanın anlamı yok artık. Ön yargılar da - iri kaslar, küçük beyin; kadınlar erkeklerden daha çok konuşur; yabancılar iş yerlerimizi çalıyor; depresyondaysan çikolata ye! – sorgulanmalıdır. Kısacası, kültür ve eğitim sayesinde, ilk düşüncelerimize veya dürtülerimize yenilmek durumunda değiliz.

Düşünmek cebir gibidir
Pozitif düşünme çağrısının çok yargılayıcı, hatta totaliter bir aspekti var. Dahası bunu gerçekleştirmek müthiş zor. Düşüncelerin yardımcı olduğunu var saymak bizi çok daha ileriye taşır. Bana inanın. Düşünmek cebir gibidir:

A	+	B	=	C
Olay	+	düşünce	=	ruh hâli
Trafik tıkanıklığı		"geç kalıyorum"		stresli olma hâli
Trafik tıkanıklığı		nihayet radyo tiyatrosu dinleyebilmek için vaktim oldu		sakinlik

Duygularımızı düşüncelerimiz idare ettiği için, düşüncelerimizi değiştirerek onları da değiştirebiliriz. Buna göre, yardımcı düşünceler, bir güçlükle ya da stresle efektif olarak baş edebilmemizi sağlar. Bu tür düşünceler her problemi çözemeyebilir ama bazı ilerlemeler kaydetmemizi sağlayacaklardır. Bunun tersine, disfonksiyonel (faydasız) düşünceler ise daha çok ızdıraba neden olurlar.

> **Not:** Ağrı ve bu yüzden doğmuş olan kayıplar hakkında sürekli kafa yormak, ağrı tehdidini abartmak ve ağrıyla baş etmek konusunda kişisel gücü hafife almak, ağrıyı kötüleştirir.

Düşünceler nasıl değiştirilir?
Bunu iki adımda gerçekleştirin:

1.adım: Faydasız düşüncelerin yerine yenilerini koyun. Bunu gerçekleştirebilmek için önce düşüncelerimizin ne olduğunu anlamamız lazım.

Olay	+	düşünce	=	ruh hâli

Bununla ilgili bir çizelge yapılabilir; bu çizelgeye durumlar, düşünceler ve hisler yazılır. Sonra, her olumsuz düşüncenin yerine faydalı bir düşünce bulmaya çalışılır. Çoğu zaman bu kolay olmaz; terapist desteğiyle çalışmaya değer. Otomatik düşüncenin yerine yeni bir düşünce getirince, yeni durumda kendinizi nasıl hissettiğinizi anlamaya çalışın.

DURUM: Gece vakti bir gürültüyle uyanıyorum.
Aklıma gelen ilk düşünce: kediler.
Duygu: biraz sinirleniyorum, öbür tarafa dönüp uyumaya devam ediyorum.
Aklıma gelen ilk düşünce: hırsız.
Duygu: Korku, karımı uyandırıyorum ve ne oluyor diye gidip bakmasını istiyorum.

2.ci adım: Özellikle uzun süren sorunlarda, habire akla gelen düşüncelerin faydalı olup olmadıklarını kontrol etmek işe yarar. Bunu nasıl yapacağınıza dair bazı teknikler:

♦ Düşüncelerinizi destekleyen kanıtlar var mı? Hangi kanıtlar düşüncelerinizi destekliyor, hangileri düşüncelerinize karşı? Söz gelimi, ilk defa başınız ağrıyor ve bunun nedeninin beyin tümörü olduğu korkusuna kapılıyorsunuz. Bunu destekleyen kanıt yok ayrıca baş ağrısının nedeni çok nadiren bir tümördür.

♦ Alternatif açıklamalar neler olabilir? Dün akşam içtiğiniz iki şişe şaraptan dolayı da başınız ağrıyor olabilir. Bu açıklama en muhtemeli olduğu için, bir an için sakinleşirsiniz. Sağlığınızın şerefine bir şişe şarap daha açın!

♦ En kötü senaryonun ne olabileceğini sorun kendinize. Bu senaryoyla yaşayabilir misiniz? Peki olabilecek en iyi senaryo ne olabilir? En realist senaryo hangisidir?

♦ Perspektifleri değiştirin: Bir arkadaşınız benzer durumda olsaydı ona ne önerirdiniz?

♦ Düşüncelerinizi aşağıdaki düşünme hataları listesiyle karşılaştırın ve bunların sadece mantık hatası olduğuna kendinizi inandırın.

En sık yapılan mantık hataları

Aşağıdaki çizelgeyi gözden geçirin ve her noktada ilgili kutucuğa bir tik işareti koyun ("iyi bilirim", "bana da oldu", "bunun ne olduğunu bilmiyorum").

Acele karar verme

Bu en sık yapılan mantık hatalarından biridir, tıpta bile. Bir şey duyarız ve başka ne olabileceğini iyice düşünmek yerine, bunun başından net bir durum olduğu düşüncesine kapılırız.

Siyah-beyaz düşünme

Bir kez hata yaparız ve her zaman her şeyi yanlış yaptığımızı düşünürüz.

Genelleme

Bir kez olumsuz bir şey başımıza geldiğinde, bunun tekrar tekrar olacağına inanmak. Örneğin: Bir ilişki sona erdiğinde, bundan sonra hep terk edileceğimizi düşünmek.

Mental filtre

Olumlu olan her şeyi filtre etmek. Örneğin: Tekrar hayal kırıklığına uğramaktan o kadar korkarız ki, bir buluşmada, karşı tarafın bütün olumlu sinyallerini görmezden geliriz.

Olumlu olanı değersizleştirme

Olumlu olayların hepsini basitleştirmek. Örneğin: "şansıma kolay sorular geldiği için sınavda iyi not alabildim". Halbuki doğrusu: "vay be, iyiydim!"

Kişiselleştirme

Olan bir şey için kendini sorumlu tutmak. Örneğin: Bir aile yemeği iptal edilir ve kimse için önemli olmadığınızı veya kimse sizinle olmaktan keyif almadığı için yemeğin sizin yüzünüzden iptal edildiğini düşünürsünüz otomatikman.

Felaketleştirme

Her zaman en kötü senaryoyu akla getirmek. Örneğin: İnatçı bir öksürüğüm var ve hemen akciğer kanseri olduğumu düşünüyorum.

Duygusal düşünme

Bir şeyi kuvvetle hissedince, onun gerçek olduğunu düşünmek, örneğin bir durumda kendinizi aptal gibi hissediyorsunuz, demek ki aptalım diyorsunuz.

"gerekirdi"-cümleleri

Bu tür cümleler kimseyi heveslendirmez, aksine suç, öfke, düş kırıklığı ve utanç duygularına yol açarlar. ☼ *Örnek vermeye gerek yok, herkes bilir bunu.*

Suçlama

Durumu doğru dürüst analiz etmeden, kendini veya başka birini suçlamak. Örneğin "seyirci önünde konuşma yapma konusunda eğitim almadım" yerine "ben bunu yapamam" demek.

> **Not:** Felaketleştirme, ağrının yarattığı engel boyutu için ağrının kendinden veya bedensel sorundan daha önemlidir.

Hedef koyma ya da yeni bir kimliğe giden yol

Ağrının kimliğini değiştirme boyutu, H.G. Petzold'un beş-kolon modeli vasıtasıyla ölçülür. Alman bir psikolog olan Petzold, İntegratif Terapi-Psikoterapi yönteminin kurucusudur. Model, bir insanın kimliğini belirleyen beş faktör tanımlar: vücut, sosyal çevre, iş, maddi güvence, değerler ve normlar.

Bir dengesizlik oluştuğunda, söz gelimi ağrılar yüzünden ilişki veya iş kaybı yaşanırsa, ağrılar önemli bir kimlik faktörü hâline gelebilir. Ağrılarınız bu kadar baskınsa, kendinizi genel olarak ağrılarınızla tanımlıyorsanız, derhal kimliğinizi değiştirmeye çalışmalısınız.

Ama tekrar ediyorum: Değişim, özellikle de kimlik değişimi ürkütücüdür. Ve bazen bu değişim korkusu ağrıdan da büyüktür. Öte yanda kimliğimiz yaşam boyu zaten değişir durur. Yaşlanırız, iş değiştiririz, yeni insanlar tanırız, yeni bir hobi keşfederiz. Değişimin zaten gerçekleştiğinin ve bu durumda değişimi daha bilinçli idare etmek istediğimizin bilincindeysek, korkumuz hafifleyebilir. Belki başka zaman hayatın yönetimine bırakacağımız şeyleri, söz konusu ağrılar olduğunda kendimiz idare etmeliyiz.

> **Not:** Kronik ağrılar baş gösterdiğinde kimliğimiz değişir. Bu değişiklikleri kayıp olarak algılarız. Ama kaybolan şeyle uğraşmakla bir yere varamayız.

Kimliğimizi bilinçli olarak değiştirmek için, hedefler belirlemeliyiz. Bu sayede dikkati ağrıların üzerinden de uzaklaştırmış oluruz.

Aşağıdaki grafik için, pratik olması amacıyla, Petzold'un "değerler ve normlar" faktörü tanımlamasını "öğrenmek/gelişmek" olarak değiştirdim ve "ruh hâli" faktörünü ekledim. Dolayısıyla dört dış faktörümüz (vücut, sosyal çevre, iş ve maddi güvence) ve iki tane de iç faktörümüz var (öğrenmek/gelişmek ve ruh hâli).

ALTI ÖZDEŞ FAKTÖRLÜ RUH HÂLİ ÖLÇEĞİ

Bilgilenmek amaçlı anlık durumunuzu aşağıdaki grafikte işaretleyebilirsiniz.
10 azami mutluluk, 0 tamamen mutsuzluk.

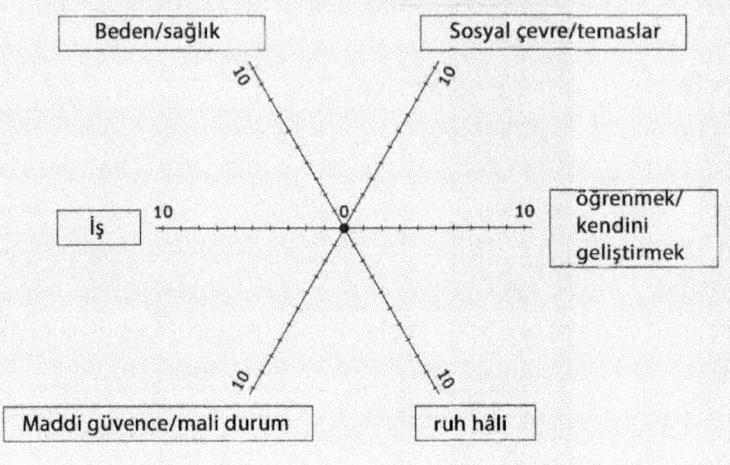

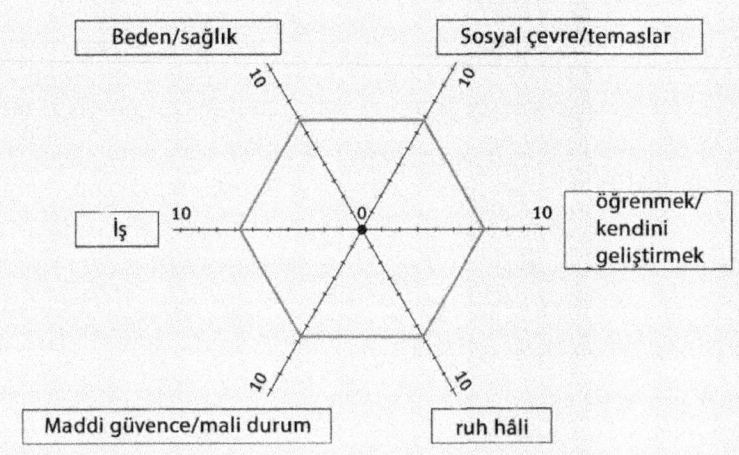

Grafik şöyle okunur: Sağlıklı olan, dengede olmanızdır;
bu da grafikte yaklaşık bir daireye (bir düzgün altıgene) denk gelir.

Bütün eksenlerde 10 varsa, bunun mutluluk, mutlak tatmin olduğunu düşünelim. Hayatımızda mutluluğu sadece anlarda yaşıyoruz, günlük hayat takriben arada bir yerde, diyelim ki 6'da. Bu demektir ki, bütün eksenlerde aşağı yukarı 6 olan bir dairemiz var. Bireysel esenliğimiz bu noktaların bağlantı çizgilerinin içindeki yüzeye tekabül eder. Bir ya da birkaç eksen üzerindeki daha düşük değerlerle, bağlantı çizgisinin altındaki yüzey küçülür. Yani mutluluğumuz azalır. Tekrar ilk yüzeye ulaşabilmek için, iki olanak vardır: Kaybımız olan eksenlerde veya sorunumuzdan etkilenmeyen diğer eksenlerde çoğalmalıyız. Yani hedef, yüzeye, bu demektir ki normal mutluluk boyutumuza tekrar kavuşmaktır. Bunun için de bütün alanlarda hedeflerimiz olmalıdır.

Hedeflere ulaşmak için de yine üç şey lazımdır: gerekli teşvik (kendi kendini motive etme yetisi), doğru yaklaşım (olumlu fokusta kalabilme yetisi) ve güven (kendine ve hedefe ulaşabilme olasılığına inanmak).

Ayrıca hepimiz büyüme çabasındayız. Maslow da (bkz. sayfa 30), ihtiyaçlar hiyerarşisinin en tepesine "kendini gerçekleştirme"yi yerleştirmiştir. Burada growth motivation kavramını kullanmıştır, bunun anlamı "kendini geliştirme motivasyonu"dur denebilir. *Şu var ki, alkolün ne kadar çok insan için Maslow'un ihtiyaçlar hiyerarşisinin en tepesinde yer aldığını duysanız şaşarsınız (Dr. Siri von Colin Cotterill adlı polisiye dizisinden alıntı).* Bu tabii ki sizin için geçerli değildir, o zaman mantıklı olan, kendinize uygun hedefler koymanızdır. Bu esnada birkaç kuralı göz önünde bulundurmalısınız.

Akıllı hedefler belirlemek

Hedefler çok fazla yüksek olmamalıdır. Akıllı ve tutarlı hedefler **SMART**'tır, yani specific, measurable, achievable, realistic, trackable: spesifik, ölçülebilir, ulaşılabilir, realist, izlenebilir.

♦ Spesifik: Neye ulaşmak istediğinizi, bunu nasıl ve ne zaman yapacağınızı tam olarak belirleyin.

👁 *"Kendimi daha iyi hissetmek istiyorum" uygun bir hedef değil, çünkü çok fazla belirsiz. Daha iyi olan örneğin: "günde iki saat çalışmak istiyorum", çünkü bu somut ve ölçülebilir bir hedef (bkz. aşağıdaki nokta).*

Şimdi sıra sizde. Elinize kâğıdı kalemi alın ve derhal başlayın! Biriyle birlikte çalışın, en iyisi profesyonel biriyle. İllaki size yeri gelince hayır diyebilecek biri olsun bu kişi. Ne? Nasıl? Ne zaman? Ve şimdi aşağıdaki kriterlerin sizin için geçerli olup olmadığına bakın:

♦ Ölçülebilir: Onlara ne zaman ulaştığınızı kendinizin de bilmeniz için, hedefler ölçülebilir olmalıdır. "Günde iki saat çalışmak istiyorum" bu kriteri yerine getirdiği için iyi bir hedef.

♦ Ulaşılabilir: Gerçekleşmesi mümkün olan ve kendi girişiminizle ulaşılabileceğiniz bir hedef belirleyin.

👁 *"İrat gelirim olsun istiyorum"; bu sizin yapabileceğiniz bir şey değil, çünkü başkaları bu konuda karar verir. "Daha çok param olsun istiyorum. Saat ücretli bir iş arıyorum" hedefi daha mümkün bir hedef.*

♦ Realist: Hedefleriniz kendi olanaklarınız çerçevesinde olmalı ve ağrılarınıza rağmen gerçekleştirilmeleri mümkün olmalıdır. Yaş, maddi olanaklar, beceriler, ailevi durum ve diğer faktörler de hesaba katılmalıdır.

👁 *HEDEF BELİRLEME: "Ağrılarıma rağmen Himalaya'da Trekking yapmak ve kutsal dağ Kailaş'ın etrafında iki defa dönmek istiyorum"; böyle bir hedef farklı nedenlerden dolayı realist olmayabilir. Güzel bir sahilde üç hafta veya bir manastırda bir hafta meditasyon gibi bir hedef daha kolay gerçekleştirilir.*

♦ İzlenebilir: Gelişmeyi izlemek, "track" etmek, size o yolda yürümeye devam etme ve pes etmeden hedefinize doğru ilerleme cesareti verir. Söz gelimi, spor konusundaki ilerlemeler kolayca izlenebilir.

> **Faydalı bilgi:** Aynı zamanda farklı konularda birkaç hedef belirlemeniz akıllıca olur. Bunun avantajı şudur: daha fazla hedefe bulaşabilirsiniz zira bir hedeften vazgeçerseniz, ulaşmaya çalıştığınız diğer hedefler daha oradadır. Ama dikkatli olun, kendinizi fazla zorlamayın!

SMART-kriterlerine ek olarak başarılı bir şekilde hedef belirleyebilmek için aşağıdaki noktaları göz önünde bulundurmakta fayda var:

♦ **Şimdiki zaman formülü kullanmak:** Hedefinize ulaşmış gibi formüle edin. Yani: "sportif olmak istiyorum" değil, "ben sportifim".

♦ **Pozitif formüle etmek:** Bilinçdışı, adeta negasyon nedir bilmezmiş gibi çalışır. Bir çocuğa şöyle derseniz: "Sakın kırmızı düğmeye basma!", kırmızı düğmeye basacağı kesindir. "Aşağıya bakma!" diye seslenirseniz, aşağıya bakacaktır. "Ağrılarım olsun istemiyorum" sözü, bilinçdışı tarafından ağrıya çağrı olanak anlaşılacaktır. Bu yüzden olumlu formüle edin, örneğin "ağrısızım".

♦ **Hedefleri sadece kendimiz için formüle edebiliriz.** Ve hedeflerimize kendi gücümüzle ulaşmalıyız, yoksa diğer insanlara bağımlı oluruz (ki o yolla nadiren hedeflerimize ulaşırız).

♦ **Hedeflerin bir zaman çerçevesine ihtiyacı vardır.** Ama ayrıca yeteri kadar zaman rezerve edin.

Haftada üç kez antrenman yapmak niyetindesiniz. Bu niyetinizi günlük iş programı içine katmanız yaklaşık üç ay sürer. Buna bir ay daha ekleyin, hasta olabilirsiniz ya da başka acil işleriniz çıkabilir.

♦ **Hedef listenizi imzalayın.** Bu, kendinizle yaptığınız bir anlaşma, oyun değil. Bir hedefe varabilmek için, insanın kendisine karşı bir yükümlülük altına girmesi ve bu yükümlülüğü yerine getirmesi gereklidir. Bir hedefe ulaşmanın bedeli var: bu bedel zaman, zahmet ve birçok nedenden dolayı dirençle karşılaşacak olan değişim ve yeni bir düzen olabilir.

Günlük düzenin önemi

Ağrı tıbbının en önemli temel hedeflerinden biri, günlük düzen uygulanmasıdır. Günlük görevler ve işler belki angarya ama düzenli bir çerçeve yol göstericidir. Bu günlük düzen insanın performansının artması, aynı zamanda daha iyi bir öz değer hissi için esastır.

İkinci temel hedef de, haftalık plan yapmaktır. Bu planda sırf halledilecek işler değil, dinlenme zamanları, eğlenceler ve sosyal temaslar da yazılı olmalıdır.

> **Ana fikir:** Soruna odaklanırsak, sorun büyür; sorunun çözümüne odaklanırsak, sonuca gittikçe daha çok yaklaşırız.

Sayfa 144'de bulunan grafikteki esenlik-yüzeyini tekrar büyütmeyi başarabildiniz mi? Başaramadıysanız nedeni ne olabilir? Pes etmeyin ve gerekirse destek alın.

Dert stratejileri

Bir çoğumuz zaman zaman dertleniriz; eğer dertlenerek bir sorun için iyi bir çözüm stratejisi geliştirirsek dertlenmek çok yapıcı olabilir. Ama insan aşırı dertlenirse, süreklilik durumunda kaygı ve gerginlik oluşur bu da stres sistemini aktive ederek ağrıların artmasına neden olabilir (bkz. sayfa 160).

👁 ***Dertlenmek çoğu zaman asla işe yaramaz.*** *20 yıldır dertlerimden birisi, AHV'da (İsviçre'de SGK) para kalmayacağı için emekli olduğumda yaşlılık aylığı alamayacağım.*

Oysa farklı varyantlar var: Bir gün emekli olacağım (☺ inşallah) ve AHV'dan yaşlılık aylığı alacağım. O zaman, 20 küsur yıl boşu boşuna dertlenmiş olacağım. Veya emekli olacağım ve sahiden AHV'da para kalmamış olacak. Ama o zaman da boş yere dertlenmiş olacağım, zira yaşlılıkta aylık almayacağım gerçeğini dertlenerek değiştirmemiş olacağım. Ve tabii ki bir de, vadem dolmuş olduğundan (ô harika bir deyiş), emeklilik yaşına hiç varamayacağım varyantı var.

Sonuç: Gerçekten emekli olduğumda AHV kasasında para kalmamış olacağı olasılığı varsa, şimdiden kenara para koymaya başlamak akıllıca olur. Çünkü dediğim gibi, sadece dertlenmenin hiç faydası yok.

Dertlenme zamanları planlamak

> *"Tanrım, değiştiremeyeceğim şeylere katlanma, değiştirebileceğim şeyleri değiştirme cesareti ve bu ikisini birbirinden ayırt etme bilgeliğini ver bana."*
>
> *Reinhold Niebuhr, Amerikalı teolog, düşünür ve siyasal bilimci (1892-1971).*

Daha az dertlenmenin bir çözümü, dertlenme zamanları planlamaktır. Bu amaçla kişi dertleri hakkında düşünmek için kendine her gün biraz zaman ayırır (örneğin 30 dakika). Günün diğer zamanları dertsiz geçmelidir. Bunun için de akla gelen dertler hemen bir kâğıda yazılmalı ve bir "dert sandığında" dertlenme zamanı gelene dek bekletilmelidir. Böylece dertler depolanmış olur ve insan başka şeylere odaklanabilir. Yazmak önemli yoksa insan derdini unutmaktan, dertlenme zamanında aklına gelmeyeceğinden korkar.

Dertlenme zamanında, dert sandığı açılır ve dertler iki kategoriye ayrılır:
♦ **1.kategori:** Kişinin çözebileceği sorunların derdi. Bu sorunları çözmek akıllıca bir şeydir (bkz. sorun çözme stratejileri bölümü).
♦ **2.kategori:** Kişinin çözemeyeceği sorunların derdi. Bunları unutmaya ya da olduğu gibi bırakmaya çalışmalıdır. Kişi bunları değiştiremez; dolayısıyla onları dert etmenin kesinlikle faydası yoktur. En iyisi bu dertlerin yazılı olduğu kâğıt bir ritüelle ya yakılmalı ya da toprağa gömülmelidir.

Bu iki dert türünü ayırt etmek hiç de küçümsenecek bir iş değildir.

> **Not:** Dertlenme zamanları yöntemi işe yarıyor! Ama çoğu zaman kullanılmıyor çünkü çok insan, dev sorunlarının çözümü bu kadar kolay olamaz diye düşünüyor. Oysa dahice çözümler kolay çözümlerdir. Bu yöntem kesinlikle sorunları önemsememek anlamına gelmez.

Sorun çözme stratejileri

Sorun çözme stratejileri, ilk baştan aşılamayacak gibi görünen zorluklarla daha iyi başa çıkılmasına yarar. Sorunların bir çözümü varsa, çözülmelidir. Sorun çözme stratejileri küçük ve büyük sorunlarda uygulanabilir, hem özel hem de mesleki hayatta. Her iyi menajer böyle çalışır – ve herkes de iyi bir menajer olabilir. Bu stratejiler şu adımlardan oluşur:

- sorunu anlamak
- sorunu analize etmek
- bütün çözüm olanaklarını ortaya dökmek
- sonuçları gözden geçirmek
- en iyi çözümü uygulamak

1.adım: Sorunu anlamak. Tam içeriği nedir? Her seferinde tek bir soruna odaklanmaya dikkat edin.

> **Öneri:** Kâğıt, kalem ve bir sorununuzu ele alın. Sonra (sırf eğlenmek için) aşağıdaki önerileri gözden geçirin. Yöntemin çalıştığını göreceksiniz.

2.adım: Sorunu analize etmek. Kendinize şu soruları sorun: Bu sorunla kimin ilgisi var? Bundan sonra ne olur? Nasıl bir reaksiyon gösteririm? Benim rolüm nedir? Böylece sorunun hangi kısmını etkileyebileceğinizi anlarsınız.

3.adım: Mümkün olan bütün çözümlerin listesini yapın. Fazla düşünmeden, aklınıza gelen çözümlerin hepsini yazın. Yaratıcı olun ve bütün olası opsiyonları düşünün, olası olmayanları da! Bazen farklı çözümlerin kombinasyonu en iyi strateji olabiliyor!

4.adım: Sonuçları gözden geçirin. Not ettiğiniz her bir çözümü analize edin, hatta biriyle ayrıntılı olarak tartışın. En iyisi, en önemli avantaj ve dezavantajları, iki kolondan oluşan bir liste yaparak yazın. Hangi çözümün avantajları dezavantajlarından daha çok?

5.adım: En iyi çözümü gerçekleştirin. En iyi çözümü ya da çözüm kombinasyonunu belirleyin. Basit ve uzun süreli gerçekleştirilebilecek olanları seçin. Sonra da bu amaçla ihtiyacınız olan şeylerin listesini yapın – belki profesyonel destek, örneğin bir psikolog yardımcınız olabilir.

Sonunda bir zaman çizelgesi yapın. Süreç esnasında zorluklar doğarsa, bunları da aynı şablona uyarak çözün.

> **Not:** Kronik ağrı durumunda, mümkün olduğunca stres azaltmak ve çözülebilecek sorunları çözmek akıllılık olur. Bunun için de belirli bir teknik, en iyisi yukarıda açıkladığım teknik uygulanmalıdır, çoğu zaman da profesyonel destek alınmalıdır.

Bir sorun aşılamaz da olsa yapabileceğiniz şeyler var

Çözülemeyen sorunlarla karşı karşıya kaldığınızda şu teknikleri deneyebilirsiniz:

♦ **Faydası olmayan düşünceleri durdurmak** (bkz. sayfa 138).
♦ **Sorundan uzaklaşmak, başka bir şeye odaklanmak.** Düşüncelerinizi ele geçirmiş, inatçı dertleriniz varsa, dikkatinizi dağıtmak için kullanabileceğiniz konuların bir listesini yapabilirsiniz, söz gelimi yeni bir

yabancı dilde sözcükler öğrenmek, matematik problemleri veya bulmaca çözmek, bir hikâye uydurmak gibi.

♦ **Düşünme tarzını gözden geçirmek.** Kendinize sorun: Abartıyor muyum? Dertlendiğim şeyin gerçekleşme ihtimali ne kadar ki? Gerçekleşmesi durumunda bununla nasıl baş ederim?

♦ **Belirsizliği tolere etmek.** Geleceğinizi ayrıntılı olarak bildiğinizi hayal edin. Hiç çekilmez ve neyse ki gerçek bir durum değil! Ama düşüncelerimiz sıklıkla gelecekle ilgili ve arzu ettiğimiz şeyin ancak bazı koşullar yerine gelince gerçekleşeceğine inanıyoruz: Emekli olunca hayatın tadını çıkaracağım veya zengin olunca ya da kariyer yaptığım zaman veya ... Oysa hiç de öyle olmaz. Gelecekle ilgilenmemenin tek yolu, şimdiki zamana odaklanmaktır. Sadece şimdi sahiden bir şeyler yapabiliriz.

♦ **Soruna kademe kademe yaklaşmak.** Kişi bu yöntemi bir psikoterapistle öğrenmelidir. Stresli durumlara hazırlanmak her zaman iyi fikirdir. İş dünyasından, politikadan ve eğlence dünyasından birçok başarılı insan uzmanların yardımını alıyor. Siz niye almayasınız ki? Ağrılar söz konusu olduğunda size en iyi desteği bir psikoterapist verir.

♦ **Gevşeme egzersizleri öğrenmek.** Sıkıntılı bir durumda uygulayabileceğiniz teknikler var (örneğin nefes egzersizleri, farkındalık), sakinlik ve huzura kavuşmak için sessiz bir çevre koşulu gerektiren diğer teknikler (otojen antrenman, progresif kas gevşetme, meditasyon – bkz. sayfa 195).

♦ **Bedensel antrenman.** Maslow'u anımsıyor musunuz? (sayfa 30). Hareket, insanın temel ihtiyacıdır. Bedensel antrenman esas olarak insanın hormon metabolizmasını değiştirir (Kortizol ve serotonin konsantrasyonu artar, adrenalin atılır). Ruh hâli ve iç huzurda iyileşme görülür, kişi daha dengeli olur.

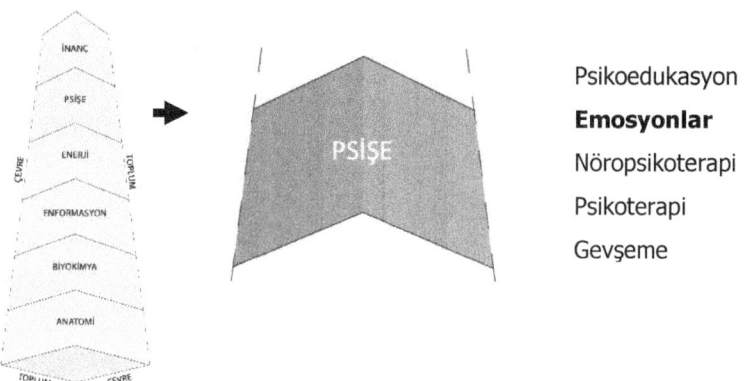

HİÇ KİMSE SENİN AĞRILARINDAN HOŞLANMIYOR: DUYGULAR

Hayatta yaşadığımız her şeye, hatta her düşünceye duygular eşlik eder. Bu duygular hoş, nahoş veya nötr de olabilir. Gerçekten, en önemli şeylerin çoğu sadece hislerdir, örneğin aşk gibi. Hisler bir miktar kontrol edilebilir – dolayısıyla ağrılar üzerindeki etkisi de.

Çoğu zaman hislerin etkilenemeyeceğine, onlara teslim olduğumuza inanırız. Daha önce hislerin düşüncelerimizin ürünü olduğunu gösterdim. Yani hiç yoktan oluşmuyorlar. Ve bizler onları bir dereceye kadar etkileyebiliriz (bkz. sayfa 138). Peki nasıl? Aşağıdaki bölümler bu soruyla ilgili.

Kurbanlar ve kurtarıcılar üzerine – ızdırap çekmek isteğe bağlıdır ya da Buddha'nın ikinci oku

Ağrı çekerken ızdırap içindeyimdir. Ve ızdırap çekerken kendimi bir kurban olarak görmekten hoşlanırım. Bir kurban varsa hemen bir kurtarıcı da bulunur. Bu zincirleme durumda çoğunlukla problematik bir öz-dinamik gizlidir.

Mekanizmaları kavramak

Zarara uğrarsanız elbette kurbansınızdır. Sadece eksikliğe odaklanırsanız ve olan her şeyden diğerlerinin suçlu olduğu inancına kapılırsanız ve kendiniz iyileşme adına hiçbir şey yapmazsanız, kurban olarak kalırsınız. Kendi durumunuzun değiştirilmesi yetkisini başkalarına vermiş olursunuz. Diğerlerinin durumu düzeltmesini beklersiniz. İçinde bulunduğunuz berbat maddi durumdan, ödeme yapmadığı için sigorta suçludur; ağrılarınızın suçlusu kazayı yapandır. Bir dereceye kadar yanlış değildir düşünceleriniz aslında.

Kurban durumunda kişinin iki olasılığı vardır: Ya mücadele eder, direnir ya da korunmak ister, bir kurtarıcı arar. Kişi suçu başkalarının üstüne atarak ve sitem ederek mücadele edebilir. Böylece diğerlerini kurban göstermeye çalışır. Lakin onlar kurban yerine konulmak istemezler, tepki verirler ve çatışma şiddetlenir. Birisi kaybedinceye veya iki taraf da kimsenin kurban olarak görülmesine gerek olmadığını anlayıncaya kadar bu durum devam eder. Bir kurtarıcı bulunduğunda, örneğin bir arkadaş, bir aile ferdi, bir terapist veya bir hukukçu, dram çoğunlukla uzar, çünkü kurtarıcı da çatışmaya karışır ve taraf tutar. Kurtarıcı kendini içinde bulunduğu rolde çok iyi hisseder zira hem şahsen hem de maddi anlamda istifade eder bu durumdan. Ama sorun kurtarıcının sorunu değildir ve sonuçlara katlanacak olan da o değildir. O sadece kazanabilir.

Annabelle R. on yıl önce bir araba kazası geçirmişti; kesici aletler yardımıyla arabadan çıkarılmak zorunda kalmıştı. Ayakları ağır yaralıydı ve birçok ameliyattan sonra bile ağrıları geçmemişti; sadece değnekler yardımıyla yürüyebiliyordu. Sigorta günlük tazminat ödemelerini kesmişti, çünkü hastanın tamamen iş görebilir olduğu kanısındaydı. Annabelle R. Sosyal Hizmetler Dairesi'ne baş vurmak zorunda kalmıştı; orada kendisine baskı yapılarak, iş görebilir olduğu için iş araması gerektiği söylenmişti. Kazadan altı yıl sonra, IV (Invalidenversicherung, İsviçre Malulen Emeklilik Sigortası) kendisine %40 oranında bir malullük aylığı bağlamış. Avukatı, Annabelle R.'in daha yüksek oranda bir aylığa hakkı olduğunu iddia ederek, bu kararı mahkemeye taşımış. Bir dört yıl daha geçtikten sonra, üst idari mahkeme IV'in yargılanmasını onaylamış ve avukat davayı Federal Mahkeme'ye taşımak istemiş. Annabelle R. çekişmelerden dolayı psişik olarak kendini gittikçe daha kötü hissediyordu; ona alınan kararı kabullenmesini ve davayı sonlandırmasını önerdim. Pes etmemesi için müvekkiline baskı yapmakta olan avukatı bu yüzden öfke oklarını bana çevirdi.

Ama tıp alanında da kurtarıcılar var. Saida W., yeni evli genç bir göçmen kadın, alt karın ağrılarıyla geldi muayeneye. Jinekolojik bir muayene olmasını da sağladım; bu muayene sonucu hastanın ne rahmi ne de yumurtalıkları olduğu ortaya çıktı – genetik bir problematik. Jinekolog, mümkün olduğunca itina göstererek, kendisine çocuk sahibi olamayacağını bildirdi. Birkaç konuşma sonrasında, ille de çocuk isteyen hasta ve eşi, çocuk evlat edinme fikrini kabul ettiler. Böyle bir durum nadir görüldüğü için jinekolog hastayı bir üniversite kliniğine de yolladı. Orada Saida W.'ye, günümüzde rahim transplantasyonu yapılabildiğinden bahsedildi. Bu işlem için, bir donör gerekiyordu (hastanın annesi rahmini bağışlamaya hazırdı); devasa masrafları bir araştırma fonu üstlenecekti. Vücudun yeni rahmi reddetmemesi için hamilelik başarıyla sona erip de rahim tekrar alınıncaya kadar hastanın kortizon ve bağışıklığı baskılayıcı ilaçlar kullanması gerekecekti. Sonra da sadece yapay döllenme yapılabilecekti; yumurtalıkları da olmadığı için hastanın yumurta bağışına ihtiyacı olacaktı. Evlat edinmenin alternatifi buydu. Üstüne üstlük, böyle bir nakilden sonra dünya çapında sadece birkaç başarılı hamilelik oluşmuştu.

↻ Benim bu konudaki fikrimi duymak isterseniz: Dürrenmatt'ın Fizikçiler adlı eserinden sonra, teknik olarak mümkün olan şeylerin gerçekten de yapılmasının gerekip gerekmediğini hiç kimse sormaz oldu, sormadan yapılıyor.

Organ nakli yapıldı ama başarılı bir hamilelik gelişmedi. Sonunda evlilik de yürümedi.

> **Öneri:** Kendinize şu soruyu sorun: terapistlerinizden, tanıdıklarınızdan ve arkadaşlarınızdan hangileri yardımcı, hangileri kurtarıcı? Siz gerçekten kimin umurundasınız? Dürüst ve eleştirel olun!

Kabul etmek ve adapte olmak

Ağrılar her zaman içinde bulunulan durumu ve kişisel hedefleri tehlikeye düşürür. Buna karşı tepki, bu tehditi veya kaybı engelleyici aktiviteler yapmaktır. Durum değiştirilebilecekse, aktif davranmak akıllılıktır. Akut ağrılarda doktora gidilir, gerekirse ameliyat da olunur. Ama artık durum değiştirilemiyorsa, o zaman bir şeyler yapmak (söz gelimi başka bir tıbbi tanı veya invazif tedaviler) saçmalıktır hatta aksine zarar vericidir. Böyle bir durumda ön planda yapılması gereken durumu kabullenmektir. Günlük hayatı değiştirmeli ve kişisel hedefleri yeni hayata uyarlamalıdır, örneğin "ağrısızlık" hedefinden vazgeçmek ve daha realist hedeflere yönelmek. Kabullenme varsa, diğer yüzeylerde bir şeyler yapmak mantıklıdır. Örneğin kişi çalışma alanını ergonomik olarak düzenler veya ağrıyla baş edebilme kursuna gider.

> **Öneri:** Sizin durumunuz nasıl? Günlük hayatınızı olanaklarınıza ve sınırlarınıza göre adapte ettiniz mi? Ya hedefleriniz?

Acı çekmek psişik bir olgudur: Acının nedeni bedensel bile olsa, acı çekmek hep psişiktir. Bir organ ağrır ama insan acı çeker. Yani acı çekmek içsel bir süreç, kendimle yaptığım bir deneyimdir. Buddha bununla ilgili bir mesel anlatır: Ağrıların oluşması ilk oktur. Ama sonra biz kendimize ikinci bir emosyonel ok atarak kendimizi daha da çok yaralarız; düşünsel ve emosyonel mücadele veririz, suçu birilerinin üstüne atarız, öfkeleniriz veya umutsuzluğa düşeriz. Acı çekmek ikinci oktur. Ağrıyı ve içinde bulunduğumuz durumu kabullenmek, bu acıyı azaltır.

> **Ana fikir:** Kaybetmek demek, ağrıya karşı mücadeleden vazgeçmek ve zayıflıklar yerine içsel güce odaklanmak demektir. Kabullenmek aktif bir süreçtir, dolayısıyla boyun eğmekten tamamen farklıdır (bkz. sayfa 184).

Hulk ya da öfke ile başa çıkmak

Öfke, fiziksel bir yaralanma, kötü muamele ama aynı zamanda düş kırıklığı ve başka sinir bozucu şeyler yüzünden oluşan nahoş bir histir. Yani bir şeye karşı gösterilen tepkidir. Öfkenin birçok fonksiyonu vardır: Diğer insanlar için bir uyarı sinyali ve net sınırları gösterir. Kişiyi, bir kırgınlığın neden olduğu gerilimden kurtarır. Zayıf noktalarımızı fark etmemizi de sağlayabilir. Onu böyle algılayabilirsek, kendimizle veya yaşam koşullarımızla ilgili değişikliklere de yönlendirir bizi. Dolayısıyla canlılık getirir. Öfkenin altında her zaman korkudan veya ağrılardan korunma veya ilgi sahamızda olan şeyleri koruma gibi motivasyonlar yatar. Öfkeliyken nasıl davrandığımız ise apayrı bir konu. Öfke konusuyla ilgili iyi haber:

♦ öfke normal bir şeydir
♦ öfke problem çözmek için gerekli enerjiyi sağlar
♦ yapıcı olarak öfkeyle başa çıkmak ilişkileri bile düzeltebilir
♦ öfkeyle ya da öfke göstermeden reaksiyon gösterme seçeneğimiz var.

Kötü haber:
♦ Öfke enerjisi dengeli değildir, "kanalize" edilmezse mahveder. Öfke, etrafımızdaki insanların üstüne gelişigüzel saldığımızda probleme dönüşür. Hulk gibi kızgınlıkla bir şeyleri tahrip edersek, insanlara kötü davranırsak, görevlerimizi ihmal edersek, öfkeyi bastırır veya alkol ya da uyuşturucuyla kendimizi duyumsuzlaştırırsak strese kapılırız, bu da ağrılarımızı artırır.

Öfke kendini şöyle belli eder:
♦ oluşan ve geçmeyen şu düşünceler: "bu yanlış", "bunu kasten yapıyor", "cezalandırılmayı hak etti" vb.,
♦ kızarmış yüz, yüksek tansiyon ve yüksek nabız gibi fiziksel işaretler,
♦ stres hormonları çıktığı için uyanıklık ve iç huzursuzluk,
♦ somurtmak, ses yükseltmek, agresyon gibi davranış şekilleri.

Öfkeden kaynaklanan tepkiler:
♦ yıkıcı: saldırmak, yaralamak, zulmetmek, birilerini boyunduruk altına almak vb.
♦ pasif-agresif: iğneleyici konuşmak; başkalarıyla alay etmek; dedikodu yaymak; bir şeyleri yapmayı "unutmak", "yanlışlıkla" bir şeyler yapmak, vb.
♦ saldırgan: bir insan hakkında en kötü şeyi düşünmek ve ona buna göre davranmak; alaycı, ön yargılı, düşmanca ve detaycı davranmak
♦ yapıcı: geri bildirim vermek, duyguları ifade etmek, önerilerde bulunmak, problem çözmek.

Eğer öfke patlaması münakaşaya çağrı olarak algılanırsa, çatışma iki tarafta da çığrından çıkar. Sonunda hep hiyerarşi kurallarına göre karar verilir; en az bir, genellikle iki kaybeden olur. Öfke patlaması esnasında argümanların ve olguların faydası yoktur, sırf emosyon hükmeder. Bu yüzden, insanın adeta bir adım geriye çekilip gözlemleyerek ("şimdi feci kızacağım!") öfkelenmeye başladığını algılaması önemli. Böylece tepki yapıcı hale getirilebilir. Aşağıdaki stratejiler bu konuda faydalı olabilir:
♦ **Sakinleştirme yöntemleri:** Fiziksel emareleri kontrol etmek için (öfke durumunda nefes egzersizi, progresif kas gevşetme, aralıklı antrenman)
♦ **Faydalı düşünme:** Otomatik düşünce geçişlerinin farkında olmak (örneğin felaketleştirme; bkz. sayfa 142)
♦ **Yapıcı iletişim:** Suçlamalardan vazgeçmek; bir öneri getirirken "istiyorum" formülasyonları; diğer kişinin hislerini zedelemeden kendi hislerini ifade etmek için "hissediyorum" formülasyonları.

♦ **Yön değiştirmeyi önerme:** Sorarak davranış değişimi önermek, örneğin "öfkemizi bir kenara bırakıp problem hakkında sakin sakin tartışmaya yeni baştan başlayabilir miyiz?"

♦ **Problem çözme:** (bkz. sayfa 150, problem çözme stratejileri)

♦ **Tuvalete gitme:** Şaka değil! Münakaşa kesilerek mesafe konur. Çatışma durumunda çekip gidivermek tutuşturucu etkisi yapar ve tartışmanın kolaylıkla tekrar alevlenmesine neden olur. Oysa tuvalete gidilmesine kimse engel olamaz. Orada insan birkaç dakika kadar sakinleşir ve çoğu zaman ondan sonra tartışma daha az duygusal sürdürülebilir. Tabii insan kahve içebilir ya da sigara kullanıyor veya kullanmaya başlıyorsa bir sigara yakabilir.

♦ **Tatlılık:** Elbette ortalığı tatlılıkla sakinleştirmek denenebilir. Bu yöntem tabii ki insan kendisi değil de karşısındaki öfkelenmişse çalışır. İşin içine alay sokmamaya çalışın yoksa tartışma tekrar alevlenir.

> Ana fikir: Her çatışmada gelişme, insanın kendisinin veya ilişkinin olgunlaşması şansı gizlidir. Bu gelişmenin mümkün olup olmadığı, çatışmanın şiddetine ve katılımcıların "olgunlaşmaya hazır olup olmadığına" bağlıdır. Çatışma çözümünün nihai formu ise ilişkinin bir şekilde kopmasıdır.

> Öneri: Öfkelendiğiniz zaman nasıl tepki verdiğiniz sorusuna nasıl yanıt verirsiniz: agresif, pasif-agresif, saldırgan, yapıcı? İçinizde öfkenin yükselip de henüz reaksiyon göstermediğiniz anı fark ediyor musunuz?
>
> Öfkelendiğiniz bir durumu kafanızda tekrar canlandırın ve yukarıda bahsedilen tekniklerden birinin yardımcı olup olmayacağını bulmayı deneyin.

Korku filmlerini seven insanlar var: Korku üzerine

Reel tehlikelerden korkmak insanın hayatta kalmasını sağlar, öğrenme süreçlerine yol açar, risk bilinçli bir çevre görüşünün doğmasına neden olur ve insanlar arası ilişkileri düzenler. Dolayısıyla korku hayati önem taşır, ama insanı hasta da edebilir. İnsan korkulardan dolayı ızdırap çekiyorsa, korkularını kontrol edemez hale geldiyse ve korku içeren durumlardan kaçınmaya başlarsa (ki bu korkuyu daha da artırır) hasta olur. Korku duygusu somut bir tehdit olmadan ortaya çıkabilir ve fiziksel, çoğunlukla da vejetatif semptomlarla kendini gösterebilir (kalp çarpıntısı, baş dönmesi, vb.). İnsanların yaklaşık %15-20'si hayatları boyunca, genellikle gençliklerinde bir kez anksiyete sorunu yaşıyor. En ekstrem şekliyle korku sosyal izolasyona yol açar. Panik atak ve fobiler (aslında tehlikeli olmayan şeyler - örneğin örümcekten - ve bazı durumlarda korkmak) anksiyete sorunlarındandır.

Aşağıdaki durumlarda muhtemelen anksiyete sorununuz vardır:
♦ günün büyük bir kısmını korkularınız hakkında düşünerek geçiriyorsanız,
♦ hayat kaliteniz ve davranış özgürlüğünüz korkularınız yüzünden net bir şekilde kısıtlandıysa,
♦ korkularınız nedeniyle gittikçe daha çok depresif oluyorsanız,
♦ korkularınıza karşı alkol, hap veya uyuşturucu madde kullanıyorsanız,
♦ korkularınız yüzünden özel ilişkinizde veya iş hayatınızda zorluklar yaşıyorsanız.

Bu durumun tedavisi için psikoterapi gerekli, özellikle kognitif davranış terapisi (bkz. sayfa 180) etkili oluyor. Prognoz oldukça iyi. Bazen ilaçların yararı oluyor ama çoğunlukla sadece kısa bir müddet için.

Korku ve ağrı

Kronik ağrılar durumunda hastaların %50'sine yakın kısmında anksiyete sorunu doğmaktadır. Çok "normal" korkuları, kronik ağrıları olan herkes gün içinde yaşar: Ağrı korkusu, bazı hareketlerden korkmak, vb.; ciddiye alınmamaktan, çalışamayacak olmaktan, gelirsiz ve parasız kalmaktan korkmak. Partneri ve arkadaşları kaybetmekten korkmak veya cinsellik yaşayamama korkusu. Ya da sadece terapilerden korkmak. Liste uzun, insan bu korkuları anlayabiliyor ve dolayısıyla bu korkular hastalıklı değil. Lakin korkular, aynı emosyonel stres, öfke, dertler ve maddi sıkıntılar gibi ağrıların artmasına yol açıyor.

Sonuç olarak korku duygusunu mümkün olduğunca azaltmak gerekir, çünkü korku, biyolojik ihtiyaçlara değil de bazı düşüncelere uymaya başlayan davranış kalıpları yaratır. Bu da ağrıları çok yüksek derecede algılamaya ve kaçınma davranışına neden olur. Bu da yine dekondisyona, çaresizlik ve umutsuzluğa, depresyona ve daha fazla ağrıya yol açar.

Anksiyete sorunu olan hastalar nahoş ağrılardan kurtulmak isteseler de korkuları ve dikkat tedbirleri önlerinde engeldir.

> **Öneri:** Korkularınızın size hangi avantajları sağladığını hiç sordunuz mu kendinize?

> **Ana fikir:** Hepimizin korkuları var. Korkusuz olmak aptallıktır, korkuyu yenmek ise cesaret ister.
>
> Korkular ağrı algısını ve özellikle de ağrı sonrası durumları artırır. Ağrının yarattığı engel, ağrının gücünden daha çok ağrı boyutuna bağlıdır.

Depresif ruh hâli normaldir, depresyon normal değildir

Depresyon, psişik bir durum tarifidir. Aşağıdaki semptomlar depresyon durumunda uzun sürer:

Ana semptomlar:
♦ moral bozukluğu: Hüzün, çaresizlik, boşluk hissi
♦ ilgi kaybı: İsteksizlik, günlük aktivitelerden tat almamak
♦ heves kaybı: Enerji eksikliği, yorgunluk

İlave semptomlar:
♦ konsantrasyon ve dikkat azalması
♦ öz güven ve öz değer azalması
♦ suçluluk hissi
♦ geleceğe karamsar bakma
♦ hayattan bıkkınlık, intihar düşünceleri hatta somut intihar girişimleri
♦ uyku bozuklukları
♦ iştah kaybı

> Öneri: Yukarıda bahsedilen semptomlardan bazıları sizin için geçerli mi? Cevabınız evet ise, derhal yardım almalısınız, en iyisi bir psikoterapiste gitmelisiniz (antidepresan alarak geçiştirmemelisiniz!)

Psişik semptomlarla birlikte, farklı vücut fonksiyonlarındaki değişimlerden dolayı çoğunlukla farklı bedensel şikayetler de baş gösterir. Beyin aktivitesi ölçülebilir derecede azalır, vejetatif sinir sisteminin aktivitesi ise artar.

Depresyonun nedenleri olarak aşağıdaki faktörler söz konusu:
♦ genetik yatkınlık,
♦ serotonerjik ve noradrenerjik (serotonin veya noradrenalin üreten) sistemde fonksiyon bozukluğu. Bu sistem stres hormonlarından çok fazla etkilenir (nöroendokrin faktörleri denir bunlara),
♦ dramatik sıkıntılar (örneğin: kayıplar) gibi psikososyal faktörler,
♦ kişilik faktörleri (örneğin: kendi hakkında olumsuz düşünme) ve elverişsiz davranış kalıpları (örneğin: sosyal temaslardan kaçınma).

> **Not:** Ağrı hastalarında görülen depresif semptomlar prognozu belirgin bir şekilde kötüleştirir. Hâlbuki ağrı yoğunluğunun ruhsal çöküntüyle çoğunlukla doğrudan alakası yoktur.

Özellikle ağrı durumlarında görülen depresif ruh hâli aslında hastalık değil adeta normaldir. Depresif ruh hâli, aşırı yüklenme durumuna karşı normal bir tepkidir. Ancak bu durumun uzun sürmesi, semptomların ve engelin şiddetli boyutu depresyona yani hastalığa neden olur.

Depresyon tedavisi

Depresyon terapisi konusunda ben ağrı doktoru olarak sadece birkaç yorum yapabilirim.

Günümüzde bilimde yaygın olarak şu görüş vardır: Psişik bozukluklar bir beyin hastalığından başka bir şey değildir. Mantıksal olarak sadece beyin tedavi edilmelidir. Bunun sonucu olarak da, birçok uzman ve uzman olmayan kişi hâlâ depresyonun sadece serotonin ve noradrenalin metabolizmasında bir bozukluktan kaynaklandığı ve bu bozukluğun antidepresanlarla düzeltilebileceği görüşündeler. Antidepresanların çabuk etki yaptığı tartışılmaz; bu yüzden akut rahatsızlığın hemen iyileşmesi amacıyla kullanılabilirler. Ama uzun vadede örneğin "reel" hayattaki problemlerle ilgilenilmediği ve bunlar çözülmediği için hastalık sürecini kötüleştirebilirler. Dolayısıyla, opioid (bkz. sayfa 57) reçetelenmesinde olduğu gibi antidepresanlarda da bir hedef belirlenmeli ve tedavi zaman-çerçevesi çizilmelidir. Terapi anlamında, depresyon konusunda psikoterapi ön plandadır. Psikoterapi hareket terapisi (düzenli yürüyüş antrenmanın antidepresan etkisi olduğu söylenir), beslenme (omega-3 yağ asitleri), enerji yüzeyi yöntemleri, farkındalık antrenmanı, gevşeme yöntemleri ve müzik terapisiyle desteklenebilir. Bu yöntemler kronik ağrılar durumunda da önerilir.

Ana fikir: İlaçsız depresyon terapileri kronik ağrı tedavisinde uygulanan terapilerin aynılarıdır.

DİKKAT: Benim bu konudaki fikrimi duymak istemeseniz de fikrimi söylüyorum: Antidepresanlar asla zararsız değiller. Başka hiçbir şey fayda etmediyse antidepresan kullanılmalıdır. Tecrübeler gösteriyor ki, zaman içinde etkilerini yitiriyorlar – o noktada kişi olayın başına döner, buna ilaveten bir de antidepresan yutmaktadır.

Akış (Flow), bitkinlik ve enerji depolama

Keyif veren aktivite benzindir; araba benzinsiz çalışmaz.

Sağlık, telafi eden ve sıkıntı veren faktörler arasındaki dengedir (aşağıdaki grafikte görüldüğü gibi).

Dengeye yüklenen ve dengeyi telafi eden faktörler

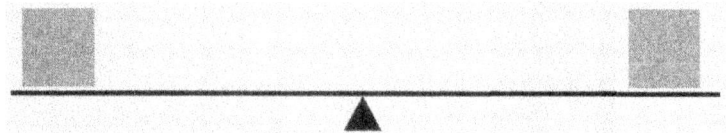

Ağrıyla bir yük biner (renkli). Böylece denge belirgin olarak yük tarafına doğru kayar.

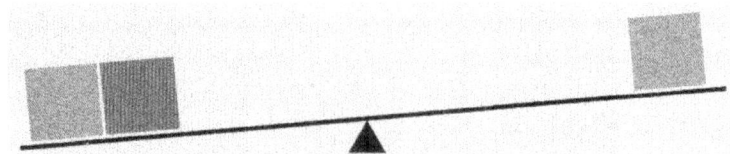

Kronik ağrılarda olduğu gibi ilave yük elimine edilemezse, telafi eden faktörleri artırırsak (yeşil) tekrar dengeyi yakalama imkânımız vardır. Mümkün olduğunca sık akışı yakalamayı deneyerek buna ulaşabiliriz.

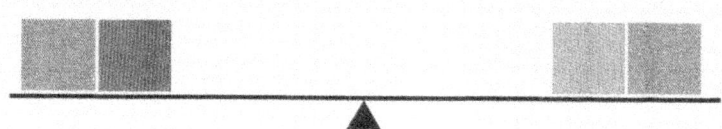

"Flow" kavramı psikoloji profesörü ve mutluluk araştırmacısı Mihály Csíkszentmihályi (*1934)'e aittir. Csíkszentmihályi, bir etkinliği gerçekleştirirken tamamen odaklanarak, ona kendini verme durumunu Flow olarak tanımlar. Flow'da olduğumuzu, kendimizi ve zamanı kaybetmiş olmamızdan anlarız. Flow'un koşulları tam bir konsantrasyon ve o anda yapılan etkinliğin kontrol altında olduğundan emin olma hissidir. Etkinlik kişinin altından kalkabileceği belli bir mücadele gerektirmelidir.

Çalışmalar gösteriyor ki, iş esnasında, boş zamanda olduğundan daha çok Flow durumları yaşıyoruz, oysa bir iş yaparken daha az motivasyonumuz var. Demek ki iş, sadece angarya bir görev değil, birçok avantajı da var. Bize günlük düzen sağlar (kendiliğimizden böyle bir düzeni çok zor sağlarız), sosyal temaslar kurmamıza yardımcı olur (bu sadece bir gülümseme ya da selamlaşma olsa da), bize anlam ve itibar sağlar ve üstelik para da kazandırır. Dolayısıyla iş sırf maddi nedenler yüzünden önemli değildir, sağlıklı kalmamızı da desteklediği için önemlidir. Elbette iş yerinin ihtiyaçlarımız ve becerilerimizle oldukça örtüşmesi, yani "uyum"un mümkün olduğunca iyi olması koşuluyla! Ne yazık ki, kronik bir ağrı sorunuyla uygun bir iş yeri bulmak aşırı zor.

Flow hâlleri her etkinlikle yaşanabilir ama özellikle yaratıcılığımızı ortaya çıkarabildiğimiz etkinliklerle. Yaratıcılık ve sanat, Flow durumu etkisi göstereceğinden dolayı kronik ağrıların tedavisinde kullanılmalıdır.

> **Faydalı bilgi:** Ağrı sürekli dikkat dağıtır. Akışta (flow) olmayı deneyerek ağrıya rakip olun. Böylece dikkatinizi tekrar toplarsınız.
>
> Akışta olduğunuz etkinlikler ve durumlar var mı? Bunu alışkanlık haline getiriyor musunuz?

Kronik yorgunluk

Toplumun %31'i bitkinlikten şikayetçi. Kadınlar, bekâr anne/babalar ve düşük sosyal sınıftan insanlar çoğunlukla bu gruba dahil. Semptomlar bir yıldan fazla sürerse, bitkinlik insanların yaklaşık yarısında kalıcı oluyor.

Bunun nedeni: Kronik stres – sürekli ağrınız varsa stresiniz zaten vardır – sonunda böbreküstü bezinin yorulmasına neden olabilir ve kortizol düzeyi düşer. Bu durumda Chronic Fatigue Syndrome'dan (CFS) yani kronik bitkinlik sendromundan bahsedilir.

Bunun belirtisi altı ay ya da daha uzun süren zarar verici bitkinliktir. Dinlenme fazları sonucu fazla bir iyileşme görülmez, bedensel aktiviteler sonucu kötüleşir; uyku bozukluğu, konsantrasyon problemleri ve/veya kas ve eklem ağrıları gibi başka semptomlar da bu duruma eşlik eder.

Buna karşı ne fayda eder? Stresi azaltmak önemli bir tedbirdir. Düşük kortizol düzeyi durumunda kortizon sübstitüsyonu da gerekebilir. İncelemelerde kognitif davranış terapisinin de iyi sonuçlar verdiği görülmektedir.

Altın kök, Sibirya ginsengi ve Whitania somnifera fitoterapi anlamında kullanılabilir. Bunun yanı sıra mikro besin maddeleriyle de çalışılabilir. Bazı mikro besin maddeleri nörotransmitter oluşumu için gereklidir, diğerleri enerji metabolizmasında rol oynar veya antioksidatif etkileri vardır. Özellikle de, eğer varsa demir, B12, D vitamini ve folik asit eksikliği ortadan kaldırılmalıdır.

◉ *Anna L.'nin 12 yılı aşkın zamandır bütün vücudunda ağrılar vardı ama buna rağmen %50 çalışmaya devam ediyordu, zira çalışmak onun için çok önemliydi. Lakin gittikçe daha yorgun düşmeye başlamıştı, sabahları işe gitmek için yataktan kalkıp toparlanmakta çok zorlanıyordu. Kortizol düzeyine baktık ve hastanın vücudunun artık kortizol üretemediğini tespit ettik. Kortizon hapları sayesinde tekrar eski performansına kavuştu. Bu eksiklik başka türlü ortadan kaldırılamayacağı için bu hapları sürekli alması gerekiyordu. (ama dikkat, kortizon sadece çok özel durumlarda işe yarar ve bir hormon uzmanı tarafından reçetelenmelidir).*

> **Ana fikir:** Mikro besin maddeleri optimal bir şekilde alındığında stresin etkileri azaltılabilir fakat bunlarla stres kesin olarak azalmaz (bkz. sayfa 195).

Ruhun enerjisi

Ruhumuzun da enerjiye ihtiyacı var. Bir strüktüre ihtiyacımız var yani kesin prosedürlere, bağlayıcı uzlaşmalara ve iyi bir zaman yönetimine. Bunların yanı sıra, uyaranlara yani zihinsel beslenmeye ve bir perspektife ihtiyaç duyarız. Ama övgü, ilgi ve itibar gibi ilgi gösterileri de önemli. Bu ihtiyaçlar karşılanmadığında enerji kaybına uğrarız.

Enerjinizin nereye gittiğine şaşıyorsanız, aşağıdaki soruları kendinize sormanıza değer:

♦ İlişkide olduğum insanlar sözlerinde duran kişiler mi? (strüktür)
♦ Hak ettiğim itibarı görüyor muyum? (ilgi gösterisi)
♦ Bugün veya bu hafta heyecan verici bir şey yaptım mı veya yapmayı planlıyor muyum? (uyaran)

Faydalı bilgi: Bu üç ihtiyacın ne kadar karşılandığını aşağıdaki çizimde belirleyebilirsiniz. Noktaları birleştirdiğinizde ortaya çıkan üçgenin altındaki yüzey ne kadar büyükse, o kadar çok enerji depolayabilirsiniz.

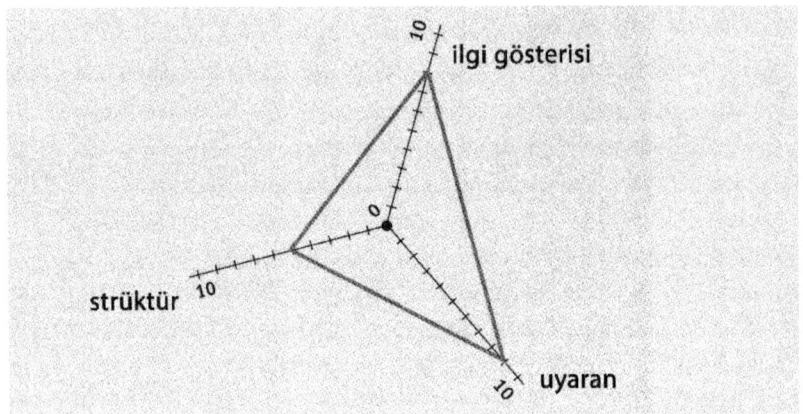

Ana fikir: Strüktür, uyaran ve ilgi gösterisi ihtiyaçlarımızı göz ardı edersek, enerji kaybına uğrarız; bu ihtiyaçlarımızı giderirsek, enerji depolarız.

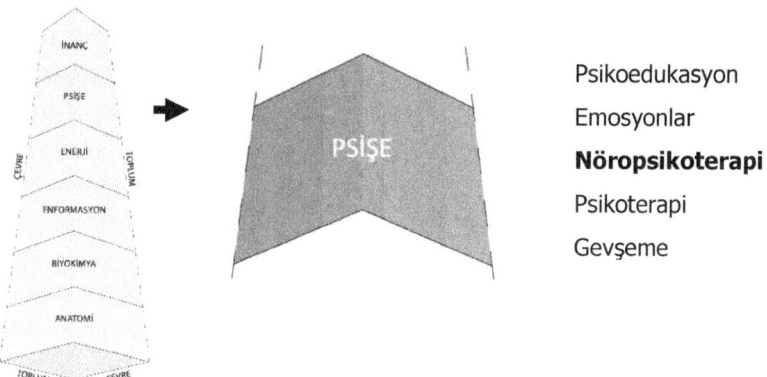

NÖROPSİKOTERAPİ VE STRES, BÖLÜM 2

Bu bölümde, ağrılarımız olduğunda beynimizde neler olduğunu göstermek istiyorum. Ve psikoterapinin, düşüncelerle, hislerle ve dünya görüşümüzle çalışmanın pekala mümkün olduğunu ve buna değdiğini anlatmak istiyorum.

Meditasyon yapan keşişlerin beyni incelendiğinde sol prefrontal kortekslerinin büyümüş ve oradaki aktivitenin artmış olduğu gözlemlenmiştir. O bölge olumlu düşüncelerin ve ruh hâlinin bulunduğu yerdir; ki bunlar denge ve mutluluk duygusu için önemlidir. Keşişlerin beyninde normal insanlara nazaran %99,7'den fazla aktivite olduğu ve bu aktivitenin sadece meditasyon esnasında değil de sürekli var olduğu tespit edilmiştir. Hayatlarında o güne kadar en çok meditasyon yapmış olan keşişlerin beyninde en büyük değişiklikler görülmüştür.

Bunun tersi olarak da, süregelen olumsuz düşünceler ve hisler, feci ve korku verici şeyler içeren içsel imajların daha kuvvetli olarak algılanmasına neden olur ve bu da korku merkezlerinde aktivite artışıyla sonuçlanır, dolayısıyla sağ prefrontal korteks büyür.

Yani beyin düşünceler, hisler ve içsel imajlar yoluyla bile fonksiyon ve strüktür bağlamında değiştirilebilir, dolayısıyla eğitilebilir. Bu iyi bir haber!

Nöropsikoloji veya psikoterapinin neden iyi geldiği üzerine

Beyin hislerin, düşüncelerin ve davranışların bedensel-materyalist temelidir. Beynin içinde insanın kişisel becerileri ve eğilimleri kayıtlıdır. Farklı beyin strüktürlerinin özellikleri dış etkenlere ve beynin kullanımına bağlıdır. Nöroplastisiteden, yani beyne şekil verilebilmesinden bahsedilir. Bu değişim potansiyeli insan ömrü boyunca hep var olur. Buna bağlı olarak da tekrarlanan deneyimler ve aktiviteler, söz gelimi bir müzik enstrümanı çalmak beyinde değişikliklere yol açar.

Deneyimlerin bizi nasıl etkilediği üzerine
Kişilik ve psişe için beyindeki önemli alanlar prefrontal korteks, hipokampüs ve amigdaladır:
♦ **Prefrontal korteks** planlı hareketlerden, değerlere ve hedeflere yönelimden sorumludur.
♦ **Hipokampüs** stres reaksiyonun düzenlenmesinde rol oynar; bellek içeriklerinin koordinasyonundan ve anıların kısa süreli bellekten uzun süreli belleğe taşınmasından sorumludur.
♦ **Amigdala** – badem çekirdeğinden beynin iki yarım küresinde birer tane vardır – korku merkezidir. Orada uyarılar bilinçli olarak algılanılmadan emosyonel olarak değerlendirilir.

Beynin bilinçle ilgili bölümleri doğduğumuz zaman henüz çalışmadığı için hayatımızın başında yaşadıklarımıza dair anılara erişemiyoruz. Bu bölümler ancak yaklaşık iki yaş ortalarından itibaren gelişiyor; ancak o dönemden itibaren yaşantılar ve deneyimler bilinçli olarak anımsanabiliyor. Oysa ilk yaşların deneyimleri, örtük ya da bilinçdışı bellek olarak adlandırılan amigdalada kaydedilir. Bu bellek içerikleri ya da deneyimleri kişiliğimizin önemli bir temelidir. Bunlar yaşanmış olan her şeyin emosyonel anlamda renklenmesini ve genelde bizi yetişkin olarak da karakterize eden otomatikleşmiş, sorgulanmamış düşünceleri, öğretileri ve davranış şekillerini tespit eder. Yaşanmış ilişkilerin kalitesi, beyin gelişiminde özel bir önem taşır; güvenli veya güvensiz ilişki deneyimleri müthiş rol oynar. Bir bebek olumlu deneyimler yaparsa ve içinde sıklıkla hoş hisler tetiklenirse, endorfin salınımı gerçekleşir. Bu da olumlu emosyonlardan sorumlu beyin bölgelerinin gelişmesine katkıda bulunur. Emosyonlar ve impulslar daha iyi kontrol edilebilir, örneğin öfke krizleri engellenebilir veya korku devre dışı bırakılabilir. Olumlu bir öz denetim ve empati yetisi olanağı doğar. Öte yanda yaşamsal ihtiyaçların karşılanmasında eksiklik varsa ve çocuk bağlanma figüründen pek ilgi ve sevecenlik görmüyorsa, bu varoluş tehdidi olarak algılanır ve strese neden olur. Beyindeki stres hormonları artar ve olumsuz emosyonlarla ilgili beyin bölgesi özellikle daha iyi gelişir.

> **Not:** Hayatın ilk yaşlarındaki deneyimler kişilik düzenlenmesi için belirleyicidir. Bu deneyimleri en önemli bağlanma figürleri ve onların sunduğu bağlanma stili biçimlendirir.

Dolayısıyla, bağlanmanın kalitesi bir çocuğun kendine güvenen veya anksiyeteli, olumlu veya olumsuz, rahat veya strese yatkın mı gelişeceğini büyük ölçüde belirler. İleriki yıllardaki ilişkilerin stabil olarak şekillenebilmesinin temeli de burada atılır.

> **Not:** Bilinçle ilgili beyin bölümlerinin olgunlaşmasından önce yaşanmış olan şeyler, bilinçli hâle getirilemez. Ama bugün nedeni belli olmayan hisler sürekli ortaya çıkıyorsa, şu kesindir ki, bunlar bazı durumlarda gerçekten yaşanmıştır.

Çocuklukta oluşmuş olan kişilik özellikleri, normal olarak yaşam boyunca gittikçe pekişirler. Nöroplastisite sayesinde nöron strüktürleri sırf çocuklukta değil, ömür boyu defalarca yenilenebilir. Yetişkin yaşta bile anksiyete, stres veya olumsuz ruh hâline aşırı yatkınlık gelişebilir ama kişinin hayat bilgeliğinin artmasından dolayı daha güçlü bir öz değer hissi geliştirmesi veya yaşı ve başarıları arttıkça artık kendini ispatlamak zorunda olmadığından daha dinginleşmesi mümkündür.

Psikoterapinin etkileri ve nasıl çalıştığı üzerine

Psikoterapide spesifik deneyimler yaşatılarak beyindeki bağlantılar yeniden kurulur. Ama sadece istenen değişiklikler tekrar tekrar ve mümkün olduğunca yoğun bir şekilde aktive edildiğinde beyin yeniden yapılandırılır. İnsanın kendini iyi hissetme hali defalarca algılanmalı, yeni düşünce defalarca düşünülmeli, yeni his defalarca yaşanmalı ve değiştirilmiş davranış defalarca tekrarlanmalıdır.

Yararlı yeni deneyimler bazen bir psikoterapist ile olan ilişki içinde yaşanabilir. Bunlar sırf bilinç düzeyinde gerçekleşmezler. Eski bağlanma figürlerinin hisleri ve değerleri için geçerli olan, bilinçdışı düzeyinde psikoterapist için de geçerlidir. Onun dil melodisi, beden dili, mimikleri ve jestleri merkezî bir rol oynar. Terapi odasının ambiyansı, dekorasyonu ve renk düzeni de bilinçdışını aktive eder. Bütün bunlar ideal durumda iyi niyet, ilgi ve güven sinyali içerir. Bu nedenlerden dolayı başarılı bir terapi ilişkisi şifa sürecinde merkezî bir faktördür.

> **Ana fikir:** Psikoterapi yeni deneyimler oluşturulup pekiştirilerek etki eder, yani, bu yeni deneyim defalarca yaratılmalı ve arzu edilen sağlıklı davranış mümkün olduğunca sık uygulanmalıdır. Bilinçdışı deneyimler - yani anımsayamadığımız deneyimler – ussal kriterlere göre oluşmuyor, bedensel-duyumsal algılar, imgeler, kokular, sesler ya da vücut sinyalleri yönlendiriyor onları. Bu yüzden sırf akla hitap edildiğinde kalıcı değişiklikler olmaz. Bilinçdışının işin içine girmesi için yaşanmış yeni deneyimlere ihtiyaç vardır.

İncelemeler gösteriyor ki, terapi yöntemi ne olursa olsun, terapide en başarılı olanlar sıcak, espritüel ve hâlden anladığı düşünülen psikoterapistler.

Psikoterapi sadece hastalık semptomlarının ortadan kalkmasını hedeflemez, aynı zamanda içsel gücün genişletilmesini de amaçlar. Bu, insanın sahip olduğu pozitif özelliklerin, becerilerin ve hünerlerin tümüdür; beden, doğa ve mekânsal çevreyle ilgili olabilir; öz farkındalık, sosyal ilişkiler, mesleki yetenekler ve boş vakit aktiviteleri içerir.

☺ Umarım, psikoterapiyle beyinde ya da psişede, bir spor salonunda kaslarla çalışır gibi çalışılabildiğini gösterebilmişimdir. Ve bana inanınız ki, beyninizi sevmenize değer. Onu o harika bedeninizi çalıştırır gibi çalıştırmaya da değer.

Stress, Bölüm 2

Bulunduğumuz coğrafyada stres günümüzde hasta eden faktör olarak görülebildiği için, burada tekrar biraz daha detaylı olarak bu konuya giriyorum.

Stres bir stresörden, bireysel stresle başa çıkma ve stres reaksiyonu kavramlarından oluşur.

Stresörler

Stresörler sorun yaratan uyarılardır ve şu farklılıkları gösterirler: kimyasal stresörler (uyuşturucular, kimyasallar), fiziksel stresörler (şiddetli sıcak, soğuk, gürültü), bedensel stresörler (yaralanma, ağrı, açlık, engel), ruhsal/psişik stresörler (başarısızlık kaygısı, zaman baskısı, aşırı iş stresi) ve sosyal stresörler (çatışmalar, görüş ayrılıkları, bir yakını kaybetmek, inziva, rekabet, entrika).

Stresörler aynı zamanda tesir süreleri açısından da farklılık gösterirler; uyarı süresi ve yoğunluğu farklı olabilir. Etki süresi uzun olan ve/veya sıkça görülen stresöre kronik stres denir. Daily hassels olarak adlandırılan stresörler birçok küçük günlük stres durumları ve sıkıntılardır; örneğin işe gidip gelirken tıka basa dolu tren, birdenbire bozulan yazıcı, bir kuyrukta uzun uzun beklemek zorunda kalmak, bir toplantıya geç kalmak gibi. Muhtemelen bu tip günlük problemler sıkça görüldükleri için sağlığı büyük ve hayatta daha nadir rastlanan olaylardan daha çok bozar. *(ご benim fikrimce!)*.

> **Not:** Sosyal uyaranlar (yani ilişkiler) sosyal bir yaratık olan insan için doğal olarak görülen en güçlü uyaranlardandır. Olumsuz oldukları takdirde (örneğin kavga, sevilmeme ya da sosyal dışlanma, mobbing) sağlığa özellikle zarar verirler.

Bireysel olarak stresle başa çıkma

Bir uyaranın stres yaratıp yaratmadığı, stresle başa çıkma metoduna, yani olayın başına geldiği kişinin sübjektif-kognitif değerlendirmesine ve yorumuna ve bir şeyin üstesinden gelme konusundaki içsel güce bağlıdır.

Dolayısıyla bir durum tehdit, kayıp, provokasyon veya bir meydan okuma olarak yorumlanabilir, ki bu da daha önceki deneyimlere bağlıdır. Duruma göre farklı duygular tetiklenir, örneğin:

- tehdit → korku
- kayıp → üzüntü
- provokasyon → öfke
- meydan okuma → aktivasyon

> **Ana fikir:** Kişinin geçmişine bağlı olarak stres durumu farklı farklı algılanır.

Davranış düzeyinde ya probleme ya da duyguya yönelik olarak stres yönetilir. İkisini bir arada yürütebilirsek olumlu sonuç verir. Probleme yönelik yönetim, hem durumu hem de kişinin yaklaşımını ve davranışını değiştirme konusunda bütün girişimleri kapsar (yetki aktarmak, kişisel zaman planını değiştirmek, hayır demek, destek aramak). Duyguya yönelik başa çıkmanın hedefi, korku ve öfke gibi sıkıntı ağırlıklı stres duygularını azaltmaktır (gevşeme egzersizleri, konudan uzaklaşma girişimleri, bedensel aktivite, bağırmak, küfretmek, kendini suçlamak, vb.).

Stres durumunda vücutta neler olduğuna dair

Temel olarak, stres yönetimi sisteminin bedensel reaksiyonu adrenalin ve noradrenalin hormonlarının salgılanması ve sempatik sinir sisteminin uyarılmasıdır. Uyarana en iyi şekilde tepki verebilmeniz için ilginizi oraya odaklamanız gerekir. Buna ilaveten ürkütücü durumla ilgili anılar kaydolur. Ağrılar konusunda önemli nokta: Stres hormonları vücutta uzun zaman kalırsa, bir yandan ağrı sistemi duyarlı hâle gelir, diğer yandan da ağrılar vejetatif sinir sistemi üzerinden şiddetlenir ve böylece de kas gerilmelerinde artış olur.

Stresle baş etmenin üç yolu

Aşağıdaki eylem seçenekleriyle stres ortadan kaldırılır:

♦ **Stresörleri azaltmak.** Kulağa iyi geliyor ama iki ucu keskin bıçak! Bir ilişki hem güç kaynağı, hem de zaman zaman stres faktörüdür. Stresli bir işi azalttığınızda, daha az para kazanırsınız ama bu da strese neden olabilir. Yani iyi ölçüp biçin!

> **Faydalı bilgi:** Yaptığınız her şeyin bir listesini yapın (iş, boş zaman, ev idaresi, ilişkiler) ve her birinin ne kadar stres yarattığını yazın.
>
> Zaman stresinin üstesinden gelmek için günlük ve haftalık bir plan yapmanızı öneririm. Yapacağınız planda gevşeme aktiviteleri dahil tüm aktivitelere yer verin. Bu sayede hem yeteri kadar dinlendiğinizi göreceksiniz (size stresten ziyade dinlenme sağlayan aktiviteler) hem de bir gün boyunca sadece sınırlı sayıda aktiviteyle uğraşabildiğinizi fark edeceksiniz. Böyle bir planla, stres-dinlenme dengeniz daha iyi olacaktır.

♦ **Stresi azaltmaya çalışmak.** Gördüğümüz gibi stres sisteminin uyarılma yeteneği - yani korku, panik veya agresyonun oluştuğu eşik - erken çocukluk döneminde stres yaşamış olan insanlarda özellikle alçaktır. Bunu değiştiremezsiniz! Oysa bir durumu nasıl yorumladığınız bilinci, o duruma daha iyi tepki vermenize yardımcı olabilir.

> **Faydalı bilgi:** Durumları (aktiviteleri) nasıl yaşadığınızı (tehdit, kayıp, provokasyon, meydan okuma) ve bunların sizde yarattığı duyguları (korku, hüzün, öfke, aktivasyon) içeren bir liste yapın.
>
> Meydan okumayla baş edebilmek için, listedeki her bir durum için içsel gücünüz olup olmadığını ve bu gücün neler içerdiğini yazın.
>
> Her bir durumda nasıl davrandığınızı da belirtin (çoğunlukla probleme yönelik mi yoksa duyguya yönelik mi?).
>
> Şu da var ki, bitirilmemiş görevler de stres yaratır. Aktüel görevlerinizin ve yükümlülüklerinizin bir listesini yapın. Ve yanlarına, bunları yerine getirip getiremeyeceğinizi yazın – yanıtınız olumsuzsa, nedenini yazın.

♦ **Bedensel stres reaksiyonunu azaltmak.** Bedensel aktivite, yani kas aktivitesi, stres hormonlarının daha hızlı azalmasına neden olur.

> **Faydalı bilgi:** Kızmak ama parmağını oynatmamak hiçbir şey getirmez – oysa dışarı çıkıp hareket etmek işe yarar!
>
> Gevşeme egzersizleri de yapabilirsiniz veya kendinizi bir faaliyete vererek Flow'a kapılabilirsiniz (bkz. sayfa 164).
>
> Fakat en iyisi bedensel aktiviteden sonra!

Dinlenme

Stresle baş ederken ahenkli bir dinlenme ve yüklenme dengesi önemlidir. Dinlenme üç fazlı bir süreçtir:
* Birinci faz: Mesafe koymak ve ilgiyi ikinci faza kaydırmak.
* İkinci faz: Bu faz, tüketilmiş enerjilerin restitüsyon olduğu ("doldurulduğu"), kas sisteminin gevşediği, düşüncelerin yeniden düzenlendiği ve emosyonal dengenin tekrar sağlandığı esas rejenerasyon fazıdır.
* Üçüncü faz: Bu faz, bir sonraki yüklenme durumuna zihinsel olarak hazırlık fazıdır. Rejenerasyon fazından bir sonraki yüklenme durumuna aniden geçmekten mümkün olduğunca kaçınılmalıdır.

Kişi dinlenmeye fazla ihtiyacı olmadığını düşünüyorsa veya optimal koşullara rağmen başka nedenlerden (örneğin gürültü, duygusal tartışmalar) dolayı dinlenirken rahatsız oluyorsa zorluklar çıkar.

> **Öneri:** Kontrol edin: Yüklenme ve (günlük) dinlenme dengeniz yerinde mi? Bu denge ne kadar ahenkliyse, stresle o kadar kolay baş edebilirsiniz.

Kaza veya ameliyat sonrası dinlenme

Çocuklarda beyin sarsıntısı sonrası gerekli olan dinlenme zamanı üzerine yapılmış araştırmalar var. Çocuk kafa üstü düşer, çok kısa baygın kalır ve olaydan önce ne yapmış olduğunu anımsamaz. Sizce bu çocuğun tamamen iyileşmesi için ne kadar zamana ihtiyacı vardır?

Dokuz aya yakın bir zaman! Günlük hayatta dikkati çeken bir hâli yoktur, belki normalden biraz daha fazla yorgundur ve hafif odaklanma zorluğu yaşar. Ama çocuk kazadan üç ay sonra Gymnasium (lise) giriş sınavına girip de kazanmazsa, henüz yeteri kadar dinlenmemiş denebilir.

Benzer zaman süreleri yetişkinlerin ameliyat sonrasında da tespit edilmiştir. Şiddetli psişik sıkıntılar sonrası örneğin mobbing sonrası da tamamen dinlenmek daha da uzun zaman alır.

Peki dinlenme nasıl olur? Uyku en genel ve en önemli pasif dinlenme şeklidir. Uyku bozuklukları stres artışına neden olur. Ama masaj, buhar banyosu ve sauna gibi fiziksel uyarılar da çok dinlendirici olabilir. Bunun yanı sıra gevşeme yöntemleri çok önemlidir (detaylar sayfa 195'ten itibaren). Ve şunu unutmayın: Dinlenmek uzun sürer.

> **Not:** Dinlenmek ötelenemez. Araştırmalara göre, tatil zamanı günlük rejenerasyon zamanından daha fazla faydalı değildir.

> **Öneri:** Son olarak bir öneri: profesyonel bir desteği kendinizden esirgemeyin; bu sayede görevleriniz, beklentileriniz ve bunlarla nasıl baş ettiğiniz konusunu o kişiyle konuşabilirsiniz. Tecrübeler gösteriyor ki, destek almayınca çoğunlukla aynı çemberin içinde dönüp dururuz.

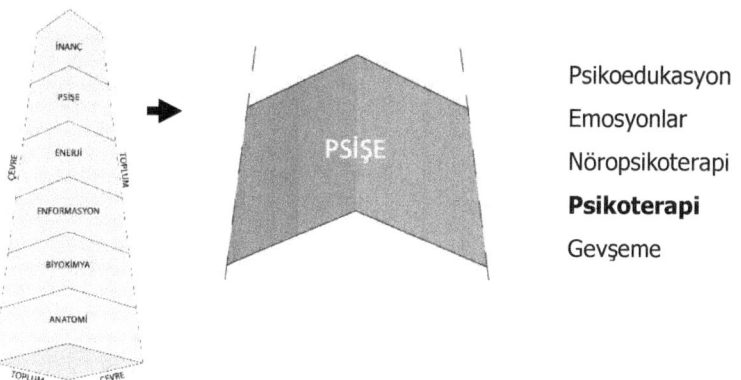

Psikoedukasyon
Emosyonlar
Nöropsikoterapi
Psikoterapi
Gevşeme

PSİKOTERAPİ YÖNTEMLERİ

Bu bölümde ağrı tedavisinde uygulanan en önemli psikoterapi yöntemlerinden bahsedeceğiz. Gereğinde doğru kişiyi ve size uyan terapi şeklini bulmak için birkaç terapistle ilk seans organize etmeye değer.

Doğa bilimine göre ağrının bedensel bir fonksiyon bozukluğu ifadesi olduğu bugün de geçerlidir. Ama yine şunu tekrarlamakta fayda var: Nörobiyolojide içinde bedensel, sosyal veya psişik ağrının işlendiği santral nöral ağlar birbirleriyle örtüşürler. Akut ağrıdan kronik ağrıya geçişte, yani kronikleşme esnasında, merkezî aktivite şablonu nosiseptif ağdan emosyonal ağa kayar böylece kronik ağrı durumlarında ilişkiler daha da önem kazanır (ayrıntılar: sayfa 23).

Tıp tarihi hastalarda pasif bir beklenti doğmasına neden olmuştur: "Doktor sorunumu çözecektir. Bu doktor yapamazsa, başka bir doktor yapar." İnsan kendi sağlık sorunlarının sorumluluğunu almaktan vazgeçmiştir; ağrı hastalıklarında müthiş bir artış olmasında bunun payı var. Çünkü daha ziyade kronikleştiklerinde ağrıların her zaman psişik, sosyal ve kültürel etkileri var. Yani kronik sadece uzun süren anlamına gelmez, aynı zamanda farklı ölçüde hayatı belirler.

"Hayatı çekilmez hâle getiren her zaman ağrılar değildir, çoğu zaman tersidir, hayat ağrıları çekilmez hâle getirir."

David E. Bresler, Amerikalı ağrı doktoru ve Free Yourself From Pain adlı kitabın yazarı

Sizin ağrı karşısındaki davranışınız nasıl?

Ağrılar belli bir ağrı davranışına neden olur. Beş farklı davranış kalıbı vardır:
1. Pasif kaçınma davranışı. Az bedensel ve sosyal aktivite ve sık sık bedensel şikâyetlerde bulunma. Çok ilaç tüketimi ve sık sık tedavi görme gibi pasif bir ağrı yönetim stratejisi.
2. Fear-Avoidance-modeli. Korku (fear) artık biyolojik ihtiyaçlardan bağımsız, inançlara ve korkulara hizmet eden bir davranış kalıbına neden olur. Bunun sonucunda ağrı algısı aşırı derecede artar ve kişi güçlü bir kaçınma davranışı gösterir (avoidance). Ardından da dekondisyon, bedensel zayıflıklar, çaresizlik ve umutsuzluk, korku ve depresyon ve de daha fazla ağrı gelir.
3. Distress-Endurance ve Eustress-Endurance modeli. Bir işi artan ağrılara rağmen bitirme eğilimi gösteren aşırı yüklenme durumu (endurance) ve zamanında mola vermeyi becerememe. Birinci durumda emosyonal düzeyde korku ve depresyon (distress) görülür. Eustress-Endurance-davranışı gösteren insanlar ise ağrı deneyimlerini umursamayarak ve hafife alarak, ağrılara rağmen tamamen pozitif bir ruh hâli geliştirerek dayanma stratejisi uygularlar. İki durumda da dayanma stratejileri nedeniyle uzun vadede aşırı yüklenme oluşur ve ağrıların şiddeti artar.
4. Asimilatif yönetim. Kişisel hedefler ve isteklere ağrılara rağmen erişme çabası, örneğin antrenman yaparak.
5. Akomodatif yönetim (fleksibilite). İstemeyi yapabilmeye uyarlama, hedefler ve istekler azalmış olanaklara uydurulur (kabullenme).

> **Öneri:** Kendinizi şu beş davranış kalıbından birine sokmaya çalışın. Çoğu zaman farklı davranış kalıplarının karışımı uyar insana – sizin durumunuzda bunlar hangileri?

Ağrı terapisinde psikoterapi intervensiyonlarının esas amacı, ağrılarınıza çaresizce teslim olmamanız, aktif ve bilinçli bir şekilde onlara müdahale edebilmeniz için, ağrılarınız ve onların sonuçlarıyla uğraşırken öz aktivitenizi ve öz yeterliliğinizi desteklemektir. Böylece, daha önce belirttiğimiz gibi, kronik ağrılara rağmen hayat kalitesi artırılabilir.

Bu bütün terapiler için geçerlidir

Sayfa 170'de değindiğim konuyu burada tekrarlamak istiyorum: Sıcakkanlı, esprili ve empati duyabildiği düşünülen psikoterapistler en iyi terapi başarılarına erişiyorlar; hem de uyguladıkları terapi yönteminden bağımsız olarak! Uygun terapi şeklini ve özellikle de doğru terapisti bulmak için biraz zaman harcayın. *Eskiden bu kişi çoğunlukla berberdi ama bugün onun da artık fazla zamanı yok.*

Bütün terapilerde her zaman terapiden günlük hayata transfer gerçekleşmelidir. Bu konuda ısrarlı olun ve terapistinizden gerekli önerileri alın!

Şunu da unutmayın ki, ağrılara multimodel bir yaklaşım gerekir. Yani diğer terapiler (fizik tedavisi, antrenman, beslenme, nöral terapi, akupunktur...) ihmal edilmemeli.

> **Ana fikir:** İlle de her kronik ağrı hastasının psikoterapiye ihtiyacı yoktur. Ama kronik ağrılar çok boyutlu bir meseledir, bu yüzden bütün boyutlarda tedavi uygulanmalıdır. Vücut ağrıyorsa, ruh da ağrır. Dolayısıyla tedaviye eşlik edecek bir psikoterapi anlamlı olabilir. Büyük araştırmalar sonucu, bu sayede çok daha iyi sonuçlar elde edilebildiği görülmüştür. Tedavi başarısı

> ortalama olarak sırf somatik (bedensel) tedavilerin başarısının yaklaşık iki misli kadardır.

PSİKOLOJİ PSİKOTERAPİSTİ Mİ YOKSA TIBBİ PSİKOTERAPİST Mİ?

Psikologlar ve psikiyatristler arasındaki fark aldıkları eğitimdir. Psikiyatristler, ilaç yazabilen doktorlardır; psikologlar ilaç yazamaz. Her ikisi de psikoterapist olarak çalışabilmek için ilaveten bir psikoterapi eğitimi almak durumundadırlar. Bu eğitim birçok farklı yönler içerir. Bunun yanı sıra, doktorlar için psikosomatik ek eğitimi vardır (psikososyal ve psikosomatik tıp uygulayabilme sertifikası).

Doktorların aldığı tedavi ücretlerini esasen sağlık sigortasının düz sigortası üstlenir, aynı şekilde bir psikiyatristin delegesinde çalışan psikologların ücretlerini de. Aksi takdirde psikoloji psikoterapistinin uyguladığı tedavi ücretine sadece ambulant ek sigorta katkıda bulunur.

Ağrı tıbbında özellikle kognitif davranış terapisinin ve kabul ve kararlılık terapisinin (KKT) faydası görülmektedir.

Kognitif davranış terapisi

Kognitif davranış terapisinde, kognisyonun, yani algılama ve düşünmenin, insan davranışı için önemli olduğundan yola çıkılır. İnsanın davranışlarını dünyayı öznel algılaması yönlendirir, nesnel kriterler değil.

> **Not:** Düşüncelerimiz, hislerimiz ve davranışlarımızla günlük hayatta strese karşı nasıl tepki gösterdiğimiz önemlidir; ya bedensel ağrılarımızın devam etmesini sağlar hatta artmalarına neden oluruz ya da onları daha çekilir hâle getiririz.

Bedensel ağrıları son derece etkileyen şeyler:
♦ **psikososyal stresörler:** Örneğin iş arkadaşlarıyla, şeflerle, partnerlerle, çocuklarla veya başka kişilerle süre gelen çatışmalar (Komşuları unutmayalım. Her İsviçreli çamaşırhane savaş meydanını iyi bilir!)

♦ **bedensel stresörler:** Bunlar süre gelen tek taraflı (örneğin öne eğik) beden duruşları, bazı hareketlerin sıkça tekrarı, uyku bozuklukları ve ağrılardır.

> **Öneri:** Tekrarlayan stresörlerinizin neler olduğu sorusunu sorun kendinize. Onlardan kurtulabilir misiniz? Cevabınız 'hayır' ise, neden? Sıkıntılarınızla baş ederken yardım alıp alamayacağınızı düşünün.

Kognitif davranış terapisi, uygun olmayan düşünce ve davranış kalıplarını belirlemeye ve onları değiştirmeye çalışır. İlk adım, zararlı otomatik düşünceleri, bunların neden olduğu negatif duyguları ve kötü davranış şekillerini idrak etmektir. Ancak bu sayede bir değişim mümkün olacaktır.

İkinci adım ise, değişim hedeflerini belirlemektir. Bu hedefler mümkün olduğunca somut bir şekilde formüle edilmelidir.

Yani merkezî konu ağrılarla aktif bir şekilde mücadele etmek değil, ağrılara rağmen işlev seviyesini muhafaza edebilmek ya da artırmaktır. Terapi temel olarak bedensel ve psişik aktivasyon, otonomi ve yeterlilik desteği vermeyi amaçlar. Kısaca özetlemek gerekirse, kişinin kendine yardım etmesine yardımcı olmak ön plandadır.

> **Ana fikir:** Kognitif davranış terapisinin hedefi ağrıyı azaltmak değil, ağrıyla daha iyi başa çıkmaktır, yani ağrılara rağmen hayat kalitesini iyileştirmektir. Bu da ağrıların kognitif değerlendirilmesinin değiştirilmesi, çaresizlik hissinin ve ağrılarla ilgili olumsuz düşüncelerin azaltılması ve kişinin kendi yeterliliğine güveninin oluşturulmasını içerir – bütün bunlar sadece davranış değişikliğiyle gerçekleştirilebilir. Ama tek başına bu yetmez, ikna ve zihniyet konusundaki değişiklikler de sonucun kalıcı olması için merkezî önem taşır.

Bir kez daha tekrarlayalım, söz konusu olan ağrıları ne pahasına olursa olsun engellemek değil! Çünkü sürekli etkili tedavi opsiyonları aramak bir müddet sonra esas problem haline gelir.

Kabul ve kararlılık terapisi (KKT)

KKT'den daha ayrıntılı olarak bahsetmek istiyorum, çünkü bu yöntem ağrılara karşı daha elverişli bir iç duruşun en önemli ana ilkelerini kapsar.

KKT'de ağrı kontrol edilmeye çalışılmaz, kontrol için tüketilen tüm enerji günlük hayattaki aktiviteye aktarılmaya çalışılır. Bunun sadece ağrı üzerinde etkisi yoktur, daha iyi bir eylem performansı ve böylece kişinin kendini daha iyi hissetmesi sağlanır. Hedef aşağı yukarı kognitif davranış terapisinin hedefiyle örtüşür lakin bu hedefe daha kolay bir yolla erişilir. İlk adım, terapinin adından da anlaşılacağı gibi mevcut durumların kabulünü sağlamak, daha doğrusu zihinsel bir fleksibilite elde edebilmektir. Sonra da bu temel üzerine yeni davranış kalıpları geliştirilebilir; bunlar günlük hayatta alışkanlık haline gelinceye dek uygulanmalıdır.

Metaforların gücü
KKT'de davranış özgürlüğü ve fleksibilitesi metaforlar yardımıyla sağlanmalıdır. Analojiler sayesinde bir yaşantı alanından elde edilen bilgi başka bir alana transfer edilir.

> *Örneğin bataklık metaforu: nahoş duygulara mesela korkuya karşı savaşmak bataklıkta tepinmek gibidir, insan gittikçe daha da batar ve sonunda bataklıkta sıkışır kalır.*

Hikâyelerin ve metaforların iki fonksiyonu vardır: Bir yandan doğrudan düşünmemizi etkiler, diğer yandan da arama ve bulma süreçlerini harekete geçirirler. Bir metafor sayesinde, size net bir davranış şekli sunulmadan, o güne kadarki davranışınızı değiştirmek fikrine kapılırsınız. Bu esnada beyindeki tam da aynı nöron ağlarının aktive olduğu gerçeği size yardımcı olur – eylemleri gerçekleştirmeniz ya da sadece hayal etmeniz önemli değildir.

Psişik fleksibilite
Metaforları da sağlayan, elde edilmeye çalışılan psişik fleksibilite şu altı ögenin birlikte hareket etmesinin sonucudur: An'ı yaşamak, farkındalık, kabul, difüzyon, an'ın farkında olmak, öz kavram.
1.Anda yaşamak. Bunun anlamı, an'ın farkında olmaktır, bilinçli olarak şu anda yaşamaktır. Aşırı sık ve aşırı uzun geçmişte veya gelecekte tutuklu kalırsak, ki düşüncelerimiz bunu yapmaktan çok hoşnuttur, tam şu anda yaşadığımız ve etrafımızda yaşanan şeyleri kaçırırız.
2.Farkındalık. Farkındalığa en kolay şekilde beş duyuyla ulaşırız (görmek, işitmek, tat almak, koklamak ve dokunmak). Bu esnada hedef iyi ya da kötü diye değerlendirmeden sadece algılamaktır – bu o kadar da kolay değil ama öğrenilebilir. Farkındalık, kronik ağrıların tedavisinde merkezî bir görüştür, çünkü psişik ızdırabı tetikleyen özellikle kendi yargılarımızdır (bkz. sayfa 153).

> **Ana fikir:** Farkındalık şimdiki zamanı bilinçli olarak yaşama becerisidir. Farkındalığı artırmak için şunlar yapılmalıdır:
>
> -bütün duyularımızla yaşamak,
>
> -olayı algılamak ve bu esnada mümkün olduğunca yargılamamak. Eğer bu mümkün değilse, en azından yargıladığımızın bilincinde olmak.

3.Kabullenme. Kabullenmeyi anlayabilmek için farklı açılara bakmak gerekir:
-**Yaratıcı çaresizlik**, faydasız olandan vazgeçmek, bu esnada da alternatiflere açık olmak ve yeni bir şey deneme cesareti göstermek

demektir. Çözüm çabalarının tümünün başarısız olduğu ortaya çıkınca insan kendini çaresiz daha doğrusu ümitsiz hisseder. Bunun yerine ne yapmamız gerektiğini henüz bilmediğimizden, bu devreyi ümitsizlik olarak adlandırabiliriz. Lakin derhal şu soru doğar: Peki şimdi ne olacak? O zaman anlamlı, yaratıcı ve cesur olmak gerekir.

-Kontrol: Çoğu zaman kontrol edilemeyecek şeyleri kontrol etmeye çalışırız var gücümüzle. Nahoş düşünceler ve hisler kısa bir süre içince bastırılabilse bile, sonunda tekrar ortaya çıkmaları adeta kaçınılmazdır.

> **Ana fikir:** İstenmeyen düşünceler, hayaller, anılar ve hisler rahatsız edicidir hatta acı bile verebilirler fakat kontrol edilemezler.
>
> İşte bu yüzden en önemli Fake News'e tekrar bakalım:
>
> -Bilinçli kontrol dış dünyada mümkün --- yanlış
>
> -İnsan kişisel yaşantılarını ve kendini gözden geçirmeli --- saçma
>
> -Başkan insanlar kontrol edebiliyor --- doğru değil ama bunu itiraf etmezler.

-Yaşantılardan kaçınma, istenmeyen düşünceler ya da hislerle ilişkili olan olaylardan kaçınma çabasıdır. Nahoş olan şeyi yaşamak istememek doğal bir şeydir. Bu faydalı ve anlamlı da olabilir. Örneğin sarhoş bir partnerin araba kullanmasını engellemek son derece anlamlıdır. Önemli olan yaşantıdan kaçınmanın türü ya da formu değil, fonksiyonudur: bazen kimseyle görüşmek istemeyebiliriz, bu tamamen normal bir şeydir. Ama korku hissine kapılmamak için kimseyle görüşmek istemiyorsak, bu davranış strateji hâline gelir, dolayısıyla probleme dönüşür. Korkudan kaçınmak gittikçe daha çok hayatın bir parçası olur, düşüncelerimiz, hislerimiz ve davranışlarımız ona endekslenir. Bu da durumu daha da kötüleştirir.

BU KONUYLA İLGİLİ BİR METAFOR: Dişinizde sorun var ve kibar bir diş doktoruna gidiyorsunuz. Doktor güzel bir müzik açıyor, şakalar yapıyor, sağlam dişlerinizi kontrol ediyor ama sorunlu dişinizi göz ardı ediyor. Acı hissetmediğiniz için bu sizin için hoş bir yaşantı olur. Bu doktora her gidişinizde aynı olaylar tekrarlar. Bu arada dişinizin sorunu gittikçe artar ve bir apse oluşur ama diş doktorunuz hâlâ sadece sağlam dişlerinizle uğraşmaktadır. Doktorunuz onun yüzünden acı yaşamanızı ya da kendinizi kötü hissetmenizi istememektedir.

Böyle bir doktordan memnun kalır mıydınız? Muhtemelen hayır. Zira eğer sağlıklı dişleriniz olmasını istiyorsanız, canınız çok acısa bile hasta dişinizle ilgilenmelisiniz.

-İstekli olmak demek, hazır olmak demektir. Bu bir duruştur, bir hayat görüşüdür ve şimdiki zamanda eylemde bulunmakla kendini gösterir. Yolumuzda karşımıza çıkan nahoş düşünceleri, hisleri ve olayları taşımaya hazır olmak demektir.

Ne zaman iyi bir şey yapmaya ikna etmeye çalıştığım birisi, "Bir bakayım", dese, aklıma bir arkadaşımın sözü gelir: "Bakmak istiyorsan, kendine bir dürbün al, dağlara git ve dağ keçilerine bak!"

> **Ana fikir:** Kabullenmek, postacıdan postayı almak gibi bir şeydir. Mektupları beğenmek zorunda değiliz.

4.Difüzyon. Difüzyon ayrılmak demektir: Bilinçdışında deneyimlerimizi sözcüklerle birleştiririz; böylece olayları düzene sokar, kategorize eder ve değerlendiririz. Bu esnada çoğunlukla kendimizi kendi düşüncelerimizle özdeşleştiririz, onlarla karışıp birleşiriz. Sıklıkla iyi ve kötü, doğru ve yanlış, haklı ve haksız, suçsuz ve suçlu diye kategorize ederiz. Bu tür değerlendirmeler tamamen keyfidir ve genellikle gerçeklerle bağdaşmaz. Difüzyon, insanın kendi hislerine ve düşüncelerine karşı mesafeli bir duruş takınması demektir. Ya da: Düşündüğünüz her şeye inanmayın!

5. Anın farkında olmak. Farkında olmak, o andaki olaylarla temas içinde olmak ve aynı anda bu esnadaki düşüncelerin, hislerin ve bedensel algıların da farkında olmak demektir. Sebze keserken, sebze keseriz ve sebze kesmeyi düşünürüz. Yemekten sonra yapacağımız evlenme teklifi, sebze kesmekten daha önemli değildir.

6. Öz kavram. "Öz" sözcüğüyle, inançlarımızı, düşüncelerimizi ve hayallerimizi ima ederiz. Dünya ve kendi reaksiyonlarımız hakkında konseptler üretiriz. Örneğin şöyle deriz: Ben iyi bir babayım, ben hiç pes etmeyen bir insanım, vb. Kendimiz hakkında düşündüğümüz şeyler üzerinden kendimizi betimleriz. Bu öz kavramlar işe yarayabilir, Ben'imiz hakkında bir özet sunarlar, bir kimlik. Lakin kendimize fazla tutunursak, bunlar bir hapisaneye dönüşebilir.

ACT (KKT)'deki C harfi: Commitment (Kabullenmek)
Commitment kelimesinin tam karşılığı yoktur; kabullenmek, üstlenmek diye çevrilebilir. Dolayısıyla, ACT'de bir işe kalkma eylemi vardır. Bunun için de etkili davranış kalıpları geliştirilmelidir, öz davranış bilinçli bir şekilde planlanmalıdır. Ama mühim olan, alınan kararın baskıya dönüşmemesidir.

Commitment belirlerken, kendi değerlerimize bakabiliriz.

Değerler deyince, hayata anlam, yön veren ve kişinin kendine iyi yaşanmış bir hayatın nasıl olmasını, neleri deneyimlemesini ve nelere ulaşmaya istediğini hayal ettiren, özgürce seçilmiş hayat yönelimleri akla gelir. İnsan hedefe ulaşır gibi ulaşamaz değerlere, değerler tekrar tekrar yaşanmalıdır. KKT'de değerlere yönelim davranışlara dayanır. Değerlerimizi davranış olarak gördüğümüzde bunları etkilememiz mümkün olur. O yüzden onları fiillerle ifade ediyoruz ve belli bir kalite vermek için de sıfatlarla (belirteçler) betimliyoruz. Örneğin: "çocukları sevgiyle yetiştirmek", "dünyayı merakla gezmek".

> **Öneri:** Kendinizi nasıl betimlersiniz? "Ben ... " diye başlayan ve sonra da davranış içeren ifadeler kullanın. Hangileri daha hoşunuza gidiyor? Hangileri esnek?

Derinlik psikolojisi yöntemleri

Psişemizin bilinçdışı kısımları bildiğimiz gibi deneyimlerimizi ve davranışlarımızı etkiler. Derinlik psikolojisi görüşüne göre, bugün bile yaşantıları olumsuz etkileyen geçmişle ilgili bilinçdışı, bastırılmış veyahut işlenmemiş çatışmalar vardır. Derinlik psikolojisi terapisi bu kısmı ortaya çıkarmak ister.

Ağrı semptomatiği derin duygu regülasyonu bozuklukları (örneğin kişilik bozuklukları çerçevesi içinde), travmatik deneyimler (örneğin kötü davranma veya suiistimal), hayatı değiştiren akut olaylar (örneğin ayrılık, ölüm, göç gibi kayıp deneyimleri) veya kronik bir stres durumu sonucu bir dekompansasyon (akut psişik reaksiyon, "sinir krizi") ile ilişkiliyse, icabında derinlik psikolojisi tedavisi faydalıdır.

> **Not:** Derinlik psikolojisi yaklaşımında, ağrının, bastırılmış ruhsal bir çatışmanın yerini tuttuğu veya öz saygı hissi varoluş krizinde hissedilen bir tazmin algı olduğu düşünülür.

İnsan hislerini bastırabilir veya tamamen yok sayabilir lakin buna içsel bir endişe ve kas kasılması eşlik eder. Burada psiko vejetatif endişeden bahsedilir. Bastırılan duygu ne kadar güçlüyse, bedensel tepki de o kadar şiddetlidir. Bu vejetatif olaylar o kadar kuvvetlidir ki, ya bedensel ağrıları artırırlar ya da farklı, psişik kaynaklı ağrılara neden olabilirler.

Psikoterapiyle ilgilendiğinizde bu terapi şekliyle karşılaşacaksınız. Bu hâlâ kronik ağrı durumunda standart terapilerden biridir.

👁 *Tekrar benim görüşümü almak isterseniz:* Geçmişteki bir davranış kalıbının nedenini ortaya çıkarmak faydalı olabilir, ama iş bununla bitmez. Bence somut, probleme yönelik bir çalışmayla başarıya daha hızlı ulaşılır. Bu noktada da özellikle kognitif davranış terapisi ve KKT işe yaramaktadır. Bu terapilerde de eski davranış kalıpları söz konusudur. Bütün psikolojik tedavilerde terapist, terapi bilgilerinin günlük hayatta da uygulanmasına dikkat etmelidir. Dikkat, geçmişte çok fazla takılıp kalmayın!

EMDR (Göz Hareketleriyle Duyarsızlaştırma ve Yeniden İşleme) ve travma sonrası stres bozukluğu

Travma sonrası stres bozukluğu çok ciddi kazalardan, saldırılardan, tecavüzlerden veya benzeri dehşet verici olaylardan sonra ortaya çıkabilir. Yani, kişi yoğun korku ve çaresizlik hislerine teslim olmasına neden olan ekstrem bir strese maruz kalmış olmalıdır. Daha sonra genellikle olaylar, sık sık, tekrarlanan imgeler, düşünceler, kâbuslar ve geçmişe dönüşler yoluyla ısrarla anımsanarak tekrar tekrar yaşanır. Daha hafif tetikleyiciler, örneğin bir koku, bir ses, çevresel bir ayrıntı veya olayı hatırlatan benzeri şeyler yüzünden kişi korku, panik veya agresyon gibi yoğun psişik reaksiyonlar gösterir.

Beyin normal olarak strese neden olan deneyimleri bilinçli bilgi işlem sisteminde (hipokampus ve serebral korteks) iyi işleyebilir. Lakin bir travma bu işlenişin bozulmasına neden olabilir, öyle ki, yaşanmış olan olay sadece parça parça kaydedilir. Oysa, bilhassa emosyonel çalışan bilinçdışı bellekte (amigdala, bkz. sayfa 170) tam bir bellek oluşumu gerçekleşir. Bu farklı işleniş, travmayı hatırlatan uyarılar yüzünden deneyimin bütün bedensel ve duyusal algılarıyla tekrar tekrar yaşanmasını sağlar.

Kronikleşme kısmında daha önce belirtildiği üzere (bkz. sayfa 23) kronik ağrılar çoğunlukla, travma gibi, bir yandan ağrı tehdidi, öte yandan da ağrıyla baş etme olanakları arasındaki çelişki olarak yaşanır. Böylece ortaya çıkan kontrolü yitirme, korku ve çaresizlik hisleri bazı beyin strüktürlerinde natamam hafıza oluşumuna neden olabilir, bunun sonucu olarak da bilinçdışı anılar yüzünden ağrılar tekrar tetiklenir. Bu nedenle de EMDR'in ağrı tedavisinde belli bir önemi vardır.

EMDR (Eye Movement Desensitization and Reprocessing) travma sonrası bozuklukların tedavisinde etkili bir yöntemdir. Bu yöntem aynı zamanda kuvvetli emosyonel streslerin eşlik ettiği bozuklukların tedavisinde de faydalıdır.

Tedavi dual farkındalık ilkesine göre çalışır: Hasta stres yaratan bir deneyime odaklanırken göz hareketleri uyarılır. Böylece beyin ilgili deneyimi yeniden işlemesi ve yeniden yorumlaması için uyarılır (kognitif değişim). Eski sınırlayıcı öğretiler ve bedensel stres reaksiyonları yeniden işlenir, değiştirilir ve aktüel içsel güce uyarlanır.

> **Not:** Benzer bir şey muhtemelen rüyada gerçekleşir (REM-uykusu). Bilindiği gibi orada da bu hızlı göz hareketleri vardır.

Sayfa 154'de bahsedilen Annabelle R.'i anımsıyor musunuz? Hasta on yıl önce bir araba kazası geçirmişti ve ancak araba kesilerek araçtan çıkarılabilmişti. Ayakları ağır yaralanmıştı ve birçok ameliyat sonrasında bile ağrıları geçmemişti; sadece değneklerle yürüyebiliyordu.

Annabelle R. bu kazadan sonra büyük psişik zorluklar yaşamıştı. Kaza sigortasının değerlendirmesinde şöyle yazıyordu: "Bugün sigortalının şikayetlerine bakıldığında psişik entegrasyonunun epeyce ve kalıcı zarar gördüğü söylenemez. Ayrıca yaşanmış olan kazanın olağanüstü ağır olduğu şüphelidir." Bu değerlendirme yoruma açıktır.

> **Ana fikir:** EMDR ile disfonksiyonel kaydedilmiş ya da strese neden olan anılar yeniden işlenebilir ve beyne yeniden entegre edilebilir.

Sigorta hukuku açısından travma

Psişik şikayetlerden dolayı (travma sonrası stres bozukluğu) kaza sigortasından sadece yeterli bir nedensel ilişki (bkz. sayfa 240) olduğu takdirde, yani travma sonrası stres bozukluğu çok büyük bir ihtimalle kaza sonucu oluştuysa tazminat isteme hakkı doğar.

Hafif, orta ağır ve ağır kazalar diye ayırmak için esas olan kaza olayına objektif bakmaktır, kazanın sübjektif yaşantısı değil.

Hafif kazalarda kaza ile kaza sonrası psişik bozukluklar arasındaki ilişki genel olarak reddedilir.

Orta ağırlıktaki kazalarda sırf kazanın kendisi değil psişik bozukluklara neden olmuş olabilecek kaza ile ilişkili durumlar da göz önüne alınır. Bunlar:

♦ özellikle paralel dramatik durumlar (örneğin bir yakının ölümü) veya kazanın özel belirginliği,
♦ yaşanan yaralanmanın ağırlığı ve özelliği, özellikle de psişik bozuklukları tetikleyip tetiklemediğinin deneyimlenmiş olup olmadığı,
♦ tıbbi tedavinin normalden çok daha fazla sürmesi,
♦ kesintisiz bedensel ağrılar,
♦ yanlış doktor tedavisi nedeniyle kaza sonrası sağlık durumunun epey kötüleşmesi,
♦ zor bir iyileşme süreci ve ciddi komplikasyonlar,
♦ fiziksel iş göremezlik derecesi ve süresi.

Örneğin şu kaza orta ağır olarak değerlendirildi: Sigortalının aracı otobanda 90 km hızla giderken orta refüjde ters dönünce, kendisi araçtan dışarı fırlar. Orta ağır kaza/ağır kaza sınırında olarak şu olay değerlendirildi: Sigortalının aracı otobanda sol şeritte 130 km hızla giderken savruluyor, orta şeridi ve emniyet şeridini geçiyor, şarampole devriliyor, oradan otobanın sol şeridine geri savruluyor ve tekerleklerinin üstünde duruyor; bu esnada sürücünün yanında oturan kişi araçtan dışarı fırlıyor, sigortalı kişi ise yardım almadan araçtan çıkamıyor.

Düşünün: Bu tür kazalarda, kişinin psişik olarak sağlam kalması bekleniyor!

Sırf ağır kazalarda (örneğin parapleji oluştuğunda) kaza ve psişik sağlık bozukluğu arasında yeterli nedensel ilişki olduğu genellikle kabul ediliyor (kişi kazayı ölmeden atlattıysa!).

DİKKAT! EMDR psikotravmaya yönelik bir terapiyle birlikte uygulanmalıdır.

İmajinasyon ve tıbbi hipnoz

İmajinasyon, kişinin bir şeyi hayal etme yetisidir. İmajinasyon sırf içsel imgeleri ve düşünceleri kapsamaz, duymak, koku almak, tat almak ve hissetmek de hayal edilebilir. Ağrı çektiğimiz zaman, içsel imgeler ağrıyı nasıl algıladığımızı belirler. Hisler bu imgeleri değiştirir. Ağrıya korku ve bayılma da eşlik ediyorsa, örneğin spor esnasında performans sınırı olarak algıladığımız ağrının yarattığı imgelerden çok daha farklı imgeler oluşur.

Bir şeyi "sırf" hayal ettiğimizde veya gerçekten yaşadığımızda beyinde aynı süreçlerin yaşandığı kanıtlanmıştır. Hayal ettiğimiz zamanki olaylar sadece biraz daha zayıftır. Söz gelişi, hayalimde kendimi iyi hissettiğim bir yere gidersem, olayı gerçekten yaşamışım gibi aynı süreçler yaşanır beynimde (örneğin safe-place-imagination, insanın kendini iyi hissettiği güvenli bir yeri gözünün önüne getirmesi). Dolayısıyla, içsel imgelerimizi hayal yoluyla değiştirme ve böylece yaşanmış olanı ve somut ağrının verdiği ızdırabı azaltma olanağımız var.

> **Not:** İmajinasyonları kendimiz yapabilir ya da rehber eşliğinde bir imajinasyona katılabiliriz. Çoğu zaman ikinci seçenek daha verimlidir çünkü böylece imajinasyon akışının kontrolünü başka birine bırakırız ve imgeleri kendimiz aktif bir şekilde çağırmak durumunda olmayız. Rehber eşliğindeki imajinasyonları CD olarak veya Youtube'da bulabilirsiniz.

Tıbbi hipnoz biraz daha ileriye gider. Doğaçlama ve bilinçli olarak uygulanan hipnoz süreçlerini terapi niyetiyle kullanır. Birçok insan bilincinde olmadan hipnoz durumlarını (Trance) günlük hayatından bilir. Çevre geri planda kalır ve içsel gerçeklik farkındalığı tamamen ele geçirebilen bir canlılık kazanır. Hayal edilen imgeler, sesler ve hisler bu durumda emosyonları ve vejetatif sinir sistemini dışsal durumdan daha çok etkiler.

Modern tıp hipnozunda terapist özgünlüğüne ve içsel gücüne yönelik çalışır. Bunun için enformasyona ihtiyacı vardır: sizin varmak istediğiniz hedef durum nedir? Durumunuzu iyileştirmek için hangi içsel güce sahipsiniz? Önemli olan sağlıklı hislerinizi dile getirmenizdir (salutojenik dil). Sağlığınız için arzuladığınız durumları elde etmek üzere deneyimlerinizi tararsınız. Bir arzu göz önüne getirildiğinde beden bunu icabında gerçekleştirebilir. İnsanın güçlü yönlerine bakması öz algıyı olumlu anlamda değiştirebilir. İyi gevşediğimi (bu nadiren gerçekleşebilir) veya enerji dolu olarak ormanda yürüdüğümü hayal edersem bu hayal, yetilerimin farkına varmama ve kendimi daha rahatlamış veya enerji dolu hissetmeme neden olur.

Nihayetinde dikkatimizi semptomun olumlu tarafına da vermeliyiz. Ağrının kendisinde de değiştirmememiz gereken bir şey olup olmadığına bakmalıyız (sözgelimi "bana sınırlarımı gösteriyor", "beni hayır demeye zorluyor" vb).

Ancak bu ön çalışmadan sonra formal trance başlatılır. Hipnoterapistin kişiye uygun telkinleri geliştirebileceği bir matrisi siz kendiniz yaratmış olursunuz. Yani hipnoz sizin öznel gerçekliğiniz içinde ve onunla çalışır.

> **Ana fikir:** Genel olarak davranışı değişmeden önce kişinin bilincinin değişmesi gerektiğini düşünürüz. Hipnoz çalışması tersine işler: Kişi hipnoz esnasında düşünmeyi etkileyen bir deneyim yaşadığı için, Trance düşünceyi değiştirir.
>
> Hipnoz esnasında içsel imgeler geliştirir ve değişim süreçlerini başlatırsınız. Bunlar sonradan değişecek olan ağrı imgelerini hayal etmek olabilir. Örneğin insan ağrıyı gittikçe soğuyan fokur fokur kaynayan bir volkan olarak zihninde canlandırabilir.
>
> **DİKKAT:** Hipnoz terapisi de EMDR gibi mutlaka psikoterapi çerçevesinde uygulanmalıdır.

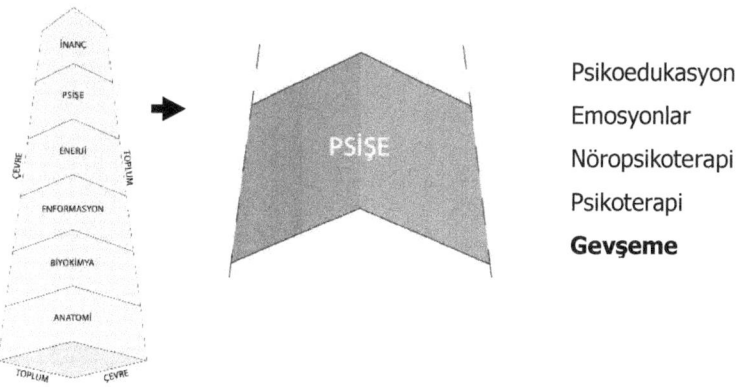

Psikoedukasyon
Emosyonlar
Nöropsikoterapi
Psikoterapi
Gevşeme

GEVŞEME YÖNTEMLERİ

Gevşeme yöntemleri aynı anda hem ruhu hem de bedeni etkiledikleri için, kronik ağrı tedavisinde önemli bir yere sahipler. Bedensel algılar üzerine öz denetimi iyileştirerek kişinin ağrıya teslimiyet hissine kapılmasını engellerler. Ayrıca insan kendi yaşantılarına odaklanmayı öğrenir. Bunun faydası, dışardan gelen rahatsız edici uyaranların devre dışı kalması ve kişinin kendi ihtiyaçlarını daha iyi algılayabilmesidir.

En çok bilinen gevşeme yöntemleri progresif kas gevşetme ve otojen antrenmandır. Ayrıca imajinasyon ve telkin teknikleri ile bütün meditasyon yöntemleri de bu iş için çok uygundur.

Gevşeme yöntemleri bedensel ve ruhsal sakinleşmeyi sağlar. Bu sayede, özellikle kronik ağrılar durumunda stres ve kas gerginliği arasındaki kısır döngü kırılır. Düzenli olarak yapılan gevşeme egzersizleri ayrıca ağrı algısını azaltır. Stres uyaranlarına karşı algı eşiğini yükselterek, kişinin bunları kendi hislerinden ayırmasına yardımcı olurlar.

Nefes teknikleri

Nefes egzersizleri solunumun vejetatif sinir sistemi ve ağrılar üzerine fizyolojik etkisini kullanırlar. Bu etkinin, simpatikus aktivitesi bastırılınca nefes alma fazındaki ağrı kesici etkisinden veya ağrı kesici etkisi olan omurilikteki hücre çekirdeklerinin uyarılmasından kaynaklandığı düşünülmektedir. Nefes gözlemleme teknikleri yardımıyla nefesin uzunluğu, derinliği ve solunum karakteri düzenlenir. Karın nefesi, yani karından derin nefes almanın gevşetici bir etkisi varken, yüzeysel solunum stresi artırır. Bir mücadele durumunda insanın yüzeysel ve hızlı nefes aldığını hepimiz anlayabiliriz; vejetatif sinir sistemi ise tam tersini düşünüp, yüzeysel solunumun stresten dolayı gerçekleştiğini sanarak buna göre davranır. Bu yüzden özellikle akut stres olaylarında nefes teknikleriyle his durumu sakinleştirilebilir.

> **Ana fikir:** Nefesimiz hassas bir ölçü aleti olarak hislerimize, düşüncelerimize ve davranışlarımıza tepki gösterir. Düşüncelerimiz ve hislerimiz de solunumumuza reaksiyon verir.

Otojen antrenman

Bu teknikte kişi sadece bedensel algılara odaklanır ve hareket etmez. Kişi farkındalığını belirli algılara yöneltir ve bir değişiklik olduğunu zihninde canlandırır, örneğin kolların ve bacakların ısındığını. Bu ısı canlandırması bedende sahiden bir sıcaklık hissi uyandırır ki bu da daha iyi bir kan dolaşımını ve kasların gevşemesini sağlar. Gevşeme tekrar vejetatif sinir sistemine bildirilir, o da mücadele kısmının sakinleşmesini sağlar.
Temel seviye diye adlandırılan seviyenin altı egzersizi (ağırlık hissetme, sıcaklık, kalp denetimi, solunum denetimi, karında sıcaklık ve alında serinlik) vejetatif sinir sisteminin tamamen gevşemesini ve böylece stres azalmasını sağlar.

Orta seviye egzersizleriyle, niyet ifade eden cümlelerle insan kendi hareketlerini etkileyebilir (örneğin, "Ben her durumda sakin ve güçlüyüm"). Üst seviye egzersizleri bilinçdışına yöneliktir.

> **Not:** Otojenik antrenman otosükjesyonla çalışır; daha önce de gördüğümüz gibi, bir şeyi yapmayı hayal de etsek, somut olarak da yapsak, iki durumda da beyinde adeta aynı şey oluşur.

Progresif kas gevşetmesi

Jacobson usulü progresif kas gevşetmesi yöntemiyle bazı kas grupları istemli olarak gerilip gevşetilerek beden derin bir gevşeme yaşar. Ardı ardına tekil kas bölümleri önce bilinçli bir şekilde gerilir, kas gerginliği kısa bir müddet tutulur ve sonrasında tamamen gevşetilir. Progresif kas gevşetme tekniğiyle (bütün gevşeme yöntemlerinde olduğu gibi) vejetatif hareketlilik bastırılarak, ağrı, gerginlik ve stres kısır döngüsünün kırılması sağlanır. Bunun yanı sıra beden daha iyi algılanır, odaklanma yeteneği ve öz yeterlik güçlenir, ayrıca psişik gerginlik ve aktif hâller de daha iyi algılanır. Özellikle de gevşeyerek elde edilen bilinç durumu ağrının uzaklaşmasını ve yok olmasını sağlar.

> **Ana fikir:** Otojenik antrenman, progresif kas gevşetme yöntemi ve diğer gevşeme tekniklerinin hepsi egzersiz yöntemleridir. Bu sizin için şu anlama gelir: egzersiz, egzersiz, egzersiz!
>
> Otojenik antrenman ve progresif kas gevşetme yöntemi, anksiyete, stres ve uyku bozuklukları durumunda da işe yarar.

Meditasyon

Meditasyon eskiden dinî ve spiritüel bir uygulama idi; günümüzde ise meditasyonun şifa verici yönü adeta dünyevileştirilmiştir. Farkındalık ve odaklanma yoluyla insanlar, özellikle yargılamalardan, geçmişin (anılar) ve geleceğin (planlar, korkular, vb.) öznel anlamından, alışılmış düşünme tarzından kurtulmuş bir şekilde anda yaşanan şeyin ön planda olduğu bir bilinç düzeyine ulaşmaya çalışırlar. Meditasyon tekniklerinin, net, uyanık bir farkındalık ve aynı zamanda en derin gevşeme durumunun mümkün olduğu bir bilinç düzeyine ulaşmaya faydası olduğu söylenir. Bu teknikler tıp alanında, özellikle kronik hastalıklarda ve stres azaltmak amacıyla gittikçe daha çok uygulanmaktadır (elbette dinî bir arka plana dayanmadan).

Rehber eşliğinde yapılan bir meditasyon durumunda (online çok sayıda bulunabilir) bir kişi meditasyon yapan diğer kişilere rehberlik yapar. Katılımcılar için bunun avantajı, zihnin daha az dağılması veya alıp başını gitmemesidir. Tecrübesiz kişiler için meditasyon ancak bu yolla mümkündür. Katılımcı meditasyon yönetimini terapiste bırakarak kendisi "sadece" gevşer.

> **Not:** Kronik ağrı problemlerinde, akut durumda ve huzur bulmak için farklı gevşeme tekniklerini iyi bilmek çok işe yarar.

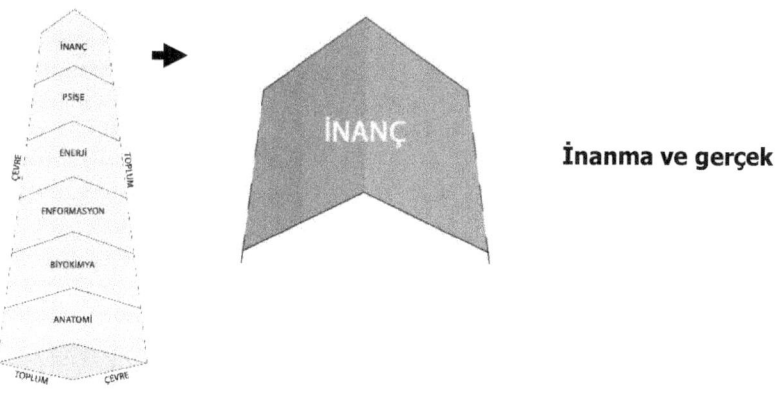

İnanma ve gerçek

İNANMA VE GERÇEK

İnanma hem bir olasılığı varsaymak hem de dinî anlamda kişinin kendi inandığı şeyin "gerçek olduğunu sanması" anlamına gelir.

İnanma bir şeyle ilgili olabilir ("kar yağacağını sanıyorum"). Böylece bir görüş veya varsayım ifade edilir. İnsanlarla ilgili konularda inanma kelimesi güven bildirir, örneğin: "onun beni sevdiğine inanıyorum".

Karım beni seviyor: düşünceler, inançlar ve temel düşünceler

Hepimizin kafasında her zaman bazı düşünceler vardır. En çok düşündüğümüz şeyler baskın olurlar ve bilinçdışında sürekli tekrarlandıkları için sonunda gerçek olarak kabul edilirler. Böylece bu düşünceler inanca veyahut temel düşüncelere/ilkelere dönüşürler.

Herkesin ilkeleri vardır, sahiden herkesin. Pratik açıdan bunları tanımak ve yararlı ve yararsız olarak iki gruba ayırmak iyi olur. Bu işlemin ardından yararsız olanlar yararlı olanlarla değiştirilebilir.

👁 *Karımın beni sevdiğini sadece düşünmüyorum, sadece bu kanaatte de değilim, ben buna canı gönülden inanıyorum. Bu böyle olduğu için akla yakındır. Bu durumdan şüphelenmek saçmalık olur, çünkü ben ve karım çok iyi bir ilişki içindeyiz. Rakipleri kafaya takmam yersiz, emosyonel olarak* kıskanmamı gerektiren bir durum yok. Bu inanç beni aynı zamanda çok güçlü kılıyor. Yani kesinlikle faydalı bir temel düşünce! Bunu değiştirmem için bir neden yok.

Ayurveda doktorum bana sarımsağı yasakladı. Sarımsak seks ateşini alevlendiriyormuş, ki bu da beni spiritüel yolumdan saptırıyormuş. Neden bu konuda şimdiye kadar aydınlanmadığımı (ve karımın beni hâlâ sevdiğini) nihayet öğrendiğime sevindim.

Evet ben sarımsak yerdim, hem de çok yerdim. Çünkü sarımsak sağlıklıdır, antiviral ve antibakteriyel özellikleri vardır, bağırsak fonksiyonunu düzenler, kolesterolü ve tansiyonu düşürür (kanıtlanmamıştır), kan sulandırıcıdır ve diyabet, göz enfeksiyonu ve cilt sorunlarına karşı koruyucu etkisi vardır. Ayrıca sarımsak bilindiği gibi ortaçağdan bu yana bir tılsımdır, bulaşıcı hastalıklardan, hayaletlerden ve cinlerden korur. Sağlıklı beden iyi hoş da, aydınlanma yok!

Yani ayurveda doktorum sayesinde sırf sarımsak yüzünden aydınlanmamış olduğum inancına vardım. Temel düşüncelerimin nasıl oluştuğunu anladınız mı?

Düşünceler emosyonları oluşturuyor ve ikisi bir arada davranışları etkiliyor. İnsan sürekli dertleniyorsa ve sorunların içine gark oluyorsa, günlük bir düşünce kalıbı oluşur. Kişi dünya ile beraber yok olacağından emindir. Bir dereceye kadar bu doğrudur, çünkü her şeyin bir sonu vardır. Ama buna rağmen böyle bir temel düşünce yararsızdır.

Ama yararlı düşünmeye başlarsak ve bunu uzun müddet denersek, yeni, faydalı bir temel zihniyet oluşturmayı, dolayısıyla pozitif bir gerçeklik yaratmayı beceririz.

> **DİKKAT:** Çoğunlukla bir şeyi anlamadığımız veya korktuğumuz zaman oluşur temel düşünceler... "Her şey iyi olacak!" Bu çoğunlukla yarattığımız bir temel düşüncedir. Bu tür düşünceler tehlikelidir çünkü ekseriya bir şeyin iyi sonuçlanması için bir şeyler yapmak gerekir.

Ağrı tıbbında önemli bir rol oynayan olumsuz temel düşünce örnekleri, felaketleştirme ve kurban rolüdür (bkz. sayfa 25 ve 154). Tecrübelere dayanarak söylenebilir ki, temel düşünceler, özellikle engelleyici olanlar çoğunlukla çok inatçı oluyorlar. Ve bunlar genellikle her tür mantıksal argümandan daha da güçlüdürler.

Letizia W., genç bir hastaydı; geçmek bilmeyen baş ağrıları vardı. Yapılan tüm tetkikler sonucu ağrının nedeni bulunamadı. Hasta malûl durumuna düşeceğinden emindi. Bu yüzden işini bırakıp yapabildiği müddetçe sadece çocuklarıyla ilgilenmek istiyordu. Ama, her şeyin ille de belirgin bir nedeni olması gerekmediğini anlayınca, gittikçe rahatladı ve terapinin pozitif değişiklikler getirdiğini algılar hâle geldi. Böylece, her şeyin tekrar iyi olacağına inanmaya başladı. Zaman içinde ağrılar tamamen yok oldu (sırf benim yardımımla değil).

Mutluluğu oluşturan ipler

Mutluluğu oluşturan ipler: bu ipler aynı zamanda bizi ağrılara karşı koruyan iplerdir. Geniş çaplı araştırmalar gösteriyor ki, insanın mutluluğu için yedi faktör önem taşır:

♦ **İlişkiler.** Bir ya da birkaç yakın arkadaşı olan insanlar daha mutlular. Dost çevremizin ne kadar büyük olduğu fark etmez, önemli olan başkalarıyla ne kadar sıklıkla bir şeyler yaptığımız ve kişisel duygularımızı paylaştığımız.

♦ **İyilik ve nezaket.** Düzenli olarak içinden geldiği için başkaları için iyi bir şeyler yapan insanlar daha mutlular ve daha az depresifler.

♦ **Spor, hareket.** Düzenli spor örneğin depresyona karşı korur.

♦ **Flow.** Kendimizi ne kadar sık Flow'a bırakırsak, o kadar mutlu oluruz (Flow konusunda ayrıntılar: sayfa 164).

♦ **Spiritüel angajman ve hayatın anlamı.** Yaşamlarında bir anlam bulan insanlar kesinlikle daha mutlu oluyorlar.

♦ **Güçlü yönler ve erdemler.** En mutlu insanlar, kendi güçlü yönlerini (örneğin eleştirel düşünme) ve erdemlerini (örneğin insancıl olmak) bilen insanlar.

♦ **Optimizm, farkındalık ve minnettarlık.** Bunları biliyorsunuz zaten ...

> **Not:** Kendi içinize yönelin: bu yedi faktör sizde ne durumda?

Listeye baktığınızda, bu ağrı tıbbı rehber kitabındaki birçok şeyi işlediğimizi fark edeceksiniz. İlişkiler ve iş (bizim coğrafyada merkezi önem taşıyan hayatın anlamı, Flow, güçlü yönler ve erdemler) konuları bundan sonraki bölümde işlenecek.

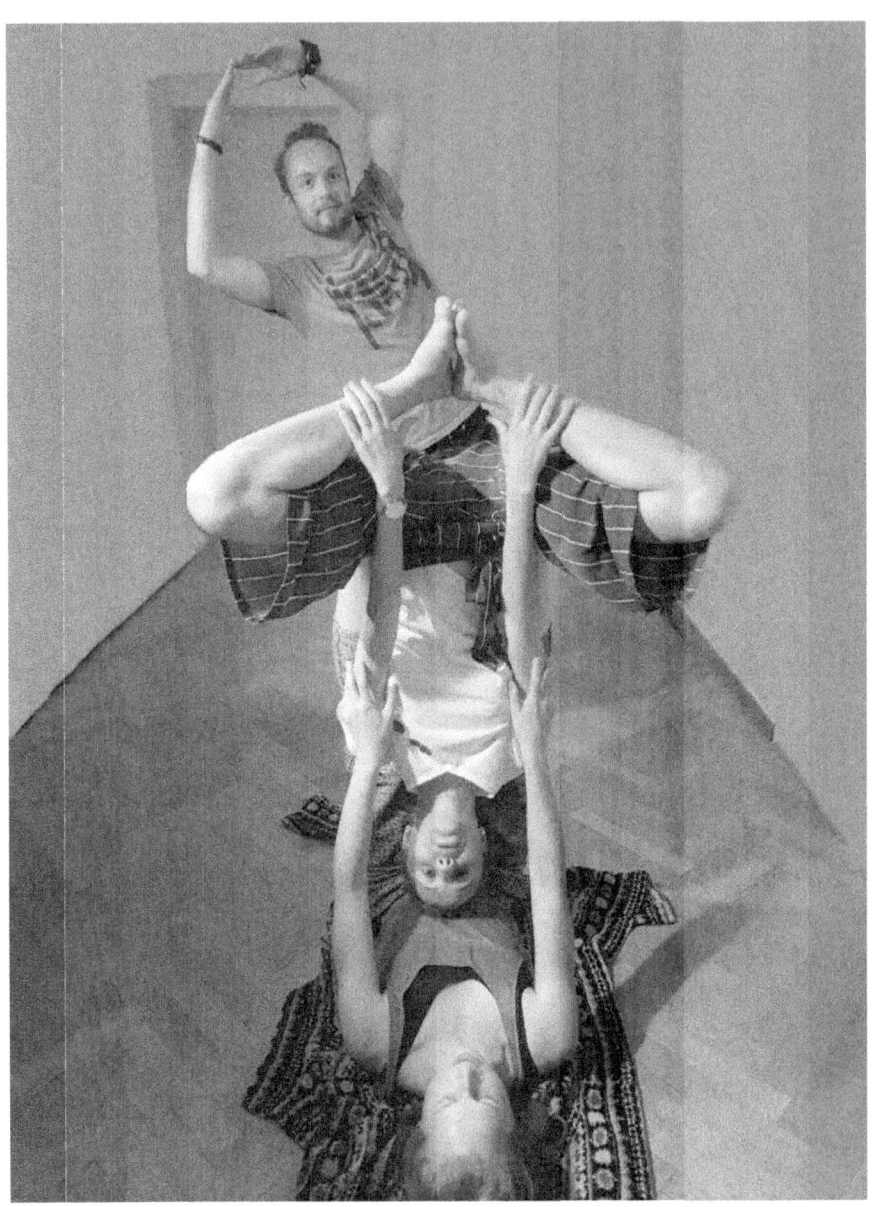

4. KRONİK AĞRI TEDAVİSİNDE SOSYAL FAKTÖRLER

Kronik ağrılara biyopsikososyal açıdan bakıldığında tedavinin sosyal yönü genellikle fazlaca göz ardı edilir. Lakin ağrı hastalarının iş ve özel hayatlarında hangi sosyal etkilerle karşı karşıya kaldıklarını anlamaları özellikle önemlidir. Çünkü bu konuda bir şeyleri değiştirme zahmetine katlanmaya değer.

Düşünmemiz ve hissetmemiz sosyal durumumuza bağlıdır – ve tersine, bu ikisi de sosyal durumumuzu etkiler!

GİRİŞ

İnsan, sadece bireysel çevresinin etkileri ve sosyal durumu bağlamında dikkate alınabilecek bir varlıktır. İklimsel faktörlerin (soğuk, nem, hava basıncı), beslenmenin ve sosyal olguların (kültür, yaşam tarzı, sürat, hareketlilik, kentleşme, nüfus yoğunluğu) yanı sıra sosyal hayatımız da ağrı algımızı etkiler. Örneğin, tanıdık birinin yanında insan ağrı uyaranını yabancı birinin yanında olduğundan daha farklı hisseder. Partnerler de insanın ağrı eşiğini değiştirir. Sahiden!

> **Öneri:** Bu bölümdeki açıklamalar karşısında kendinize şunu sorup durun: Bunun benimle ne ilgisi var? Bu tip etkiler benim için de önemli mi?

> **Not:** Her şey, gerçekten her şey insanın kendini iyi hissetmesini ve dolayısıyla kronik ağrıları etkiler: düşünmek, beslenmek, ilişkiler, iş. Bunun böyle olduğunu size bilimsel olarak da açıklayabilirim. **Epigenetik** deyince, çevrenin genetik materyalimiz üzerine yaptığı etkiler anlaşılır. Genetik materyalin kendisi değişmez, ama daha kuvvetli veya daha zayıf mı etkileyeceği ya da hatta bir genin "deaktive" edilmesi, bütün bunlar çevremize bağlıdır. Yapı planımız genlerde gizlidir; bu planın uygulanıp uygulanmayacağı kararına çevre önemli ölçüde katkıda bulunur.

İnsan sosyal midir?

Aristoteles'e göre insan sosyal bir varlıktır, bir zoon politikon. Öte yanda da insan normal olarak kendisine yarar vaat eden eylemler için karar alan rasyonel bir varlıktır. İnsan kendini iyi hissediyorsa daha sosyaldir, sıkıntıda olanlara para bağışlar ve bu davranışla kendini daha da iyi hisseder. Tehlike çok uzaklardadır, bütün bunları yapabilir. Ama tehlike gerçekleştiği takdirde, insan yaşama modundan hayatta kalma moduna geçer ve kendini savunmaya çalışır. Düşünme yetisini mantıktan ziyade emosyonları etkiler.

İnsan bir yandan kendi kabuğuna çekilirken diğer yandan da topluma katılma özlemi duyar. Sartre'ın ifade ettiği gibi "cehennem başkalarıdır". Yalnızsak yanlış ya da doğru yoktur. Lakin deneyimler yapmaya başladığımızda, diğerleri bize neyin yanlış olduğunu söylediklerinde, kendimize kuşkuyla bakmaya başlarız.

O zaman, insan sosyal midir? Neyse ki seçme hakkımız var.

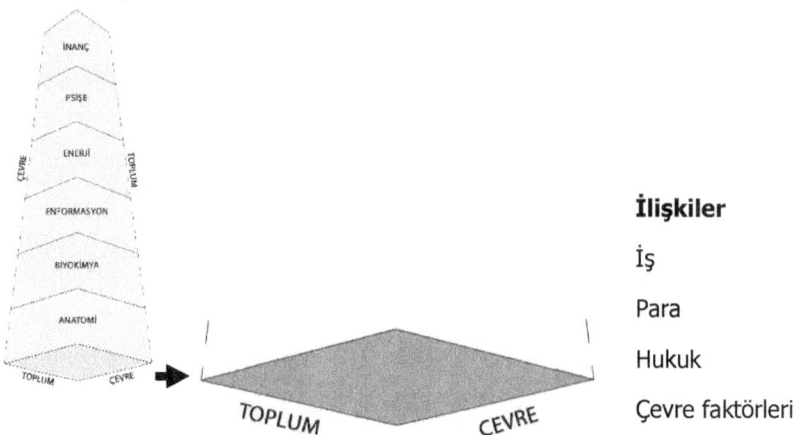

AĞRI VE İLİŞKİLER

İlişkiler en büyük bireysel güç ama aynı zamanda da en kuvvetli stresörlerdir. Kronik ağrılar ilişkileri, tam tersi ilişkiler de ağrıları değiştirir. Bu nedenle bunlara daha yakından bakalım.

İlişkilerin kronik ağrıların oluşmasında ve geçmemesinde çok büyük etkisi vardır. Sosyal stresörlerin öneminden şimdiye kadar birkaç kez bahsettik. Lakin ilişkiler sadece merkezî stresörler değil, en büyük bireysel güç. İnsan ilişkileri kolay değil, hatta çoğu zaman zor. Bir ev hayvanıyla ya da bir bitkiyle olan ilişki daha kolay. Bilindiği üzere, insan eve bir bitki alırsa, yaşam beklentisi artıyor – bir ev hayvanı beklenen yaşam süresini daha da uzatıyor. En uzun yaşam beklentisi iyi bir eşle gerçekleşiyor. Bir partneri olan erkeklerin ölüm oranı %250 daha az, oysa bu oran kadınlarda sadece %50. Hatta mutlu çiftlerin yaraları daha hızlı kapanıyor. Fakat kötü bir eşi olan insanların yaşam beklentisi, partneri olmayan insanlara nazaran daha düşük.

Yalnızlık, günde 15 sigara içmek kadar zararlıymış. Ama daha da önemlisi: yalnız geçen anlar, beyindeki ağrı bölgesini aktive ediyor.

> **Not:** İstatiksel olarak bakıldığında, en büyük yükler (1=önemli bir stres yok): sosyal entegrasyon eksikliği (6,5), sosyal destek eksikliği (6,2), sigara (5,3), alkol tüketimi (3,1), hareket eksikliği (2,3), obezite (2,1). Rakamlar her bir yükün rölatif ağırlık derecesini bildiriyor (yani buna göre, sosyal destek eksikliği, obezitenin üç misli daha kötü). ☺ *Hesap edildiğinde, arkadaşlarıyla televizyonun karşısında spor programı izleyen, bu arada bira içen obez bir adamın sağlık yükünün aşağı yukarı yalnız bir yıldız sporcunun yükü kadar olduğu ortaya çıkar.*

Partner, yakınlar ve diğer ağrı artırıcılar

Sosyal ret ve yalnızlık acı verir ama gerçekten şaşırtıcı olan, sosyal empatinin de ağrı problematiğini kötüleştirebileceği. Ağrıların kronikleşmesini güçlendiren üç mekanizma var:

♦ ilgi ve empati sayesinde pozitif anlamda bir artış
♦ ilaç kullanımı veya sakınma yüzünden ağrı davranışlarının negatif anlamda artması
♦ sağlıklı davranışların fazla artmaması.

Akut ağrı davranışları karşısında ilgi ve empati sayesinde **pozitif anlamda** bir artış görülür, örneğin topallarken veya inlerken. Bunun anlamı şudur: Sadece ağrınız varsa ilgi görürsünüz. En büyük pozitif güçlendiriciler, önemli bağlanma figürleridir. Ağrı hastalarının partnerleri iki gruba ayrılır: ilgi ve empati sayesinde ağrıyı artıran grup ve kişinin dikkatini ağrıdan başka konuya yönlendiren dolayısıyla ağrıyı artırmayan grup.

Negatif güçlendiriciler: düzensiz ağrı kesici ilaç kullanımı ve bedensel sakınma. Kişi sadece çok ağrısı olduğu zaman ilaç alırsa (ki birçok doktor böyle öneriyor), ilacı aldığında negatif ağrı durumu sona erer. Bundan dolayı ağrı ilaçları gittikçe daha erken ve daha sık alınır. Böylece ilaç bağımlılığı oluşabilir. Kronik ağrılar durumunda ağrı ilaçlarının düzgün alınması önemlidir (sayfa 54). Bu sayede ilaç tüketimi çoğu zaman azaltma raddesine gelebilir.

Sakınma yüzünden dekondisyon doğar, bu da ağrıların artmasına neden olur ve bundan dolayı tekrar sakınmaya başlanır ve bu böyle sürer gider. Bunun yanı sıra korkular ve depresyon da gelişir. Yani sakınma kesinlikle desteklenmemelidir.

Hastalar sağlıklı davranış **desteği görmezlerse**, yani sadece ağrıları olduğu zaman ilgi görürlerse, bu da ağrı davranışının artmasına neden olur.

> **Not:** insanın kendi ağrısını veya partnerinin ağrısını kabullenmesi, aynı zamanda ağrıları adeta umursamaması, bedensel ve zihinsel otonomi çabalarını desteklemesi faydalı ve anlamlıdır. Bu demektir ki, ağrıların dışında her şeye ilgi gösterilmelidir!

Ağrı ve karşı cinsle ilişki

Ağrılar tatsızdır, ızdırap verir ve insana yüktür. İnsanın randıman gücünü etkilerler, mesleki ve boş vakit aktivitelerini engellerler. Öfke, yas, depresyon, kaygı ve korkuya kadar varan hisleri tetiklerler hep.

Bir çiftin ilişkisinden tipik bir senaryo: partneriniz sizin ağrılarınızı hissetmiyordur. Ama gerginlik, hüzün, yavaşlama, bitkinlik, odaklanma sorunları ve izolasyon işaretlerini algılamaktadır. Böylece ağrılarınız ilişkinizi de etkiler, çünkü ruh hâlleriniz bulaşıcıdır.

Partneriniz başında ağrılarınızdan dolayı size empati gösterir ama sonra belki de sabırsızlığı artar. Bu davranışıyla sizi düş kırıklığına uğratır. Kızarak veya sitem ederek reaksiyon gösterdiğinizde belki partneriniz de agresif olacak veya firar impulsu tetiklenecektir. Kavga çıkar veya partneriniz ortadan yok olur. Bu tip reaksiyonlardan dolayı ağrı hastaları genellikle partnerleri tarafından terk edilmekten korkarlar.

Ama kronik ağrılar bir ilişkiyi pozitif anlamda da etkileyebilir. Elbette o koşullarda iki kişinin birbirine yeni bir yaklaşım yolu bulması ve karşılıklı anlayış gösterebilmesi kolay değil. Partneriniz sizi anlayacağı şekilde kendinizi ifade etmenin yollarını bulmanız gerekir. İstekler, sitemler veya şikâyetler buna engel olur. Sitemde bulunmazsanız partneriniz sizi ve durumunuzu daha iyi tolere edebilir, çünkü kendini savunmak zorunda kalmaz.

> **Faydalı bilgi:** Kendinizde ve partnerinizde nasıl bir davranış tespit ettiğinizi sorun kendinize.

> **Not:** Ağrı hastası olsanız bile: artık kendiniz katılamasanız bile partnerinize aktiviteleri için özgürlük tanıyın. İdeal durumda, sağlıklı partneriniz dikkatinizi ağrıdan uzaklaştırmanıza yardımcı olur ve ağrı davranışınızı büyük ölçüde umursamamaya çalışır. Ama aynı zamanda sizin sınırlarınıza da saygı göstermelidir.
>
> İkinizin de görevi, tatsız bir konuyla uğraşmaktır. Korkuları, düş kırıklıklarını ve sıkıntıları aşmak gerekir. Bu konuda profesyonel destek almak yararlıdır, özellikle de büyük kriz doğmadan önce!

> **Ana fikir:** Çoğu kez, bildiğimiz şeyleri, bize iyi gelen şeylerle karıştırırız. Bildiğimiz cehennemde kalmayı, bilmediğimiz cennete giden yola çıkmaya yeğleriz.

SEVGİ üzerine: *(ಲ yazmadan edemeyeceğim)*
Sevgi hepimizin yaşamak istediği bir his. Aşk sessiz, sakin ve güvenlidir. Aşk bambaşka bir şeydir, heyecan verir ve gürültülüdür. Aşk katıksız strestir: o esnada kortizon ve adrenalin seviyemiz kesin yükselir. Aşık olmasak, korktuğumuzu sanırdık – "semptomlar" aşağı yukarı aynıdır.

İdeal durumda, aşk ilişki boyunca sevgiye dönüşür. Böylece ilişki de değişime uğrar ve en büyük bireysel güçlerden biri hâline gelir. Dolayısıyla, ilaveten bir ağrı problematiği de yaşadığımız halde bizi ileriye taşır.

Ama zamanımızda sevginin işi zor. Artık çoğunlukla başkalarını dinlemeyi, ilgi göstermeyi, onların duygularını ve isteklerini ciddiye almayı unuttuk. Sosyal inanç daha ziyade: "her zaman istediğimi yapabilirim". Ego'nun gerçekleşmesi için ilişki genellikle bir engel teşkil ediyor. Partnerimizin her konuda bizimle hemfikir olmasını beklemek saflık olur. Partnerimizin istekleri genellikle farklıdır. Buna karşı gösterdiğimiz ilk tepki çoğu zaman kızgınlık, sonra da mücadele veya izolasyondur. Ama mücadele etmeye kalktığımızda, partnerimizi değiştirmek isteriz. Oysa bu şimdiye kadar asla gerçekleşmiş değildir.

Bu mücadeleden vazgeçme ve ilişkimizi, ikimizin de gelişeceği şekilde organize etme özgürlüğümüz var. Bu hedefi ikimiz de istemeliyiz; bazen profesyonel bir kişiye danışmak gerekir, çünkü genellikle sadece sevgi iyi bir ilişki için yeterli değil.

İletişim veya hata yapma ya da fikir değiştirme hakkı

İlişkilerimizi iletişim sayesinde yürütüyoruz. Ve en az eğitimi bu alanda alıyoruz. Fakat "ilişki koruyucu" ve iyi bir şekilde iletişimde bulunmayı insan öğrenebilir. Bu bölüm bu konuya katkıda bulunmaktadır, çünkü ilişkiler, bildiğimiz gibi, son derece önemli ama hiç de kolay değil.

Her iletişimin sözlü ve sözsüz kısmı vardır. Sözsüz kısım ses (ses tonu/melodisi), bakışma, mimik ve jestler iletişimin % 80'ini teşkil eder. Demek oluyor ki, bu kısmı ihmal etmemek lazım!

İletişim partnerimize odaklanarak, yani ona güvenerek ve yapıcı niyetlerle yaklaşarak, ona değer vererek, iyilik ederek, duygulara yer vererek ve ona hitap ederek, göz ve beden temasında kalarak, sessiz kalıp onu konuşturmak yerine, onu ilgiyle dinleyerek diyaloğu ahenkli bir şekilde düzenlemeye çalışabiliriz.

Sosyal rol konusunda netlik de önemlidir. İnsan çıkar uğruna sahip olduğu rolü terk etmemelidir (örneğin, ebeveynlerin çocuklarından destek görmek için kendilerini zayıf göstermeleri veya bir şefin hayranlık duygusunu tatmak için çalışanıyla flört etmesi gibi). Bu tür bir davranış karşı tarafı tedirgin eder.

> **Öneri:** Sizin iletişiminiz nasıl? Kendinizi bir müddet gözetleyin. Diyaloglarınızda başarılı mısınız? Aşağıda tarif edilen iletişim stillerine bakın – hangisi sizin stiliniz?

İletişim şekilleri

Pratik olması açısından iki iletişim şeklinden bahsediyorum: yıkıcı ve yapıcı iletişim:

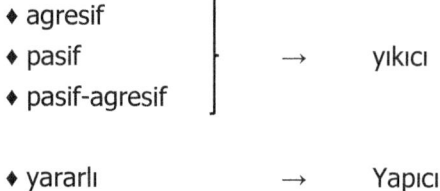

Agresif iletişim şeklinde kişi muhatabının haklarını göz ardı eder, örneğin dominant davranır, kırıcı olur, aşağılar veya tehdit eder. Agresiflik yaralanmamak için kendini koruma mekanizması veya hüsran ifadesi olabilir – ne olursa olsun, bu yolla asla iyi bir sonuca varılmaz. Agresiflik, en çok agresif insanın kendisine zarar verir. Daha iyisi şudur: kişi kendi hislerini algılamalı ama bunları filtreden geçirmeden bir davranışa ya da iletişime dönüştürmemelidir.

    Pasif iletişimde kişi önce karşısındakinin haklarını, ihtiyaçlarını ve isteklerini gözetir, kendininkileri umursamaz. Kişi çatışmadan kaçınır, çatışmalar çözülmez. Pasiflik çoğu zaman korkuyla ilişkilidir: diğer kişinin ilgisini veya dostluğunu kaybetmekten korkmak veya başkalarının hislerini yaralamaktan korkmak. Bu tip şeyler gerçekten olabilir; bunlar hayata dairdir, ama insan sürekli, diğerlerini yaralamaktan kaçınmaya dikkat edemez. Çatışmalarla yapıcı bir şekilde baş etmeyi öğrenebilir insan.

Pasif-agresif iletişim, dolaylı agresif davranış demektir, söz gelimi, "yanlışlıkla" bir şeyi unutmak, bir kişinin arkasından onun hakkında konuşmak, dedikodu yapmak veya bir kişiyi karalamak gibi. Bu tür iletişim de zarar vericidir ve hiçbir sorunu çözmez.

Yapıcı iletişim geliştirmek

Yararlı iletişim, insanın kendi haklarını (bkz. çerçeve) koruması ve kendi fikrini karşı tarafa saygısızlık etmeden ve onun haklarını zedelemeden, dürüst ve uygun bir tarzda açığa vurmasıdır.

Diğerleriyle diyalog esnasında benim haklarım

Bir diyalog esnasında temel ve kişisel haklarınızın listesi aşağıdadır. Bu haklarınızı muhatabınıza da bildirebilirsiniz.

- kendinizi iyi hissetme hakkı
- kendi onur ve öz saygınızı yitirmeden davranma hakkınız
- size saygıyla davranılması hakkınız
- bilgi alma hakkınız
- düşünmek için zaman isteme hakkınız
- duygularınızı ifade etme hakkınız
- fikir değiştirme hakkınız
- hata yapma hakkınız
- bir insanın yapabileceğinden daha azını yapma hakkınız.

Yapıcı iletişim nasıl kurabilirsiniz? Aşağıdaki kurallara uyarsanız doğru yoldasınızdır:

1.Tespit: Emosyonel olmadan olguları ifade etmek, örneğin istediğiniz şeyi basit bir şekilde söylemek: "Odada başka biri de uyuyorsa ben dinlendirici bir uyku uyumuyorum. Bu yüzden odada yalnız uyumak istiyorum."

2."İstiyorum" cümleleri: İnsanın kendisi ve karşısındaki için tam ne istediğini anlatması için bu tür cümleler gereklidir. Bunlar "... istiyorum", "...

isterdim", "... arzu ederim" diye başlar. Örneğin: "bu kadar kızdığına göre sana ne yaptığımı bilmek istiyorum, ama beni kırmanı istemiyorum. "

3. "hissediyorum" cümleleri: Bu tip cümlelerle, karşı tarafa saldırmadan hisler ifade edilir. "geç geldiğin ve nerede olduğunu bilmediğim zaman kendimi yüzüstü bırakılmış gibi hissediyorum" cümlesi, "geç geldiğin zaman beni kızdırıyorsun" cümlesinden daha iyidir. Sizi kızdıran düşünceleriniz, karşı tarafın davranışları değil!

4. Empati yapmak: Karşı tarafı anlamak ve aynı zamanda kendi hislerini ve ihtiyaçlarını ifade etmek. Örneğin: "ziyaretim seni çok sevindirecekti, biliyorum, ama ne yazık ki kendimi pek iyi hissetmiyorum ve evde kalmayı yeğliyorum."

5. Değişiklikler önermek:
-karşı tarafın davranışında sizi rahatsız eden şeyi net olarak ifade etmek
-karşı tarafın davranışının sizin hayatınızı nasıl etkilediğini ifade etmek
-kendi hislerinizi ifade etmek
-karşı taraftan ne istediğinizi ifade etmek.

Örneğin şöyle bir cümle kurulabilir: "Her akşam geç saatlere kadar çalışıyorsun. Şimdi eskiye nazaran daha çok paramız var ama neredeyse birlikte hiçbir şey yapmıyoruz. Kendimi yalnız ve terk edilmiş hissediyorum, özellikle de çocuklarla. Yine daha az çalışır, çocuklarla ve benimle birlikte daha çok şey yaparsan sevinirim. "

6. Dinlemek: İnsan karşısındakini dinlerse, onun sakinleşmesini sağlar. Karşınızdaki kişinin sözünü kesmeyin, konuşması bittiğinde, doğru anladığınıza dair söylediği en önemli şeyleri tekrar edin. "Beni desteklemekte zorlanıyorsun, çünkü ..., doğru anladım mı? "

Empati işe yaramıyorsa, ya da kişi aşırı duygusalsa? O durumda, tekrar iletişim kurabilmek için şu stratejileri deneyin:
♦ nefes egzersizleri

♦ mesafe koymak, örneğin tuvalete gitmek, giderken de tekrar döndüğünüzde açıklama yapacağınızı belirtmek
♦ kişinin hangi nedenle o kadar hassaslaştığını anlamaya çalışmak
♦ kişinin ne zaman hassaslaştığını öğrenmek ve bunu mümkün olduğunca erken durdurmak
♦ hisleri bastırmamak, doğrudan ilgili kişiyle bu konuda konuşmak.

> **Faydalı bilgi:** Peki, ya karşınızdaki kişi buna rağmen uyumlu davranmazsa? Onunla konu hakkında konuşmayı deneyin. Başaramazsanız, konuşmayı erteleyin. Herkesin bir konuya ya da konuşmaya tekrar dönme hakkı vardır. Ben buna geri gelme talebi diyorum.

Migrasyon ya da yabancılardan korkmak

"Biz iş gücü çağırdık ama insanlar geldi" Max Frisch 1965'te böyle demekte haklıydı. İlaveten çağrılmamış insanlar da geldi. Ve ülkenin yerlileriyle çocuklar dünyaya getirdiler, rengârenk ve aktif bir toplum oluştu. Kültürel bir çifte vatandaşlık içinde yaşayanlar, her iki kültürden de bir şeyler aldılar ama iki kültür arasında kaldılar. Zor bir durum.

Vatan aidiyet ve güven hissi verir. Migrasyonun fazları yoğun ayrılık acısı, sonra nostalji ve tasa dolu keder, daha sonra da entegre olmak veya entegre olmamaktır. Migrasyon kendi başına sağlık riski değildir. Ama uzun zamandır İsviçre'de yaşayan yaşlıca göçmenlerin sağlık durumu, İsviçrelilerle karşılaştırıldığında çok daha kötü. Bedensel ve psişik problemlerden dolayı İsviçreliler'den daha sık doktora gidiyorlar. Erkeklerle karşılaştırıldığında kadınların durumu yaşları ilerledikçe daha da kötüleşiyor.

Göçmenlerin İsviçre'de kalma süreleri uzadıkça, sağlık durumları da kötüleşiyor, çünkü daha büyük sağlık risklerine maruz kalıyorlar:
♦ bedensel olarak daha zor işler (yıpranma ve kazalardan dolayı ağrılar sıklaşıyor), lisana yeteri kadar hâkim olamama ve ayrımcılık (ağrıların kronikleşme faktörünün daha da güçlenmesi). Belirsiz ekonomik durum veya

strüktürel tedbirler karşısında göçmenler iş yerlerini daha çabuk kaybediyorlar ve yeni bir iş yeri bulma şansları daha küçük; özellikle de eğitim seviyesi düşükse.

♦ reentegrasyon süreçleri çok daha zor, çünkü eğitim eksikliğinden dolayı kendilerine yeni bir eğitim verme olasılığı yok ve şirket içi tedbirler mümkün değil (örneğin inşaat şirketinde bir inşaat işçisinin ofiste çalışması). Bu da ağrının kronikleşmesinde bir risk faktörü teşkil ediyor.

♦ geleneksel zihniyetli düşük sosyoekonomik statüsü olan babalar işsiz kaldıklarında çoğunlukla öz saygı kaybına uğruyorlar. Maddi sıkıntı veya borçlanma da olağanüstü sık görülüyor. Göçmenler daha ziyade küçük mekânlarda ve trafiğe çok maruz çevrelerde ikamet ediyorlar (böylece bardak daha çabuk doluyor).

♦ göçmen aileler çoğunlukla meslek, aile ve entegrasyon dolayısıyla birçok yüke maruz kalıyorlar. Daha genç nesille aralarında daha sık çatışma doğuyor, çünkü genç nesil yabancı dili öğrenmiş ve entegre olmuş oluyor. Bu yüzden ebeveynlerle kültürel çatışmalar ortaya çıkabiliyor.

♦ lisanla ilgili anlaşma sorunları tıbbi tedavi söz konusu olduğunda hiç de önemsiz sayılmayacak bir rol oynuyor. İki taraf da bu nedenle çaresizlik hissine kapılıyor, ki bu sorun sadece daha çok yer ve zaman sayesinde ortadan kalkabiliyor. Ama bugün tedavilere fazla zaman ayrılamıyor. Göçmenler bundan dolayı tıbbi anlamda çoğunlukla daha kötü tedavi oluyorlar, bu da kronikleşmeyi artırıyor.

54 yaşındaki Arian N. sekiz yıl önce ailesiyle aylarca süren kaçış sonrası bir savaş bölgesinden İsviçre'ye gelmiş. Bu esnada iki çocuğu da kaybolmuş. Mülteci olarak kabul edilmiş ve kısa zaman sonra da bir gastronomi kurumunda bedensel anlamda zor bir işte çalışmaya başlamış. Karısı çocukların kaybının verdiği üzüntüyü yenemediği için birkaç ciddi intihar girişiminde bulunmuş. Savaşta aldığı yaralar, iş yerindeki bedensel yük ve içinde bulunduğu özellikle de karısıyla ilgili durumun verdiği stresten dolayı hastanın sırt ağrıları ve her iki ayağındaki ağrılar o kadar şiddetlenmiş ki, bu yüzden işe gidemediği günlerin sayısı artmış. İşini kaybetmiş ve artık kolay bir iş bulamamış, oysa hasta vatanında yüksek okuldan mezun olmuş ve İsviçre'de de iyi Almanca öğrenmiş. Sonunda sosyal yardım almak durumunda kalmış.

> **NOT:** 'Sıla hasreti' tıpta ağrı şekli olarak tanınmaz. Oysa sizin de bu arada çok iyi bildiğiniz gibi her şey ağrıyı etkiler. Etkinin bedensel mi yoksa ruhsal mı olduğunu beynimiz ayırt edemiyor.

Hastalığın kazandırdıkları

Her rahatsızlıkta, buna ağrılar da dahil, sırf kaybedenler yok, kazananlar da var. Belirgin olarak hastalığın kazandırdıklarından bahsedilir.

Hastalığın getirdiği **birincil kazanç**, hastalığın içsel (doğrudan) faydasıdır. Hasta insan bazı durumlardan veya çatışmalardan kaçınabilir. Bu genellikle bilinç dışı olarak gerçekleşir, örneğin zor bir sınav öncesi yaşanan bir rahatsızlık.

Hastalığın getirdiği **ikincil kazanç**, hastalık dolayısıyla yaşanan dışsal avantajdır. Hasta insanlar çalışmadan maaşlarını almaya devam ederler. Diğerleri tarafından çok ilgi, ihtimam görürler, daha çok korunurlar.

Hastalığın getirdiği **üçüncül kazanç**, hastanın çevresi için avantajdır. Örneğin akrabalar işe yaradıklarını hissederler. Sağlık sektörü çalışanları bu hastalık dolayısıyla ek maddi kazanç elde ederler (bazen hastanın iyiliği için, bazen de değil – aşağıya bkz.).

Rahatsızlık uzun sürdüğünde birincil ve ikincil faydalar gittikçe yok olur ya da kayba dönüşür: iş yerinden çıkış verilir, sigorta artık ödemez olur, ilişki bozulur ve insanlar gittikçe daha çok kronik hastalardan uzaklaşırlar.

> **Öneri:** Kendinize şu soruyu sorun: Ben bu süreçte nerede duruyorum? Bu süreci durdurabildim mi veya durdurabilir miyim?

Size iyileşme vaat edecek birini her zaman bulursunuz

Hastalığınız yüzünden kaybınız ne kadar çoksa, mücadeleden vazgeçmeniz de o kadar zor olur. Ağrılarınızın gerçek olduğunu mutlaka kanıtlamak derdinde olursunuz. Ağrılarınız kabul olsun ve engeliniz göz önüne alınsın istersiniz. Bu amaçla hep daha fazla muayene ve terapi talebinde bulunursunuz; kanıtlanamayacak şeyi kanıtlamak istersiniz. Böyle bir durum sizin için geçerli değilse, ne mutlu size!

Temel olarak her tıbbi muayenenin hedefi, bir terapi veya tedavi uygulamaktır. Ama siz daha başından ilaç tedavisini, girişimsel tedaviyi veya ameliyatı reddederseniz, farklı muayeneler yapmanın hiçbir anlamı yoktur. Aksine bu durum size zarar verir, çünkü yeni bir terapi arayışıyla sürekli yeni tahliller yapılırsa, erişilemeyen başarıdan dolayı yaşadığınız düş kırıklığı sadece daha ileriye ötelenmiş olacaktır. Müdahale ne kadar radikalse (örneğin ameliyat), istenilen sonuç elde edilmediği zaman yaşanan hayal kırıklığı da o kadar büyük olur.

> **Not:** Tıbbi-teknik müdahaleler çoğunlukla ağrının ortadan kaldırılamadığı durumlarda zarar verebilirler ve kronikleşme sürecinde payları olabilir. Ve dikkat: her zaman size şifa vaat eden, çareyi sizi tedavi eden kişilerden daha iyi bilen birini bulursunuz. Ama eğer iyileşmezseniz düş kırıklığına uğrayacak olan o kişi değil siz olacaksınız. Hatta o kişi, faydası olsun olmasın, size yaptığı tedaviden kazanç elde edecektir (üçüncül hastalık kazancı).

> Ana fikir: Ağrıyı artık hiçbir şeyin geçirmeyeceği görüşüne varmak çok zordur. Ama bu düşünce kafanıza yerleştikten sonra artık ağrıyı geçirme çabanızdan vazgeçersiniz ve hayat kalitenizi iyileştirmeye çalışırsınız.

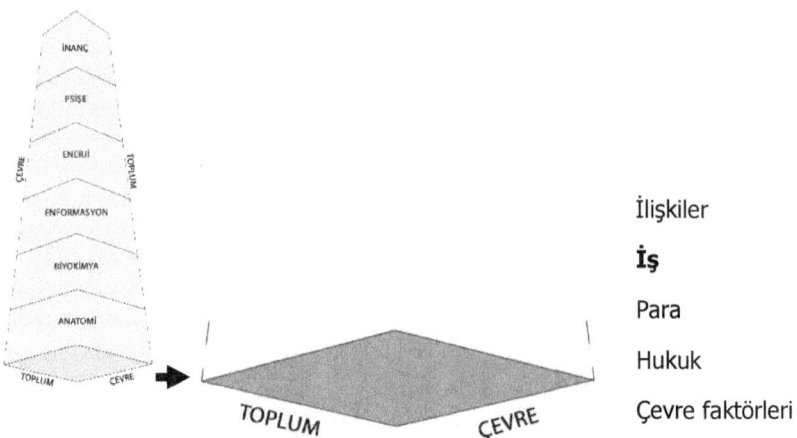

İlişkiler

İş

Para

Hukuk

Çevre faktörleri

İŞ VE AĞRILAR

İş, hayatımızın merkezî bir unsurudur ve kimliğimizi önemli ölçüde belirler; bize strüktür verir, takdir ve değer görmemizi ve başkalarıyla temasımızı sağlar. Mesleki ya da gönüllü angajman çerçevesinde, işin her zaman yaklaşık tüm sağlık faktörleri üzerinde olumlu bir etkisi var; işsizlik, özellikle de uzun süren işsizliğin etkisi ise olumsuz. Bu nedenlerden dolayı, çalışıyor olmanın ağrı tedavisinde büyük rolü var.

İnsanlar ihtiyaçlarına, yeteneklerine ve bilgilerine uygun bir iş yeri ararlar. Öte yandan işverenler, şirketin ihtiyaçlarına uygun eleman seçerler. Bu durum, iş yerinin ihtiyaçları ve elemanların yetenekleri arasında bir çatışmaya neden olabilir (yetersiz uyum), ki bu da insanın kendini iyi hissetmesi ve sağlığı karşısında bir engel teşkil eder ya da strese neden olur (ayrıntılar için bir sonraki sayfaya bkz.).

İŞ VE SAĞLIK

Dünya Sağlık Örgütü (WHO), 1986 yılında sağlığın geliştirilmesine yönelik Ottawa Antlaşması'nda çalışmanın anlamı üzerine şöyle yazar: "Bir toplumun çalışma, çalışma koşulları ve boş zaman organize etme şekli, hastalık değil sağlık kaynağı olmalıdır. Sağlık teşviki, güvenli, harekete geçirici, tatmin edici, hoş çalışma ve yaşam koşulları yaratır. "

Sanayi toplumundan bilgi toplumuna geçişle iş yerleri ziraat ve endüstriden hizmet sektörüne kaydı; ki bu sektörde farklı istekler var. Bedensel mazuriyetler (örneğin ağır şeyleri kaldırmak, tekrarlayan, monoton hareket süreçleri, gürültü, sıcak) son yıllarda arka planda kaldı, psişik mazuriyetler ön plana çıktı. Ekonomikleşme (verimli ve hesaplı ticaret öncelikli karar ilkesi olmuştur) ve esnekleşme (hafta sonu, vardiya ve gece çalışma; zaman sınırlı iş sözleşmeleri, çağrı üzerine çalışma modeli) artıyor, yeni yönetim konseptleri rasyonelleşmeyi ve iş artışını teşvik ediyor. Sonuç olarak iş miktarı, zaman ve vade baskısı ve sınırlı hareket çerçevesi içinde sorumluluk artıyor, iş ve özel hayat arasındaki sınır yok olmaya yüz tutuyor, ayrıca işsizlik rakamları yükseliyor (ve böylece de işsizlik korkusu doğuyor).

Uyum ya da iyi iş yeri

İyi bir iş yeri için önemli olan bir yandan, kişisel yapınız, insan ilişkileri ve duygusal yetenekleriniz ve mesleki becerileriniz, diğer yandan da iş yerinin, iş arkadaşlarının ve şeflerin talepleri ile arasındaki kişisel uyumdur. Ayrıca güven, dürüstlük, tolerans ve adalet de hassas noktalardır.

İdeal olan, insanların iş yerinde verimli ve rasyonel iş süreçleri sağlayan koşulları bulmalarıdır. Bu ideal yerler çalışanların gerçekleştirilebilir ve desteklenebilir işleri yapabilmeleri için düzenlenmiştir. İşin içeriği, işin miktarı, iş çevresi ve maaş sosyal standartlara uygundur. Çalışanların yeteri kadar hareket serbestliği vardır, yeni beceriler edinebilir, kendilerini geliştirebilirler.

Dediğim gibi: işin ideali budur. Çünkü stres sıklığı, yoğunluğu veya süresi kişiyi zorlar ya da aksine yetersiz kalırsa, bunun olumsuz psişik ve bedensel etkileri doğabilir.

Olumsuz bedensel ve ruhsal etki faktörleri

Bunların bazıları tehlikeli maddeler (örneğin kimyasallar), hatalı alet edevatlar, mola vermeden çalışmak, dengesiz beden duruşu (örneğin bilgisayar karşısında oturmaktan dolayı), gürültü ve monoton görevlerdir. Sosyal çatışmalar ve mobbing sağlığı olumsuz etkiler; yetersiz maaş, değer bilinmemek, kariyer olanaklarının ve iş yeri güvenliğinin olmayışı da olumsuz faktörler arasındadır.

Özellikle çok iş hacmi olan ama işin cinsi ve seyri anlamında pek karar verme özgürlüğü tanımayan işler ruh sağlığına zarar verir. Rol çatışmaları da stres yaratır, örneğin mesleki kariyerin talepleri ve ailenin beklentileri arasında kalmak gibi. Bu noktada işi boş zamana ve aileye taşımamaya dikkat etmek önemlidir. Zaman baskısı ve şeflerin net olmayan beklentileri de stres faktörüdür. İş yerinde sosyal izolasyon da çok olumsuz bir etki yapar. Bunun yanı sıra bir de kronik ağrılar varsa, stresin ağrıları iyice artırdığı bilinmektedir.

Olumlu etki faktörleri

Bu faktörler hareket ve karar verme serbestliği, talep çeşitliliği, iş süreçlerinin kontrol edilebilirliği ve şeffaflığı, iş sonuçlarıyla ilgili geri bildirimler, şirketin karar süreçlerinde yer alma, belirgin bir başlangıcı ve anlamlı bir sonu olan yüksek ama uygun nitelik talepleri/görevleri ve sosyal destektir.

Laura K.'nın iki yıldır sol ayağında şiddetli ağrıları varmış. Bana geldiğinde, ağrılarının iyice artmasına neden olan iki ameliyat geçirmişti. Nöral terapi tedavisi, fizik tedavisi gördükten ve bir ağrı ilacı kullandıktan sonra Laura K. tekrar normal yürümeye başladı. Ağrılarından dolayı emeklilikten kısa bir süre önce işini bırakmak zorunda kalmıştı. Yaptığımız birkaç uzunca konuşmadan sonra, bir gönüllü işini kabul etmekte karar kıldı. Şikayetleri bu yüzden biraz daha arttı ama iş ona o kadar iyi geliyordu ki, ağrıları arka plana itiliyordu. Arada bir yine tedavi uygulamak gerekti, ayrıca özel ayakkabılar kullanıyordu. Ama işini bırakmak durumunda kalmadı.

> **Ana fikir:** Para kazandıran iş ya da gönüllü iş insanın sağlığını olumlu etkileyebilir.

> **Not:** Günde 8 saat çalıştıktan sonra, insanın verimliliği her saatin sonunda düşer ve hata sayısı gittikçe artar. Haftada 48 saatten fazla çalışan bir kişinin sağlık riski her ilave iş saatinden sonra artar.

Multitasking – böyle bir şey var mı?
Günümüz çalışma hayatında karşı koymadığımız takdirde gittikçe yayılan bir enerji emicisi, sürekli farklı işler yapmaktır. Çünkü Multitasking yoktur (kadınlar için de yoktur). Yaptığımız şey, Monotasking serisidir: Aralıksız bir şekilde farklı aktivitelerin birini bırakıp diğerine geçiyoruz ve bu sürekli değişim inanamayacağınız kadar çok enerji ve dikkat gerektiriyor. Beynimiz için yeni bir uyaranın her zaman önceliği vardır, yani dikkat onun üzerindedir. Bir işe başlayınca, ancak birkaç dakika sonra tam randımana ulaşırız. Ama sürekli farklı görevler arasında gidip geliyorsak, söz gelimi bir mesaj geldiğinde hemen cep telefonuna bakıyorsak, asla bu tam randımana erişemeyiz ve bu da bizi sonuç olarak verimsiz hale getirir.

> **Not:** Anımsayacağınız gibi, tıbbi olarak çalışmanın sadece iki olanağı var: strese dayanıklı eski hâline geri getirebilmek için bedeni güçlendirmek ya da çevreyi bedenin yeni haliyle uyumlu hâle getirmek. İş yerinin iyi uyumlu olması, yani düşük randıman performansı ve iş yerinin beklentileri arasındaki denge, özellikle kronik ağrılar söz konusuysa çok önemli. Bu dengeye sadece anlayışlı bir işverenle anlaşarak ulaşılabilir.

Gözle görülmeyen darbeler ve Mobbing

Muhtemelen herkes bir ara - hakaret ve aşağılamak gibi ruhsal şiddet – gözle görülmeyen darbelere maruz kalmıştır. Bunların bazılarıyla insan daha kolay baş edebiliyor, ama bazılarının acısı ömür boyu geçmiyor. (Anımsayın: beyin için bedensel ve ruhsal acı arasında fark yok!). İnsan uzun müddet ruhsal şiddet gördüyse, sağlığının zarar görme tehlikesi büyük. Bu durumlardan biri Mobbing.

Mobbing, insanın çalıştığı yerde iş arkadaşları, şefleri ya da altında çalışanlar tarafından canından bezdirilmesi, taciz görmesi, gücendirilmesi, dışlanması ya da kendisine rencide edici işler verilmesi durumudur. Mobbing kavramının kullanılması için, olayların tekrar tekrar olması (en azından haftada bir kere) ve uzun müddet sürmesi gerekir (en azından yarım sene). Çalışan toplumun %2,7'si Mobbing'e maruz kalmaktadır. Hastalarımda bu oran kesinlikle daha fazladır.

Mobbing'in tipik "stratejileri" şunlardır:
♦ işle ilgili görevlerin organizasyonuna müdahale etmek, örneğin, kişiye küçük düşürücü işler vermek
♦ kişinin karar verme yetkisini elinden almak
♦ kişiyle artık konuşmamak, kendisinden kaçınmak veya onu dışlamak, kendisine bilgi vermeyi kesmek yoluyla kişiyi sosyal izolasyona itmek
♦ kişi ve özel hayatı hakkında şakalar yapmak ya da kişiyle alay etmek
♦ sözlü saldırıya geçmek, kişiye bağırmak, onu eleştirmek ve başkalarının yanında küçük düşürmek
♦ tehdit etmek ya da bedensel şiddet uygulamak
♦ kişi hakkında dedikodu yaymak

> **Ana fikir:** Mobbing son derece zor ve zalim bir şey. Tek tek bakıldığında belki önemsenmeyecek ama bir araya geldiklerinde zararlı bir etkisi olan küçük olaylar yığını. Kişi münferit bir olay karşısında tepki verdiğinde

> genellikle hassas olarak nitelendirilir. Bu yüzden mobbing ile yüzleşmek çok zor ve **mobbing olayından kişinin kendi kendine kurtulabilmesi ise neredeyse olanaksızdır.**

Mobbing'e maruz kalmış insanların %43,9'u hasta oluyor. Semptomlar uyku bozukluklarından, baş ağrılarına, korku ve depresyona, mide-bağırsak hastalıklarından kalp-kan dolaşımı rahatsızlıklarına kadar uzanır. En sık görülen semptom depresyondur. İntihar oranı konusunda net araştırmalar olmasa da, intiharların %10 -20'sinin Mobbing ile ilişkili olduğunu söyleyebiliriz.

Mobbing kurbanları için terapi
Mobbing kurbanlarına yapılan terapinin hedefleri, mesafe koymayı öğrenmek, şeffaflık, şirket organizasyonunu, team strüktürlerini analiz etmek, anlamlı perspektifler geliştirmektir. Başka bir hedef de, kişinin kendinde düzeltebileceği davranış kalıplarını tanıyabilmesi ve değiştirmesidir.

Perspektifle ilgili sorular örneğin şunlardır:
♦ daha ne kadar ömrüm var?
♦ geleceğimle ilgili benim için ne önemli?
♦ hayatımdan daha ne beklentilerim var?

> **Öneri:** Kendinize şu soruyu sorun: İşim içsel gücüm mü yoksa bir yük mü? İş arkadaşlarım ve şefim beni ne kadar destekliyor? İşe severek gidiyor muyum?

Son sorunun yanıtı "hayır" ise, buna karşı bir şey yapmanız lazım! Bir şeyleri değiştirmeye çalışabilirsiniz (bu konuda profesyonel destek alın) ya da bilinçli olarak bu şekilde devam etme kararı alabilirsiniz. Her iki durumda da sorumluluk alarak sonuçlarına katlanırsınız.

Şunu da düşünün ki, hiç işinizin olmaması, şu andaki işinizde yaşadığınız durumdan çok daha kötü olabilir.

👁 *Burada şu notu düşeyim: tecrübelerime dayanarak söyleyebilirim ki, hukuki anlamda Mobbing durumunda hiçbir şey yapılamıyor. Ne yazık ki Mobbing büroları da fazla bilgi veremiyor. O yüzden size sadece psikolojik yardım almanızı önerebiliyorum. Bunun faydası oluyor!*

Burn-out

İş stresi başka nedenlerin yanı sıra gösterilen performans ve ödüllendirilme arasındaki dengesizlikten doğar. Ödüllendirilme kariyer imkânı, iş yeri güvenliği, değer görme/takdir edilme ve maaş kavramlarını içerir. İş stresi aynı zamanda yüksek beklentiler ve zaman stresi varsa ve de bu esnada kişinin karar alma ve kontrol özgürlüğü kısıtlıysa ortaya çıkar.

Burn-out dendiğinde kişinin uzun süre aşırı stres ve süregelen negatif duygular yaşamasından kaynaklanan ruhsal bitkinlik anlaşılır. Olayın temelinde toplumsal ve kişisel beklentilerle ilgili stres faktörleri, bireysel güç eksikliği ve bireyin stresle baş etme olanakları arasındaki denge bozukluğundan doğan gelişme yatar.

Burn-out için kişisel risk faktörleri vardır: Bunlardan bazıları katı görevşinaslık, hırs ve mükemmeliyetçilik, kişinin kendisinden aşırı beklentileri olması ve kendini feda etmeye ve harcamaya can atmasıdır. Ama Burn-out aynı zamanda kişinin diğer insanlar için gösterdiği yoğun çabadan doğan tekrarlanan emosyonel streslerin sonucu olarak da ortaya çıkar.

> **Not:** Burn-out herkesin dilinde ama resmi bir tıbbi bulgu henüz yok; bu yüzden de sağlık sigortaları esas itibariyle tedavi masraflarını karşılamıyor. Semptomlar genellikle bitkinlik depresyonu semptomları gibi olduğu için, Burn-out bu şekilde gerekçelendirilebilir.

Zaman sorunu

Burn-out oluşumunda, insanın zaman kavramıyla nasıl baş ettiği önemli faktörlerden biri. Günümüzün müthiş hızlandırılmış temposu zaten sağlıksız! Zamanın nasıl programlandığı da önemli. İşin yanı sıra, ailenin beklentilerinin de yerine getirilmesi, boş zaman aktiviteleri yapılması ve dinlenmek de gerekiyor.

Bugün insanlardan esneklik, başarı ve randıman bekleniyor. Çoğu zaman içsel ihtiyaçlar, dışsal beklentilere feda ediliyor. Bu durum hayatın bazı devrelerinde mantıklı olabilir, örneğin kariyer yapabilmek için. Lakin kişi aile kurduğunda veya bir aile bireyi bakıma muhtaç duruma düştüğünde ya da kişi mesleki veya yüksek performans beklentileri tarafından esir alındığında zaman içinde stres baş gösterebilir.

> **Faydalı bilgi:** Burn-out'tan korunma olanakları şunlardır: iş miktarını düzene koymak, delege etmeyi öğrenmek, Multitasking'den seri Tasking'e geçmek (bkz. sayfa 221), kesin bir iş ve boş zamanı ayrımı yapmak, denge sağlamak ve enerji depolamak, başkalarından yardım almak, kişinin kendi duruşunu gözden geçirmesi.
>
> Bu tip değişiklikleri hayata geçirmek için, zamanında destek alın.

Semptomlar ve tedavi

Burn-out semptomları:

♦ emosyonel semptomlar (psişik bitkinlik, moral bozukluğu, asabilik, vb.)
♦ bedensel semptomlar (yorgunluk, uyku bozuklukları, ağrılar, vb.)
♦ kognitif semptomlar (odaklanma ve hafıza bozuklukları)
♦ motivasyon semptomları (isteksizlik, izolasyon, mesafe koyma, vb.)
♦ davranış değişiklikleri (performansta azalma, uyuşturucu tüketimi, sosyal izolasyon, vb.)

Burn-out terapisiyle yeni bir "zaman egemenliği", kişinin kendi ritmini yeniden bulması hedeflenir. Bunun için de değişim şart! Amaç yeni, yaşanabilir bir denge bulmaktır. Bunun anlamı da, çoğu zaman abartılmış isteklerin azaltılmasıdır, ki bu da can yakabilir; ama getirisi, sıkıntılardan ve sınırlamalardan kurtulmak ve yeni bir yön kazanmak olabilir.

> **Ana fikir:** Burn-out bir yandan iş beklentileri ve içsel güç arasındaki orantısızlık sonucu, diğer yandan da takdir edilme, sosyal bütünleşme, etkileşim ve buna bağlı olarak iş güvenliği ve gelişme olanakları gibi şahsi ihtiyaçlar karşılanmadığında ortaya çıkan "ödül krizi" olarak anlaşılabilir. Bu şekilde, zaman içinde enerji tükenmişliğe, adanma da sinizme dönüşür.

Neden sigaraya başlamaya değebilir? Zaman yönetimi

İnsan, içgüdüsellerin yanı sıra (doğal) alternatif davranış olanakları da seçebilen tek canlı varlıktır. Kendine özgü bir davranış konsepti yaratabilir.

İnsan aktiviteleri alanları: boş vakit (dinlenme), para karşılığı iş, kişisel işler (ev işleri, tamiratlar, eğitim, kültür, mobilite), zorunlu sosyal zaman (askerî, sosyal çalışmalar), resmî olmayan sosyal zaman (fahrî görevler, komşuluk görevleri, akraba ziyaretleri), Ben-zamanı (vücut, ruh ve zihin için ayrılan zaman, spor, kültür ve din) ve reprodüksiyon zamanı (gelişim, bakım, eğitim ve gelecek neslin bakımı). Her birey bu aktiviteleri kendine göre değerlendirmelidir.

Şimdiye kadar, tatilin işten kaynaklanan strese ve bunun Burn-out gibi sonuçlarına kesin ve kalıcı olumlu etkisi olduğu kanıtlanamamıştır. Bu yüzden günlük dinlenmelere odaklanmak daha iyi. İşte mola vermenin ve paydos sonrası boş zamanı değerlendirmenin etkisi tatilden çok daha önemli. Dolayısıyla, iyi bir mola yönetimi, stres azaltmak ve verimliliği sürdürmek için gerekli. Dinlenme yani gevşeme ve iş düşünmeme konusunda en çok bedensel aktiviteler işe yarıyor, sosyal ve gevşetici aktiviteler (sıcak bir banyo yapmak, kitap okumak, vb.) insanın kendisini iyi hissetmesini sadece kısmen sağlıyor.

Sigara içicileri saatte bir mola veriyor, dışarıya çıkıyor (çünkü artık iş yerinde sigara içmeleri yasak), orada genellikle başka insanlarla karşılaşıyorlar (sosyal temas) ve nefes egzersizlerini bile yapıyorlar. Ah şu sigara dumanı olmasaydı bütün bunlar kulağa sağlıklı gelirdi! Sigara içmeyen insanlar asla bu kadar tutarlı bir şekilde mola vermiyorlar.

> **Öneri:** Hiç kendi durumunuzu düşündünüz mü? Günlük ya da haftalık bir plan yapın ve dinlenme zamanlarınızın tutanağını tutun. Bilanço nasıl?

> **Ana fikir:** Günlük hayattaki molaların ve boş zamanın değeri anlatmakla bitmez. Tekrar edelim: Söz konusu olan sizin kendi zaman ritminiz. Bu yaşlandıkça değişecektir. Ve şunu da tekrarlayalım: Günlük hayatta kötü zaman yönetimi tatille telafi edilemez.

İlaç prospektüsü: İşsizliğin yan etkileri

İşin sağlık için anlamı genellikle kale alınmıyor. İşin önemli psikososyal fonksiyonları şunlar: Harekete geçirmek, beceri ve ustalık gelişimini sağlamak, zamanı yapılandırmak, işbirliği olanağı, sosyal takdir, öz saygı hissinin güçlenmesi ve kişisel kimliğin gelişmesi. *(ひ Bu da bir tekrar, sırf önemli olduğu için).* Çalışmayan insanların işsizlik uzun sürdüğü takdirde psişik ve bedensel sağlık değerleri gittikçe kötüleşir – sadece maddi durumları kötüleştiği için değil; çünkü gelir güvencesi para karşılığı yapılan işin fonksiyonlarından sadece birisidir.

İşlerini kaybettikten sonra sosyal çevrelerinin büyük bir kısmını ve belki de borçları dolayısıyla evlerini bile kaybeden bir sürü insan psişik hasta oluyor. Ki bu herkesin başına gelebilir. İsviçre'de iyi çalışan bir sosyal ve sağlık alt yapısı var; bu yapı en kötü ekonomik krizlerin yaşanmasını engelliyor. Buna rağmen: İş inanılmaz derecede önemli. Araştırmalar, dünyadaki her beş intihardan birinin işsizlikle alakalı olduğunu gösteriyor. Çalışmanın bugün bile anlam veren ve kimlik oluşturan bir özelliği var. Lakin zaman içinde değişiklikler oldu. İş yeri güvenliği azaldı ve gittikçe daha çok insanların esnek çalışması bekleniyor. Oysa bu esneklik yüzünden çalışanlar iş yerlerini daha sık değiştiriyorlar ve iş verene karşı yükümlülük ve sadakatte azalma gözlemleniyor. Mesleki değişiklikler artık otomatikman mesleki kariyerle bağlantılı değil, aksine iş yeri güvensizliğinin işareti. Bu toplumsal değişikliklere rağmen insanların sık sık, özellikle uzun süreli olarak işe ara vermesi eskiden olduğu gibi günümüzde de kınanıyor.

İşsizlik durumunda iş çevresi kaybolduğu ve maddi durum bozulduğu için sosyal etkileşimlerde azalma görülür. Aidiyet hissi ve itibar kaybolur. O zamana kadar kazanılmış olan niteliklerin değer kaybı ve toplumdan dışlanma baş gösterir; ki bu da izolasyona, ailede gerginliklere ve çatışmalara, davranış otonomisi kaybına ve öz saygı duygusunun zedelenmesine neden olur. İşsizlik bir yıldan fazla sürerse, işsiz kişilerin sadece yaklaşık yarısı tekrar iş hayatına dönebiliyor, diğer yarısı ise işten uzaklaştırılıyor ve sosyal yardım almak zorunda kalıyor. Toplumda vatandaşların sırtından geçinmek, yani sosyal yardım almak nahoş karşılandığı için, bu da çoğu zaman daha da çok gerginliğe neden oluyor.

Uluslararası karşılaştırma yapıldığında, İsviçre'de %2,3 gibi düşük bir işsizlik oranı (2019 ortalaması) karşımıza çıkıyor. İşsizlik sigortasından artık para almayan uzun süreli işsizlerin bu istatistikte yer almadığını belirtelim. Orta yaşlı işsizler uzun süreli işsizler grubundalar (bir yıldan daha uzun); bu dikkati çeken bir çoğunluk! 50 yaş üstü işsizlerde bu oran neredeyse %30. Ama artan yaşla işsizlik riski otomatikman artmıyor, zaten işsiz olanların uzun süreli işsizlik riski artıyor.

> **Ana fikir:** Uzunca süren işsizlik, toplumdan dışlanmaya neden oluyor ayrıca ruhsal ve bedensel olarak kişiyi hasta ediyor.

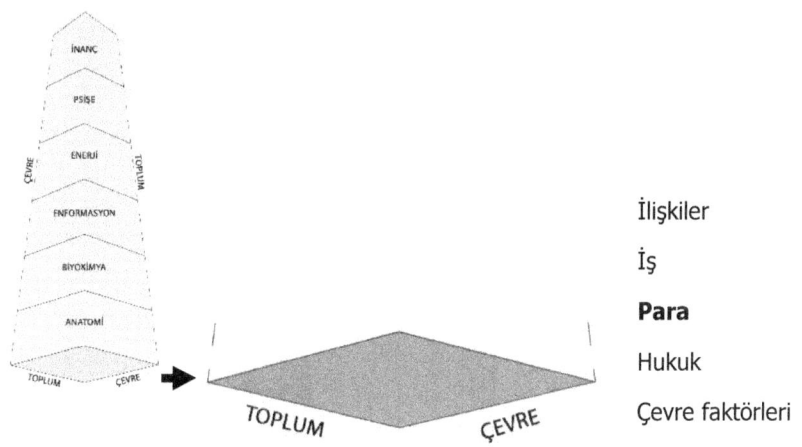

İlişkiler

İş

Para

Hukuk

Çevre faktörleri

İŞİN YOKSA SEN BİR HİÇSİN!
PARA VE AĞRILAR

"Kölelerin sahip olduğu tek hak, çalışma hakkıdır" (Asteriks, 12 Görev'den alıntı). Bugün artık böyle değil. Çalışanların hakları var ama görevleri de var. Ve işverenlerin de hem görevleri hem de hakları var. **Bir toplumun ayakta durabilmesi için, birlikte yaşamı düzenlemek gerekir. Hemen hemen herkes trafik kurallarını bildiği halde, ağrılar ve hastalıklarla ilgili kurallar pek bilinmiyor. Bu yüzden, aşağıdaki bölümlerde bunların en önemlilerinin bir özetini bulacaksınız.**

İsviçre'deki insanların çoğu bir meslek icra ederek hayatını kazanıyor. Ama kronik ağrılar durumunda iş ve para karşılığı çalışma gücü etkilenebiliyor hatta tamamen yitirilebiliyor. Sonra bir müddet için sosyal sigortalar devreye giriyor – ve sonunda da icabında Sosyal Hizmetler Dairesi. Bu kimsenin yürümek istemediği uzun ve zahmetli bir yol. Günün birinde iş göremezlik durumuyla karşılaştığınızda, bazı gerçekleri bilmeniz önemli.

Doktor raporları, iş göremezlik ve maluliyet

İş göremezlik durumu normal olarak sizi tedavi eden, size rapor veren doktor tarafından belirlenir. Ne bir hastalıktan ne de bir kazadan kaynaklandığı net olarak belli olmayan ağrılarınız varsa, sigorta (hastalık yüzünden günlük tazminat veya kaza sigortası) muhtemelen bir müddet sonra, genellikle birkaç hafta sonra, iş göremezliğinizden kuşkulanacaktır – özellikle psişik hastalıklar söz konusu olduğunda. Çünkü, mümkün olduğunca iş yerine geri dönmeniz ve işinizi sözleşmeye uygun bir şekilde yapmanız gerekir; iş veren ise, iş yerinizi sizin özel ihtiyaçlarınıza göre ayarlamak zorundadır.

Sigortanın tarafsız doktoru (ayrıntılar için bkz. sayfa 234) sizi tedavi eden doktorun verdiği iş göremezlik raporuna itiraz edebilir. Doktorunuz bu durumda sizin çıkarınıza davrandığı ve sizden para aldığı için taraf tutuyor olabilir. Bununla ilgili net bir federal mahkeme kararı bulunmaktadır.

Hatta aşağıdaki örnekteki gibi, iş göremezlik durumunun geriye dönük olarak iptal edildiği bile görülebilir.

> *Emma B. bana ilk defa Ekim ayında muayeneye geldi. Elindeki hafif bir yaralanmadan dolayı Mart ayından beri ağrıları vardı ve kendisini tedavi eden doktor o güne kadar %100 iş göremez raporu vermişti. İki defa bende tedavi gördükten sonra, sigortadan bir mektup geldi. Sigortanın tarafsız doktoru, 13 Kasım tarihli kararıyla, hastanın Temmuz ayından itibaren tekrar iş görebilir olduğunu yazıyordu. Sigorta geriye dönük olarak bu tarihten itibaren ödemelerini kesti.*

> **Not:** İş göremezlik uzunca sürdüğü durumlarda, doktorunuzun vermiş olduğu rapor, kaza veya günlük tazminat sigortasının ödemelerini yerine getireceğinin garantisi değildir.

Doktor raporlarının çok yüksek bir kanıt değeri vardır, mahkeme karşısında bile. Ama rapor hastanın verdiği bilgilere dayanılarak yazıldıysa, kanıt gücü düşer hatta ortadan kalkar. Kronik ağrılar durumunda bu çok sık görülür çünkü ağrılar neredeyse hiçbir zaman nesnelleştirilemez.

Doktor raporu şu nedenlerden dolayı kuşku yaratabilir:
♦ çalışanın davranışlarından hiç de iş göremez durumda olmadığı anlaşılırsa,
♦ işe son verildikten sonra doktor raporu alındıysa,
♦ tekrarlayan (örneğin sık ve kısa) işe devamsızlık durumunda,
♦ doktorun iyilik adına rapor yazdığı herkes tarafından biliniyorsa,
♦ rapor sırf hastanın verdiği bilgilere dayanıyorsa,
♦ rapor semptomlar ortaya çıktıktan çok sonra verildiyse.

Ayrıntılı doktor raporu

İş göremez raporu verirken doktor sizin randıman gücünüzü ya da işi kaldırma gücünüzü, yapılacak işi ve iş yerinizi göz önünde bulundurmalıdır. Standart doktor raporunda sadece iş göremezlik yüzdesi ve tahmini ne kadar süre çalışamayacağınız yazılır.

Ayrıntılı doktor raporu iş göremezlik süresi uzarsa gerekir. Bu raporda hangi işlerde çalışabileceğiniz, hangilerinde tamamen veya kısmen zorluk yaşayabileceğiniz yazar. Böyle bir rapor özellikle kişi bazı işleri veya hareketleri yapamıyorsa yazılmalıdır. Bu raporu yazmak için doktorun iş veren tarafından bilgilendirilmesi gerekir: iş yerinizin detaylı tarifi ve tam olarak nasıl bir iş yaptığınız konusunda bilgi. Bu amaçla doktorunuz size bir form verebilir. Ayrıntılı rapor ücreti 65 İsviçre Frank'tır ve bu miktarı iş veren ödemekle yükümlüdür.

"Ancak %100 çalışabilir durumda olduğunuzda tekrar işe başlayın"

Bu cümle iyi niyetle söylenmiş gibi olsa da, bazı pürüzler içerir. Eğer iş göremezliğiniz sadece kısmi bir çalışma sınırı içeriyorsa, örneğin %50, bu durumda maaşınız %50 maaş artı günlük tazminattan oluşur, bu da normalde maaşın %80'ine denk gelir, yani bu örnekte %50'nin %80'i. İş vereniniz size tamamen çalışabilir hâle geldiğinizde işe geri dönmeniz talimatını verirse, doktorunuz iş göremezlik durumunuzu %100'e değiştirebilir anlamına gelmez bu. Ve tam maaşınızı sadece iş vereniniz günlük tazminatınızı normal maaşınıza tamamladığı takdirde alabilirsiniz. İş vereniniz %50'nin %80'ini Günlük İş Kaybı Tazminatı Sigortası'ndan alır ve size %50 kadarını kendisi ödemek zorundadır. Bunu yapmadığı zaman iş veren eksikliğinden bahsedilir. Ama dikkatli olun, zira iş veren sizi eve gönderdiğinde, çalışabilecek güçte olduğunuzu net bir şekilde ifade ettiğiniz takdirde size maaş ödemek zorundadır. Anlaşılmazlık doğmaması adına bu ifade yazılı olarak ve taahhütlü gönderilerek yapılmalıdır.

İş yeriyle ilgili iş göremezlik durumu

İş yeriyle ilgili iş göremezlik durumu bilhassa psişik ya da psikosomatik hastalıklar durumunda ve Mobbing söz konusuysa doğar. İlgili kişinin artık eski iş yerine dönmesi genellikle mümkün değildir; ama farklı bir iş ortamında kesinlikle çalışabilir. Farklı çalışma koşulları olan ikinci bir işte de iş yeriyle ilgili iş göremezlik söz konusu olmayabilir: %50 inşaatta, %50 de ofiste çalışıyorsanız, ayak parmağınız kırıldıysa inşaatta çalışamazsınız ama ofiste çalışmaya devam etmeniz pekala mümkündür.

Makul bir alternatif iş

İş vereniniz size alternatif iş sunuyorsa, bunun makul bir iş olması gerekir. Sağlığınızı bozmayacak ve sizi küçük düşürmeyecek bir iş olmalıdır. Alternatif iş eski işinizle aşağı yukarı aynı değerde olmalıdır. Örneğin üst pozisyonda çalışan bir kadını temizlik işinde çalıştırmaya kalkamazsınız (ayrıntılar için bkz. sayfa 250).

Tarafsız doktor işin içine girdiğinde

İş veren ve ödeme yapmakla mükellef olan sigorta sizi her zaman tarafsız bir doktora yönlendirebilir. İş göremezlik uzun sürdüğü takdirde, doktorunuz verdiği iş göremezlik raporunun sigorta tarafından kabul edilip edilmeyeceğinden emin değilse, tarafsız bir doktora baş vurmakta fayda var.

Tarafsız doktor sizi çağırdığı zaman mutlaka gitmelisiniz, yoksa maaş hakkınızı yitirirsiniz. Bu durumda, iş göremez çalışanın katılım yükümlülüğünden bahsedilir. Tarafsız doktor sizi tedavi eden doktordan farklı bir görüşte olduğunda, bu iki doktorun görüşmesinde yarar vardır.

> **Not:** Sizi tedavi eden doktor, hastanın vekâleti olmadan bile gerekli doktor raporlarını kaza ve malullük sigortasına sunmak zorundadır. Sigorta size sağlık durumu hakkında bilgi alma konusunda vekâletname verirse bunu imzalamanız gerekir (katılım yükümlülüğü). İmzalamadığınız takdirde, yetkili sigorta hak sahipliğini kontrol edemeyeceğinden dolayı para alamazsınız.

İş yerinin uyarlanması

İşvereninizle ya da şefinizle, iş yerinizin mevcut sorununuza uyarlanmasının mümkün olup olmadığını konuşmaya çalışmalısınız. Sırt ağrılarınız varsa icabında bir yüksek masa ve ergonomik bir ofis koltuğu faydalı olur. Bir düşünün, belki bunları kendiniz ödeyebilirsiniz çünkü uzun süreli hastalıklar durumunda, mevcut iş yerinizi kaybetmemeniz önemli. Tecrübeler gösteriyor ki iş göremezlik yüzünden işinize son verilirse, sonradan yeni bir iş bulmanız zor! Zira yeni iş yerinde yeni işinizi yaparken sorun doğacaksa, sağlık probleminizi açıklamanız gerekecektir. Bunu yapmadığınız takdirde, işinize derhal son verilebilir ve hatta tazminat ödemek zorunda bile kalabilirsiniz.

Eski işvereniniz de, iş performansınızı veya davranışlarınızı çok etkilediyse ya da işe son verme nedeniyse, hastalığınızı bonserviste belirtmek zorundadır.

> **Faydalı bilgi:** Uzun müddet işe gelemediğiniz veya görevinizi artık doğru dürüst yapamadığınız takdirde, işveren açısından durum nasıldır? İş her şeye rağmen birisi tarafından yapılmalıdır. İşveren sizi daha ne kadar iş yerinde tutmalıdır? Kendisi işletmenin çalışmaya

> devam etmesinden sorumludur. Artık işinizi yapamadığınızı görünce mecburen sizin yerinize başka birini alacaktır ve sonunda sizi işten çıkaracaktır. Belli bir süre sonra böyle davranma hakkına sahiptir ve ne yazık ki bu çok sıklıkla yapılır.
>
> Dolayısıyla bilhassa, işinizin başına ne zaman döneceğiniz belli değilse, belli bir zaman sonra size çıkış verilecektir. İşe tam ne zaman başlayacağınız hakkında size net bilgi vermesi için doktorunuzla konuşmakta fayda var. Belki bu şekilde işinize son verilmesini önleyebilirsiniz.

Maluliyet

İş göremezlik – beden, zihin veya ruh sağlığı bozukluğu nedeniyle mevcut meslek ya da iş alanında üstlenebilecek görevi tamamen ya da kısmen yapamama durumu – ve **maluliyet durumu** iki farklı olaydır. Maluliyet, söz konusu dengeli iş gücü piyasasındaki (aşağıdaki bölüme bkz.) iş olanaklarının sağlık kaybı nedeniyle (hastalık veya kaza) gerekli tedavi ve entegrasyon çalışması yapıldıktan sonra tamamen ya da kısmen kaybı anlamına gelir. Maluliyet tespiti sadece IV (Malullük sigortası)'nın karar vereceği bir şeydir.

İş gücü tanımlamaları

Dengeli iş gücü piyasası soyut bir kavramdır ve teorik arz ve talep dengesinden yola çıkar. İş gücü piyasasındaki somut durumun bu anlamda önemi yoktur. Dolayısıyla ne fiilen mevcut iş olanakları ne de kısmi malullerin uygun bir iş bulmaları şansının daha az olduğu gerçeği göz önüne alınır.

İlk iş gücü piyasası kavramı, sosyal kurumların veya işverenin desteği gerekmeyen normal iş gücü anlamına gelir.

İkinci iş gücü piyasası (sosyal kurumlarda "özel atölyeler") engelli kişilere destekleyici strüktürler sayesinde daha çok güven ve stabilite sağlar. Söz konusu olan arz ve talep piyasası değil, sosyal çalışma çerçevesinde yer alan iş gücüdür.

Maluliyet durumu belirlenirken şunlar göz önüne alınır:
♦ sağlık kaybı,
♦ dengeli iş gücü piyasasında iş olanaklarının kaybı,
♦ illiyet bağı,
♦ makuliyet.

Bu değerlendirmeyi sigortalar veya hukuk sistemi yapar. Tedaviyi yapan doktorlar maluliyet durumunu değerlendiremez ve bu süreci pek etkileyemezler. Reentegrasyon tedbirleriyle ilgili alınan kararlar – özellikle yeni bir meslek eğitimi ve maaş değerlendirmeleri – tecrübeyle kanıtlandığı üzere çok zaman aldığından, doktorunuz bu zaman zarfında iş göremezlik durumunuzu raporlamaya mecbur kalır. Fakat daha sonra sigortaların veya hukuk sisteminin o zaman için tanımladığı maluliyet derecesi, doktorunuzun belirlediği iş göremezlik hâline uymayabilir. Bu yüzden ödenmiş olan günlük iş kaybı ödeneklerinin geri talep edilmesi mümkündür.

Uzun süren mahkeme sürecinden sonra sosyal anlamda gerileme çoktan başlamış ve iş dünyasına reentegrasyon – olsa bile – nadiren tamamlanmıştır. Çok iyi hazırlanmış bir özgeçmiş ile bile uzun süreli iş göremezlik ya da uzun süren işsizlik sonunda ilk iş gücü piyasasında neredeyse hiç iş bulma şansı yok.

> **Not:** Emeklilik davasının süresi ağrıların kronikleşmesini önemli bir şekilde etkiler. Tam da bu yüzden sigortalar ve hukuk sistemi, bu tür davaları mümkün olduğunca hızlı sonuçlandırmakla yükümlü olmalıdırlar. Tıbbi anlamda genellikle üç-altı ay sonra tedavi sonucunun nasıl olacağı yaklaşık olarak söylenebilir. Oysa emeklilik davası çoğu zaman ancak yıllar sonra sonuçlanıyor. Bu uzun bekleme müddeti esnasında bir çözümsüzlük yaşanır. Kişi doktoruyla birlikte resmî makamların kararını bekler. Aynı zamanda da tedavi sayesinde reentegrasyon sağlanmaya çalışılır. Bunun nadiren gerçekleşebileceği ise besbellidir.

Hastalık ve kaza durumunda işe son vermek

Esasen İsviçre İş Hukuku'nda işe son verme özgürlüğü vardır. Önceden haber vermeden ya da uyarmadan her an çıkış verilebilir. Ne haklı bir neden aranır ne de çalışanın ifadesi alınır.

> **Not:** Dikkat! Siz kendiniz çıkış verirseniz bunun dezavantajları olabilir: İstifanızı ne siz geri çekebilirsiniz ne de istifanıza suistimal unsurlu olduğu iddia edilerek karşı çıkılabilir.

Ayrıca, iş göremezlik durumunda işten çıkarılmama garantiniz ortadan kalkar ve işsizlik süresinde işsizlik sigortası parası almama riskine girersiniz (işsizlik sigortası parası almadığınız günler; ayrıntılar için bkz. sayfa 252).

"Aylık alınan günden sonra daha uzun bir ay var!"

YAŞAMAK İÇİN PARA: AYLIK, GÜNLÜK İŞ KAYBI TAZMİNATI, EMEKLİ AYLIĞI

Gelir ve maddi güvence İsviçre'de çok güçlü bir şekilde işle bağlantılıdır. Esas itibariyle gelir kaynakları şunlardır:

♦ karşılığında ücret alınan iş

♦ yaşlılık aylığı (AHV-Rente) ve

♦ emekli sandığı aylığı (Pensionskassenrente, ikinci direk)

♦ günlük iş kaybı tazminatı (hastalık veya kaza)

♦ işsizlik sigortası

♦ maluliyet aylığı

♦ sosyal hizmetler dairesi

İsviçre'de 1914-2006 yılları arasında kurulmuş on bir sosyal sigorta vardır:

♦ yaşlı, dul ve yetim sigortası (AHV, birinci direk) ve maluliyet sigortası (IV),

♦ belirli koşullarda iş kazaları dışındaki kazaları da sigorta eden iş veren ve çalışanlar için zorunlu kaza sigortası (UV),

♦ İsviçre'de yaşayan herkes için zorunlu olan ve iş veren tarafından kaza sigortası yapılmamış kişiler için kaza sigortasını da kapsayan Hasta Bakım Sigortası (KV),

♦ çalışanlar için zorunlu işsizlik sigortası (ALV),

♦ yaşlılık sigortasının ikinci direği olan zorunlu mesleki sigorta (BV)

♦ AHV ve IV sigortalarına ek olarak tamamlayıcı ödenekler (EL),

♦ emeklilik sigortasının ikinci direği olarak zorunlu işletme emeklilik sigortası (BV)

♦ AHV ve IV sigortalarına ek olarak tamamlayıcı ödenekler (EL),

♦ çalışanların işe gidemediği zamanlarının telafisi ile ilgili tüzük
(EO, gelir telafisi); bu tüzük çalışan annelerin doğumdan sonraki doğum/annelik iznini de (ME) kapsar.

♦ aile yardımı (Kindergeld: çocuk parası),

♦ askeriye sigortası (MV), orduda sivil savunma ve sivil görev esnasında hastalık ve emeklilik aylığı sigortalarını kapsar. MV ayrıca devlet memurlarının sigortasını da üstlenir.

İş göremezlik durumunda da hastalık ya da kaza nedeniyle işten çıkarılabilirsiniz. Belli bir süre işinize son vermeye hakları yoktur (deneme süresinin haricinde): İşe girdiğiniz ilk yıl 30 gün süresinde, ikinci ve beşinci yıllar arasında 90 gün süresinde ve altıncı yıldan sonra iş göremezlik durumunun başlangıcından itibaren 180 gün süresinde. Bu zaman süresinde verilen çıkış otomatikman geçersizdir. Ancak bu belirli günler geçtikten sonra size tekrar çıkış verilmelidir. İşinize son verildiyse ve o süre esnasında iş göremez hâle geldiyseniz, ihbar süresi durdurulur. Ancak bahsedilen süreler sona erdikten sonra "kullanılmamış" ihbar süresinin geri kalan kısmı sayılmaya başlanır.

> **Ana fikir:** Hastalık ya da kaza hâlinde işinize son verilirse, burada bir suistimal söz konusu değildir; olayı mahkemeye taşıyarak itiraz ederseniz davayı kaybedersiniz.

Hasta olduğunuz zaman da kendiniz çıkış verebilirsiniz. İstifanız yasal olarak geçerlidir. Çıkış verdikten sonra hasta olursanız, iş göremezliğinize rağmen iş sözleşmeniz uzamaz.

İş vereniniz kısmi zamanlı çalışmanızı isterse, size değişiklikten dolayı çıkış vermesi gerekir: Eski sözleşmenizi iptal eder ve kısmi zamanı içeren yeni bir sözleşme yazar. Bu durumda da ihbar sürelerine ve iş sözleşmesi feshine karşı koruma kurallarına uymak gerekir.

İhbar süresi geçtiği hâlde hâlâ iş göremez durumdaysanız, sayfa 252'deki "Günlük iş kaybı tazminatı ve bekleme süreleri" bölümünü okuyun.

Günlük hastalık iş kaybı tazminatı, hasta ve kaza sigortası

Sağlık Sigortası (Hasta Bakım Sigortası; halk arasında "Hasta Sigortası") zorunludur ve hastalık ve kaza durumunda doğan tedavi masraflarını üstlenir. İş sözleşmenize göre haftada sekiz saatten fazla çalışıyorsanız, işvereniniz zorunlu olarak sizi boş zamanınız da kazalara karşı sigortalar. Eğer haftada sekiz saatten az çalışıyorsanız, sağlık sigortasında, boş vakit için kaza sigortası yapmalısınız. Kaza sigortası tedavi masraflarının yanı sıra, kaza durumunda çalışamadığınız takdirde günlük iş kaybı tazminatınızı da öder. Günlük hastalık iş kaybı tazminatı, iş yeri kaza sigortası gibi yasal olarak zorunlu değildir ama işverenlerin çoğu çalışanları için böyle bir sigorta yapar.

Tedavi masrafları

İş yeri kazalarını işverenin kaza sigortası üstlenir. Boş vakitte gerçekleşen kazaların masraflarını zorunlu sağlık sigortasının kaza sigortası bölümü öder ya da – çalışma zamanı yeteri kadar çoksa – işverenin iş dışı kaza sigortası öder. Kaza sigortası masrafları üstlenmez ya da artık üstlenmezse, sağlık sigortası üstlenmek zorundadır.

Hastalık söz konusu olduğunda, sağlık sigortası yasal olarak belirlenmiş tedavi masraflarını üstlenir – yıllık ödenti ve şahsi katılım payı çıkarıldıktan sonra kalan miktarı.

Kaza, yasal anlamda, ani, alışılmadık bir dış faktör tarafından kasıtsız bir şekilde zarara uğrama durumudur. Kaza sigortası şu vakalarda da ödeme yapar: kemik kırılması, eklem burkulması, menisküs yırtığı, kas kopması, tendon yırtığı, ligament yırtılması, kulak zarı yaralanması (liste burada biter). Bu hasarlardan biri söz konusuysa, yaralanmanın daha ziyade aşınma veya bir hastalıktan kaynaklandığını ispatlayamadığı takdirde, sigorta şirketi masrafları üstlenmek durumundadır. Kaza sigortası aynı zamanda mesleki hastalıkları da üstlenmek zorundadır.

Kaza sonrası görülen rahatsızlıklar

Kaza sonrası görülen rahatsızlıklar herhangi bir hastalıktan ayrı tutulmalıdır, çünkü kaza sigortası sadece kazanın neden olduğu kısmı üstlenir. Örneğin sırt üstü düşme durumunda: Röntgende yeni yaralanmalar görünmüyorsa, kaza sigortası standart tedavi dönemindeki masrafları üstlenir, yani bu birkaç haftalık bir süreyi kapsar. Bu müddet geçtiği halde hâlâ ağrılar devam ederse, sigortaya göre bu ağrılar kazayla ilgili değildir, dejeneratif değişiklikler veya başka faktörler yüzündendir.

DOĞAL VE YETERLİ İLLİYET BAĞI

İlliyet bağı ne anlama geliyor? Eğer sırf kaza yüzünden kişinin sağlığı bozulduysa, kaza olayı ve sağlık bozukluğu arasında doğal illiyet bağı vardır. Kaza sigortası, sağlık sorununun asıl nedeninin kaza olduğunu açığa kavuşturmak durumundadır. Örneğin el kırığının esas nedeni, yerdeki gergin bir kabloya takılıp düşmek olabilir.

Olağan bir gelişmeye ve genel hayat tecrübesine göre, fiilen gerçekleşmiş olan sağlık sorununu yaratabilecek bir neden varsa, burada yeterli illiyet bağı söz konusudur.

Sağlık sigortası, bir kazanın psişik etkileri varsa kazanın ne kadar ağır olduğu konusunda kabaca bir ayrım yapar. Kaza ne kadar ağırsa, psişik etkileri için de yeterli bir illiyet bağı olduğu varsayılır (bkz. çerçevedeki örnekler, sayfa 189).

Kaza sigortası, daha önce hiç sırt ağrınız olmadığı halde, yeterli illiyet bağına (bkz. yukarıdaki çerçeve) itiraz edecektir.

> **Not:** Sigorta ancak kişinin sağlık durumunun kaza öncesi haline (status quo ante) döndüğünü veya kaza olmadan bile hastalıklı durumun zaten er geç sona erebileceğini (status quo sine) kanıtladığı takdirde ödemekle yükümlü olduğu ödenekleri keser.

Doktor ve yardımcı sağlık çalışanlarının yaptığı tedavinin ve hastane genel bölümünün masrafları (veya iş verenin sigorta sözleşmesi olduğu bölümün) kaza sigortası tarafından, şahsi katılım payı ve yıllık ödenti kesilmeden üstlenilir.

Maluliyet durumu kabul edildiğinde normal olarak doktor tedavi masrafları artık kaza sigortası tarafından karşılanmaz. Bazen kaza sigortası örneğin mevcut iş görebilirlik durumunun muhafazası için veya sağlığın daha da kötüleşmesini önlemek amacıyla tedavi gerekiyorsa bu masrafları öder.

Kaza sigortası tedavinin artık faydası olmadığını düşünerek ödemeyi keserse, ille de sağlık sigortası tedavi masraflarını üstlenecek değildir. Sağlık sigortaları tedavinin etkili ve yararlı olmasını, pahalı olmamasını isterler.

Çoğu zaman fizik tedavisi masraflarını kabul etmezler; doktor tedavileri normal olarak ödemeye devam ederler.

Günlük iş kaybı tazminatı

Çalışan olarak sağlık nedeniyle çalışamaz durumdaysanız, iş veren belli bir süre aylığınızı ödemekle yükümlüdür, ya da iş veren sigortalıysa günlük iş kaybı tazminatı alırsınız. Aylığınızı kesintisiz ya da kesintili olarak mı alacağınız iş sözleşmesinde belirtilmiştir. Hastalık ya da kazadan dolayı iş göremezlik söz konusu olup olmadığı ve ne kadar süreceğine bağlı olarak iş veren hastalık yüzünden günlük iş kaybı tazminatı sigortasından (sigortalıysa) veya kaza sigortasından telafi parası alır.

Hastalık yüzünden günlük iş kaybı tazminatı sigortası

♦ İş vereniniz üzerinden bir hastalık yüzünden günlük iş kaybı tazminatı sigortanız varsa (genellikle belli bir bekleme süreci sonunda) günlük iş kaybı tazminatı alırsınız. Bu bekleme süresinde iş verenle aranızdaki iş sözleşmesine dayanarak aylığınızı almaya devam edersiniz. Hastalık yüzünden günlük iş kaybı tazminatı sigortası zorunlu değildir. Çalışansanız iş vereninizin genellikle böyle bir sigortası vardır ve siz orada sigortalısınızdır. Normal olarak azami 720 veya 730 gün süresince aylığınızın %80'ni alırsınız. Yalnız şu var ki, hastalık yüzünden günlük iş kaybı tazminatı sigortalarının çoğu asgari %25 iş göremezlik durumunu şart koşar.

♦ İş vereninizin böyle bir sigortası yoksa, sadece oldukça kısa bir süre boyunca aylığınızı ödemekle yükümlüdür: İş yerindeki ilk yılınızda üç hafta boyunca, sonra da bulunduğunuz kantonun belirlediği üzere ödeme yapar.

Azami günlük iş kaybı tazminatınızı aldıysanız, normal olarak alacağınız para kalmamıştır, iş veren de artık para vermez. Genellikle de bu durumda iş sözleşmeniz sona ermiştir. İşin püf noktası şudur ki, maluliyet sigortası (IV) o güne kadar maluliyet aylığı konusunda henüz bir karara varmamıştır. Hastalık yüzünden günlük iş kaybı tazminatı sona erdikten ve olası bir maluliyet aylığı bağlanması arasındaki sürede hiçbir geliriniz yoktur.

Maluliyetinize uygun bir işte asgari %20 iş görebilirseniz, işsizlik sigortasına başvurabilirsiniz; icabında işsizlik günlük iş kaybı tazminatı alma hakkınız olabilir (bkz. sayfa 257).

Kaza sigortasının günlük iş kaybı tazminatı: Bir kaza sonucu iş göremezlik durumunda kaza sigortası günlük iş kaybı tazminatı öder. Bunun miktarı azami sigortalanmış aylığın (148 200.- Fr.) %80'ine denk gelir. İyileşme sürecinde olduğunuz müddetçe bu para ödenir yani nihai duruma gelinceye ve artık daha büyük bir iyileşme beklenmediği noktaya dek. Kaza yüzünden günlük iş kaybı tazminatı zaman olarak sınırlı değildir. Yalnız şunu unutmayın ki, haksız yere ödenmiş olan günlük iş kaybı tazminatı geri istenebilir.

Kurt L.'in motosiklet kazası sonucu dizi yaralanmış ve birkaç kez ameliyat olmak zorunda kalmış. Dört yıl sonra kaza sigortası kendisinden 150 000 Fr. geri istemiş. Sigortaya göre, kazadan iki yıl sonra Kurt L. tekrar iş görebilir durumda olduğu halde iki yıldan sonra kendisine yapılan tazminatı haksız yere almış.

> **Ana fikir:** Kaza durumunda, iş göremezlik ve kaza arasında ilinti olduğu müddetçe, aylığın %80'ini alırsınız. Azami sigortalanmış bir aylık miktarı belirlenmiştir (yukarıya bkz.). Tedavi masraflarına katılmanız istenmez.
>
> Hastalık durumunda sadece iş verenin hastalık yüzünden günlük iş kaybı tazminatı sigortası anlaşması varsa aylığınız ödenmeye devam eder. İş verenin böyle bir sigortası yoksa, aylığınızı sadece kısa bir müddet ödemeye devam etmek zorundadır. Bunun yanı sıra tedavi masraflarına kısmen katkıda bulunursunuz, bunlar sağlık sigortası şahsi katılım payı ve yıllık ödentidir.

> Durumun hastalık mı yoksa kaza olduğu tam net değilse, tedavi masraflarını önce sağlık sigortası üstlenir (ön ödeme yükümlülüğü). Siz buna göre %10 şahsi katılım payını (yılda azami 700 Fr.) ve yıllık ödentiyi kendiniz ödersiniz. İş görmezliğinizin kazadan kaynaklandığı anlaşılırsa, sağlık sigortası size ödemiş olduğu parayı kaza sigortasından geri alır. Siz de yapmış olduğunuz masraflarınızı kaza sigortasına bildirebilirsiniz.

> **Not:** Net olmayan şikâyetler karşısında kaza sigortası çoğu zaman yeterli illiyet bağı olmadığı için (bkz. sayfa 240'taki çerçeve) günlük iş kaybı tazminatını keser. Bu yüzden kaza sonrası net olmayan şikayetler ve işten çıkarılma durumunda bireysel iş kaybı tazminatı sigortasına geçme olanağını inceleyin (teklif alın). Belki böylece olumsuz maddi sürprizlerle karşılaşmayı engelleyebilirsiniz.

Case-Management, bilirkişi raporu ve zararı azaltma külfeti

İş göremezlik hâli uzun sürdüğünde, Case-Management çok faydalı olabilir. Case-Management durumunda, iyileşmeye odaklanabilmeniz için, bir uzman kişi sağlık sorunlarınız konusunda size eşlik eder, farklı doktorlar ve sigortalar arasındaki koordinasyonu sağlar. Case-Manager aynı zamanda iş yerinizi kaybetmemeniz ve entegrasyon tedbirleri konusunda sizi destekler. Case-Management masrafları kaza sigortası, bazı durumlarda da sağlık sigortası tarafından üstlenilir.

Bilirkişi raporu

İş göremezlik durumu uzun sürdüğünde günlük iş kaybı tazminatı ödemekle yükümlü sigorta çoğu zaman tarafsız doktor veya bilirkişi raporu ister. En geç maluliyet değerlendirmesi aşamasında yani maluliyet aylığı bağlanması için, ekspertiz raporu gerekecektir. Bu amaçla sağlığınız ama aynı zamanda iş görürlük durumunuz hakkında bir ya da birkaç doktorun değerlendirmesi alınacaktır. Sigorta doktoru veya bir bilirkişi tarafından iş görürlük raporu yazıldıysa, sizi tedavi eden doktor sizin için iş göremezlik raporu veremez, sigorta böyle bir raporu artık kabul etmez.

Bilirkişi değerlendirmesi ödenekleri belirleyen bir medikal sigorta tedbiridir. Bir doktorun ekspertiz yazabilmesi için özel bir eğitimden geçmesi gerekir. Bu yüzden maluliyet sigortasının (IV) bölge doktor hizmeti (RAD) ve MEDAS değerlendirme raporları (bkz. sayfa 261) esasen yüksek bir kanıt gücüne sahiptir. Bu raporlara razı olmadığınız takdirde, masrafını kendiniz karşılayarak pahalı özel ekspertiz raporu almaya mecbur kalır ve bu raporlarla o güne kadarki ekspertizlerin yanlış olduğuna dair sigortayı, maluliyet sigortasını ya da mahkemeleri ikna edebileceğinizi ümit edersiniz. Uzun yıllara dayanan tecrübelerim sonucu sizi temin ederim ki, böyle bir beklenti hemen hemen hiç mümkün değildir.

👁 *Sophie V.'in eli yaralanmış. Bunun sonucu olarak CRPS yani çok acı veren, iltihaplı bir rahatsızlık (bkz. sayfa 295) gelişmiş ve ağrı kronikleşmiş. Bilirkişi raporunda şöyle yazıyor: "anlaşılıyor ki, hastanın bugünkü hali merkezî bir sensitizasyondan kaynaklanıyor. Lakin bu tanımlamanın henüz medikal sigortalarda karşılığı yok...". Bulgulara ve kronik ağrılara neden olan bedensel değişiklikler kabul edilmiş ama göz önüne alınmamış çünkü bu konuda henüz bir yasal düzenleme yok. Bu bir teselli mi?*

Not: Uzun süren bir iş göremezlik durumunda belirsizlik söz konusuysa, tarafsız bir doktorun muayenesi duruma netlik kazandırabilir ve olası negatif maddi sonuçların önüne geçilebilir.

Medikal bilirkişi raporları ağrı tedavisini çeşitli şekillerde etkileyebilir. Bir rapor eğer tarafsız ve net bir durum sağlayacak şekildeyse, tedaviyi başarıya taşıyabilir. Siz raporu kabul ettiğiniz takdirde doktorunuzla bu temel üzerinde çalışabilirsiniz. Ama raporu reddederseniz, beklemeye devam edersiniz ki bu da tedaviyi olumsuz anlamda etkiler.

Zararı azaltma külfeti

Bilirkişi raporu için, sizi o güne kadar tedavi etmiş olan bütün doktorların raporları alınır. Bir ya da birkaç doktor tarafından muayene edilirsiniz ve bu doktorlar sizin iş görürlük durumunuzu ve zararı azaltma külfeti tedbirlerini belirlerler.

Zararı azaltma külfeti gereksiz masrafların doğmamasını hedefler. Mağdur kişi, sağlık sorununun etkilerini mümkün olduğunca ve makul bir şekilde azaltmakla yükümlüdür – sorunun kişinin kendisinden ya da başka birisinden kaynaklandığı önemli değildir. Katılım yükümlülüğü sigortadan alınacak ödenek hakkının belirlenmesinde aktif desteği, medikal veya diğer incelemeler konusunda bilgi vermeyi, tolerans göstermeyi ve sigortanın isteği üzerine zararı azaltma tedbirlerine katkıda bulunmayı kapsar.

Medikal tedbirler: Hasta, ciddi bir yaralanma durumunda doktora baş vurmak ve doktorun verdiği talimatlara uymak zorundadır. Doktorların tecrübelerine göre büyük ihtimalle tamamen iyileşme veya rahatsızlığın büyük ölçüde iyileşmesi ve dolayısıyla iş görürlük durumunun önemli ölçüde artma beklentisi olan sakıncasız, hayati tehlikesi olmayan müdahaleler söz konusuysa ameliyat ve diğer müdahaleler hastanın bedenine uygulanabilir. Sadece, aslında zararsız sayılabilecek bir müdahalenin gözle görülür bir deformasyona veya aşırı ağrılara neden olabileceği düşünüldüğü durumlarda müdahale makul değildir. *(ɔ̃ Somut olarak bu durum göz önüne alınmamaktadır, zira doktorlar her ağrının üstesinden gelinebileceği yanılgısına kapılmaktadır. Bu tip şeyler yazan insanlara bir müddet benimle birlikte muayenehanemde çalışmalarını öneririm.)* Bir ameliyatta %4 ölüm riskinin makul olduğu düşünülüyor!

👁 40 yaşındaki Seraina P.'nin eli kesilince sinir zedelenmesi yaşamış. CRPS denilen durum ortaya çıkmış (bkz. sayfa 295). Parmakları kaskatı kalmış, bütün elde çok ağrı ve dokunmalara karşı hassasiyet baş göstermiş. Seraina P. artık elini pek kullanamaz hâle gelmiş. Kazadan dört yıl sonra bilirkişiye başvurulmuş. Bilirkişiler, hastanın tekrar epilepsi ilacı ve antidepresan alması gerektiğini rapor etmişler. İlaçların kandaki etkisinin arada bir kontrol edilmesini istemişler. İlaçların faydası olmadığı görülmüş: Seraina P. sadece ilaçların yan etkilerini yaşamış. Aradan iki yıl geçmesine rağmen sigortadan hâlâ ses çıkmamıştı. Hasta buna rağmen ilaçları kullanmaya devam etmiş, zira sigortanın kendisini iyileşmek için işbirliği yapmamakla suçlamasından korkmuş.

Hatta tarafsız doktor gerek duyduğu takdirde sigorta hastanın ameliyat olmasını bile isteyebilir.

👁 Olivia G., 23 yaşında bir hasta bakıcı, diz yaralanması sonucu bir CRPS yaşamış (bkz. sayfa 295). Diz bükülmez hâle gelmiş ve ağrılar baş göstermiş. Hastanın yeni bir meslek eğitimi yapması istenmiş ama ağrıları arttığı için bu eğitimi yarıda kesmiş. Aradan üç ay geçtikten sonra Olivia G. gebe kalmış. Sigorta, anne olacağı için artık çalışamayacağını, bu yüzden günlük iş kaybı tazminatı hakkını yitirdiğini bildirmiş. Günümüzde hamileliğin annenin ilerde otomatikman iş hayatında olmayacağı anlamına gelmediği ve bu kararın yasal bir temeli olmadığı argümanıyla olaya müdahale ettik. Sigorta kararını geri çekti ama bir yıl sonra, dizin ameliyat edilmesi, böylece tekrar hareket edebilir hâle gelmesi gerektiğini talep etti. Oysa böyle bir rahatsızlık tablosunda ameliyat çok yüksek risk taşır, dolayısıyla ağrılar şiddetlenebilir. Sigorta talebinde ısrarlıydı, bu yüzden ameliyatı organize ettik. Ameliyat tarihinden iki hafta önce Olivia G.'nin bebeği ağır bir menenjit geçirdi ve çocuk hastanesinde komada yattı. Olivia bu durumda çocuğunun yanında olmak istediğini ve ameliyat tarihini ileriye atmak istediğini sigortaya bildirdi. Sigorta, Olivia'nın iyileşmek için sigortayla işbirliği yapmadığını, bu yüzden kendisine verilen ödeneklerin (yeni meslek eğitimi masrafları dahil) *derhal kesileceğini belirtti. Olivia G. pes etti ve sosyal hizmetler dairesine müracaat etti.*

> **Ana fikir:** Sigorta ya da sigorta doktoru zararı azaltma külfeti adına sizden bazı tedavileri yaptırmanızı da isteyebilir; örneğin depresyon durumunda antidepresan kullanmanızı ya da ağrılara karşı bazı ilaçlar almanızı.

Mesleki entegrasyon: Mağdur kişi, gelir kaybından doğan hasarı önlemek ya da azaltmak için mevcut çalışma gücünü kullanmakla yükümlüdür. Maluliyet sigortası "önce entegrasyon sonra maaş" ilkesine sahiptir. Kişi sağlık engelinden dolayı uzun süre çalışamaz durumda kaldığında başka bir meslek ya da iş sahasında kendisi için makul bir iş belirlenir. Mevcut işte çalışabilirlik işin beklenti profiline ve sağlık engeli yüzdesine bağlıdır. Kişi eski işini artık göremez haldeyse, yeni duruma göre bir iş profili yaratılır, yani kişinin sorununa rağmen ne tür işler yapabileceği tanımlanır (fonksiyonel performans kapasitesi).

Sağlık engeli göz önüne alınarak kişinin kapasitesine uyarlanmış bir iş prensip olarak makuldür. Bunun yorumu için aşağıdaki örneğe bakın:

Simão L., 54 yaşında, Portekizli bir inşaat işçisi: 26 yıldır İsviçre'de yaşıyor, temel çukuruna düştükten sonra topuk kemiği çift taraflı kırılıyor. Birkaç kere ameliyat ediliyor; şikayetleri büyük ölçüde azalıyor ama sadece kısa mesafeleri dinlenmeden yürüyebiliyor. Üç yıl sonra kaza sigortası kendisi için bir iş profili oluşturuyor: oturarak yapacağı bir iş %100 mümkün. Simão L. sadece ilk okulu bitirmiş, çıraklık eğitimini tamamlamamış, Almanca'sı ise günlük hayat için ancak yeterli. Bu konu sigortayı ilgilendirmiyor (IV'i ilgilendirmeyen faktörler, bkz. sayfa 277). RAV'a başvuruyor, zorunlu günlük iş kaybı tazminatı ödendikten sonra tazminat kesiliyor. Elbette iş bulamadığı için sosyal hizmetler dairesine başvuruyor.

Ağrı tıbbı açısından kronik ağrıları olan hastaların iş hayatına tekrar dahil edilmesi büyük önem taşır. Ama günümüzde iş yerlerinde iş stresi o kadar yüksek ki, sağlık sorunu olmayan insanlar bile bu strese karşı pek dayanıklı değiller.

Makuliyet nedir?
Meslek değişimi kişinin bireysel koşullarına bakmadan kendisinden beklenemez. Yaş, o güne kadar yapılmış olan işin türü ve süresi, sosyal pozisyonun mesleki anlamda reentegrasyonla ilgili değişimi, kişisel ve ailevi durumlar göz ardı edilmemelidir. Yüksek bir pozisyonda çalışmış kişilerin, daha alt bir pozisyonda çalışması beklenemez. Prensip olarak mağdur kişiler, makul bir çerçeve içinde mesleki eğitim alarak ya da almayarak meslek değiştirmekle yükümlüdürler. Buna karşı inandırıcı nedenler yoksa, ikametlerini değiştirmek zorunda bırakılabilirler.

> **Not:** Temel olarak, sigortalı bir kişinin entegrasyonuna faydası olabilecek her tedbir makuldür. Sadece sağlık nedenlerinden dolayı tedbirler makul karşılanmayabilir. IV istediği gibi entegrasyon avantajı olan tedbirleri talep edebilir. Sigortalı kişi bu tür tedbirleri ancak sağlığı açısından makul olmadığı gerekçesiyle reddedebilir.

Sağlık sorununa uyarlanmış iş
Yaklaşık altı ay sonra günlük iş kaybı tazminatı sigortası, sigorta için maddi zararı mümkün olduğunca düşük tutmak adına, zararı azaltma külfeti çerçevesinde yeni bir iş aramanızı talep edebilir. Yani meslek değiştirmenizi isteyebilir.

Bunun için şu koşullar gereklidir:
♦ sadece geçici olarak iş göremezlik durumunda değilseniz
♦ medikal açıdan başka bir işte ya da meslekte gerçekten mümkünse

♦ yapmanız istenilen iş için aktüel iş pazarında gerçekten yeteri kadar pozisyon varsa
♦ iş ararken yaşınız çok büyük bir engel teşkil etmiyorsa (örneğin neredeyse emeklilik yaşına gelmediyseniz)
♦ öngörülmüş olan iş yerinin becerilerinize uygun olması ve sizin için makul olmayan bir sosyal gerileme anlamına gelmemesi
♦ meslek değişimi için kişisel ve ailevi nedenleriniz olmaması
♦ yeni iş yüzünden ikamet değişimi gerekmemesi.

Genel olarak yeni bir iş aramanız için size üç ve beş ay arası bir süre tanınır. Yeni iş yerindeki aylığınız eskisinden daha düşükse sigorta 720-730 gün boyunca aradaki farkı ödemek, ya da anlaşmaya göre eski aylığınızın %80'ine tamamlamak zorundadır. Tüm uğraşlarınıza rağmen iş bulamadığınız takdirde, sigorta günlük iş kaybı tazminatını sözleşmede belirtilmiş süre boyunca ödemeye devam etmek zorundadır.

Maluliyet aylığı ve kaza sigortasının entegrasyon tazminatı
Maluliyet aylığı ancak şu durumlarda düşünülebilir:
♦ hastalığınıza bedensel bir kronik hastalık da eşlik ediyorsa ve uzun yıllardır süren, değişmeyen ya da artan semptomlar mevcutsa;
♦ sosyal anlamda her alanda hayattan kendinizi çektiğiniz kanıtlanmışsa;
♦ kemikleşmiş, artık tedavi edilemeyecek bir ruhsal sorunla başarısız ama psişik olarak hafifletici bir şekilde başa çıkma süreci durumunda *(ö bunu tamamlayıcı olmak adına şimdilik böyle bırakalım)*;
♦ tutarlı bir şekilde uygulanmış ayakta ve/veya yatılı müdahalelere (farklı tedavi yaklaşımları dahil) rağmen başarısız tedavi sonuçları elde edildiyse ve sigortalı kişinin hevesi olduğu ve şahsen zahmet gösterdiği halde rehabilitasyon önlemleri fayda etmediyse.

Nihai durum belli olduğunda yani tıbbi tedavi sona erdiğinde ve doktorlar tıbbi müdahalelere rağmen önemli bir iyileşme gerçekleşmeyeceğine kanaat getirdiklerinde, maluliyet aylığına geçilir.

Kaza sigortasının maluliyet aylıkları, kaza durumundan sonra en az %10 bir maluliyet derecesi mevcutsa bağlanır. Maluliyet derecesi %100 ise bu sigortalı aylık gelirin %80'ine denk gelir. Kısmi maluliyet durumunda aylık yüzdeye uygun olarak hesaplanır. Burada dayanak alınan miktar, kazadan bir yıl önceki aylıktır. Maluliyet aylığı ömür boyu ödenir; zira maluliyet aylığı alan kişilerin çoğu maluliyetten dolayı emekli sandığına yeteri kadar ödeme yapamazlar. Emeklilik yaşına gelindiğinde maluliyet aylığı azami %40 kesilebilir (bkz. sayfa 262'de çerçeve içindeki yazı).

Kaza sigortasının muhtaçlık ödencesi maluliyet sigortası (IV) gibi aynı sisteme dayanır.

Ömür boyu yaşayacağınız hayat kalitesi kaybı için de **entegrasyon ödencesi** ödenir. Bu miktar tıbbi tedavinin sonlandırılmasının ardından belirlenir ve çizelgelerde belirtilmiştir; azami miktar örneğin kör olma durumunda 148'200.- Franktır. Ödence, sigortalanmış yıllık gelirinizi aşamaz.

👁 *Manu D. sağ elindeki bir sinir zedelenmesinden dolayı birkaç ameliyata rağmen sağ elini hemen hemen hiç kullanamaz hâle gelmiş. Kaza sigortası büro işinde tek elle %100 çalışabileceğine dair rapor verir. Artık kullanamayacağı eli için Manu D. 10'000.- Frank kadar bir miktarı entegrasyon ödencesi olarak alır.*

Medikal gereçler ancak bedensel mağduriyetleri ve fonksiyon eksikliklerini gidermek durumunda sigorta tarafından üstlenir. Listede şunlar vardır: protezler, destek aparatları, ortopedik ayakkabılar, işitme cihazları, gözlükler, konuşma gereçleri ve asansör gibi yükselten araçlar.

Kişi kazaya kasten neden olduysa (örneğin intihar girişimi), kendisinin büyük bir ihmali sonucu kaza meydana geldiyse (örneğin işaretlenmiş pistin dışında kayak kaymak) veya suç söz konusuysa (örneğin içkili olarak araba kullanmak) **kaza sigortası tazminatlarını azaltır.**

KARAR VE SÜRELER

Kaza sigortası size IV gibi ön bilgi vermeden kararı tebliğ eder. Buna 30 gün içinde itiraz etme hakkınız vardır. Kaza sigortası itirazınızı inceler ve itiraz kararını tebliğ eder. Bu karara da 30 gün içinde yetkili kanton sigorta mahkemesine itiraz edilebilir. Buradan gelecek karara itiraz etme merci ise federal mahkemedir.

> **Not:** Herkesin kendine zarar verme veya hayatına son verme hakkı vardır. Kendini yaralama veya intihar cezaya tabi değildir. Ama böyle bir durum üçüncü kişilerin, özellikle de sigortaların olayın maddi sonuçlarını yüklenme zorunluluğu anlamına gelmez. Kişinin kasıtlı bir şekilde kendine zarar vermesi sigortanın tazminata itiraz hakkını doğurur. Ağır ihmalden doğan kazalarda veya olağanüstü tehlikeli faaliyetlerle ilgili veya örneğin dağa tırmanma ya da motocross gibi riskli durumlarda oluşan kazalarda da sigorta bu hakka sahiptir.

Klasik kazaların yanı sıra kaza benzeri bedensel yaralanmalar da vardır; bu durumlarda ille de kaza kriterlerinin tümünün mevcudiyeti aranmaz. Bu zararlar da – bunların tümünün listesi için bkz. sayfa 239 – temel olarak kaza sigortası tarafından üstlenir. Ama zararlar özellikle yıpranma veya hastalık kaynaklıysa, kaza sigortası da bunu kanıtlayabilirse, sigorta kapsamı dışında kalır.

> **Not:** Bir kaza sonucu maluliyet oluşursa, normal olarak üç sigortadan maluliyet aylığı alırsınız: IV, kaza sigortası ve emekli sandığı.
>
> Lakin bu üç aylığın toplamı, sigortalı gelirin %90'nı aşamaz.

Bölge iş bulma (RAV) ve işsizlik sigortaları

Ağrı hastalarının %16'sı rahatsızlıklarından dolayı işlerini kaybediyor. En geç işsiz kaldığınız gün - aslında en iyisi çıkışı alır almaz - bizzat RAV'a baş vurmalısınız.

RAV, aktif olarak sizin için iş arayan bir iş bulma kurumu değildir. RAV çalışanları iş ararken strateji hazırlamanıza yardımcı olurlar, farklı kurs ve meşguliyet programları bulmanızı sağlarlar ve gerekli formları doldururken size yardım ederler. Sırf danışmanlık değil aynı zamanda kontrol fonksiyonları da vardır. İş başvurularının miktarını ve kalitesini de kontrol ederler ve iş arama konusunda yeteri kadar zahmet göstermediğiniz takdirde size yaptırım uygulayabilirler.

İşsizlik kurumları, işsizlik sigortasından tazminat (işsizlik parası) alma hakkınız olup olmadığını araştırır ve gerekli ödencelerin ödenmesini sağlar. Ayrıca bu kurumlar şu durumlarda karar merciidir: işsizliğin sizden kaynaklandığı (örneğin siz kendiniz çıkış verdiğiniz durumlarda) günlerde para kesilen günler konusunda (para almadığınız günler), eski iş verenden aylık istemekten vazgeçilmesi durumunda, günlük iş kaybı tazminatı haksız yere alındığı durumlarda ve kuruma başvurma yükümlülüğünün ihlali durumunda.

Makul iş

Çıkış verildikten sonra, derhal yeni bir iş arayışına girmeniz beklenir. Ayda ortalama on-on iki işe başvurmanız gerekir. Prensip olarak makul her işi kabul etmek durumundasınız; ideal işi bekleme veya bireysel kariyer arzularınızı gerçekleştirme hakkınız yoktur. Mesleğinizle ilgili alanda ne kadar az iş varsa ve işsizliğiniz ne kadar uzun sürerse, o kadar da mesleğiniz dışında bir işi kabul etmek durumunda kalırsınız. RAV sizi bir işe yönlendirdiğinde, hayal ettiğiniz iş bu olmasa da, başvurmanız gerekir.

İş başvurularını kanıtlamanız gerekir; böyle bir belgeyi bir sonraki ayın en geç beşine kadar vermelisiniz. Bu zamanı önemli bir neden olmadan kaçırdığınız takdirde, tazminatınız kesintiye uğrayabilir.

> **Not:** İki iş arasında süre uzarsa, yeni bir iş bulma şansınız azalır. Bu yüzden ideal işi beklemeyin, bir ara çözümü göz ardı etmeyin.

İş kaybı ödencesi ve bekleme süreleri

Son iki yıl içinde, yani sigorta primi ödeme süresinde, en azından on iki ay çalıştıysanız ve prim ödediyseniz, işsizlikten kaynaklanan günlük iş kaybı tazminatı alma hakkınız doğar. Bu sürecin hesaplanmasında çalıştığınız ama aylık yerine hastalıktan kaynaklanan günlük iş kaybı tazminatı aldığınız günler de göz önüne alınır. Lakin iş sözleşmesi sona erdikten sonra hastalıktan kaynaklanan günlük iş kaybı ödenekleri artık sigorta primi ödeme süresi olarak kabul edilmez. Hâlâ hastaysanız, günlük iş kaybı tazminatları, ihbar süresi sona erdikten sonra bile ödenmeye devam eder (şirketin genel koşullarına bağlı olarak, azami 720-730 gün). On iki ayı - tek bir gün yüzünden bile - dolduramadığınız takdirde işsizlik sigortasından ödenek alma hakkınız doğmaz.

Toplamda on iki aydan fazla bir işte çalışmadığınız ve dolayısıyla örneğin hastalık ya da kaza veya eğitim, yeni meslek eğitimi veya meslek içi eğitimi nedeniyle prim ödeme süresini tamamlayamadıysanız, prim ödeme yükümlülüğünüz ortadan kalkar. Bu durum aynı zamanda analık süreci, aynı hanede ikamet eden bakıma muhtaç kimselerin bakımı, bir İsviçre cezaevinde kalındığı süre veya EU/EFTA dışındaki ülkelerde bir yıldan fazla kalındığı süre için de geçerlidir. Ayrıca boşanma veya ayrı yaşama, eşin maluliyeti veya vefatı durumunda, IV-aylığı kesildiğinde veya asgari bir yıl boyunca aynı hanede ikamet eden bakıma muhtaç kimseye bakmak durumunda kaldığınızda ve bu olayın üstünden bir yıldan fazla süre geçmediği takdirde de prim ödeme yükümlülüğünüz ortadan kalkar. Dolayısıyla böyle durumlarda prim ödeme zorunluluğunuz yoktur ama bu zaman yine de süre hesabına katılır.

> **Not:** Bir yıldan uzun bir süre iş göremez durumundaysanız ve iş sözleşmeniz yoksa, düzenli işsizlik parası alma hakkınız yoktur. On iki aylık prim ödeme süresini doldurmadığınız için sadece 90 günlük düşük bir iş kaybı tazminatı alırsınız.

Azami 400 günlük iş kaybı tazminatı alabilirsiniz; 55 yaşını doldurduktan veya IV-aylığı almaya başladıktan sonra tazminat artar. Somut miktar prim sürenize, yaşınıza ve başka faktörlere göre hesaplanır.

İş kaybı tazminatı haftada beş gün olarak hesaplanır, her ay aynı miktarda para almazsınız. Sigortalı aylığın yüksekliği normal olarak son altı ayın ortalama aylığına denk gelir; eğer sizin lehinize olacaksa, son on iki ayın ortalamasına denk gelir, ama azami miktar 12350.- Franktır. 500 Frank altındaki aylıklar, yan gelirler ve ekstra mesailer sigortalanmaz.

Bakmakla yükümlü olduğunuz çocuklarınız varsa, kısmi maluliyet aylığı alıyorsanız veya aylık geliriniz 3797.- Frank'tan azsa sigortalı aylığın %80'nini, bunun dışındaki durumlarda ise %70'ni alırsınız.

İlk başta genel bir bekleme süresi vardır. Yıllık sigortalı geliriniz 36 001.- Frank'ın altındaysa, bakmak zorunda olduğunuz çocukların yaşı 25'in altındaysa ve sigortalı gelirleri 60001.- Frank'tan azsa bekleme süresi yoktur. Bunun dışındaki kişiler için gelirlerine göre beş ya da daha fazla gün bekleme süresi vardır.

60 günde bir kontrol edilen işsizlik durumunda bir hafta tatil hakkınız vardır, yani beş gün süresince kontrol dışı kalırsınız. Parasız tatil – işsizlik parası almadığınız zaman süreci - prensip olarak mümkündür ve para aldığınız süreyi etkilemez.

Hakkınız olan azami günlük iş kaybı tazminatını aldıysanız artık size sigorta para vermez. Ama RAV'ta kaydınız devam edebilir ve iş bulma hizmetinden hâlâ yararlanabilirsiniz. İlk tazminat süresinde bir ara para kazandıysanız, yeni bir tazminat süresi başlatılması koşulunu muhtemelen yerine getirmiş olursunuz.

IV'ya başvurunca ve iş göremezlik durumunda işsizlik yüzünden günlük iş kaybı tazminatı
Eğer IV'ya başvurduysanız özel bir düzenlemeye tabisinizdir.

İşinizi kaybettiğiniz halde, maluliyet aylığı alıp almayacağınız henüz belli değilse ve maluliyetinize uygun bir işte asgari %20 çalışabilecek durumdaysanız, işsizlik sigortası günlük iş kaybı tazminatının tümünü ödemek zorundadır. Bu koşullar mevcutsa, işsizlik sigortasının gözünde IV'nın kararı gelinceye kadar sizin için iş aranabilir durumdasınızdır ve olası aylık avansı olarak, günlük iş kaybı tazminatı alma hakkınız vardır. Bu hakkınız sırf iş aramanız gereken %20 için değil, yüzde yüzü için geçerlidir. IV başvurunuz yoksa, sadece iş arayabileceğiniz yüzde oranı için günlük iş kaybı tazminatı alırsınız.

Bu durumda işsizlik sigortasının verdiği para avans olarak sayılır. Ama sonradan alacağınız aylık bundan daha düşükse veya IV dilekçeniz kabul edilmezse, bu parayı işsizlik sigortasına geri ödemek zorunda değilsiniz.

> **Not:** İşsizlik sigortası, ihtiyacınız olan işin zaten bulunamayacağını iddia ederek sizi geri çeviremez; size iş olanakları sunmak zorundadır ve dengeli iş gücü piyasasında gerçekte iş olmadığı halde size bir iş bulunabileceği zaman bile günlük iş kaybı tazminatı hakkınız vardır. Dolayısıyla, size teorik olarak bir iş olanağı sunulabilmesi günlük iş kaybı tazminatı almanız için yeterlidir.

İşsizlik durumunda hastalık ve maluliyet
RAV'a (yukarıya bkz.) başvurduysanız, AHV ve IV'da sigortalılık durumunuz devam etmektedir; bunun yanı sıra işletme emeklilik sigortası güvence sandığı BVG'da ölüm ve maluliyet risklerine karşı da sigortalısınızdır. Lakin güvence sandığı BVG'nin verdiği sigorta tazminatı çok azdır. Ayrıca Suva'da kazalara karşı sigortanız vardır. İşsizlik süresinde hastalıktan dolayı tamamen ya da kısmen iş göremezlik durumunda ise işsizlik günlük iş kaybı

tazminatı azami 44 gün süresince ödenir ve bir defada 30 günden fazla ödenmez.

Engelleri göz önüne alınarak kendilerine makul bir iş için aracılık yapılabilecekse, engelli kişilerin çalışma potansiyeli vardır. Burada belirleyici olan iş gücü piyasasındaki iş imkanları değil, kişinin çalışmaya gönüllü olması ve çalışma gücüdür. Bu demektir ki, örneğin %50 maluliyet derecesine denk gelen bir maluliyet aylığı alıyorsanız, çalışma potansiyeliniz %50'dir.

Çalışma potansiyeli ve iş profili
Çalışma potansiyeli, bir işe girmeye hazır ve o güçte olmanız anlamına gelir. Bu kavram şu unsurları içerir:
♦ çalışmaya gönüllü olmak (öznel unsur)
♦ iş görebilirlik (nesnel unsur)
♦ çalışma hakkına sahip olmak (nesnel unsur)
(örneğin yabancılar için çalışma izni)
♦ entegrasyon girişimlerine katılmaya hazır olmak

Ciddi olarak yeni bir iş arama zahmetine girmezseniz, size uygun işleri tekrar tekrar reddederseniz veya entegrasyon girişimlerine katılmaya karşı çıkarsanız, uygun olmayan iş başvurularında bulunur veya iş görüşmelerine ilgisiz ve bakımsız bir tarzda katılırsanız, iş bulma hevesinizin eksik olduğu düşünülür; sadece sınırlı bir çalışma potansiyeliniz vardır. Böyle durumlarda günlük iş kaybı tazminatlarınız kesilebilir. Size uygun olabilecek bir işi birkaç kez kabul etmediğiniz takdirde, günlük iş kaybı tazminatınız tamamen bile kesilebilir.

👁 *Çalışma potansiyeliniz konusunda şüpheye düşüldüğünde, RAV ödenekleri keser. RAV'tan size şöyle bir mektup gelir:*
"Dosya kayıtlarına dayanarak işsizlik sigortasının ödeneklerini almaya hak sahibi olup olmadığınız konusunda kuşkuluyuz. Bu yüzden dosyanız RAV veya işsizlik sandığından kantondaki yetkili merciye nakledilmiştir. Bu merci ayrıntılı incelemeler yaptıktan sonra hak konusunda karar verecektir.

Tazminat hakkınızın incelenmesi süresinde, işsizlik sigortasından günlük iş kaybı tazminatı almayacaksınız ("ödenek durdurulması").

İnceleme sonucu işsizlik sigortasından ödenek alma hakkınızın devam ettiği kararı çıkarsa, o süreçte durdurulmuş olan ödenekler size sonradan ödenir.

Maddi sıkıntı durumunda ikamet ettiğiniz belediyenin sosyal hizmetler dairesine başvurunuz."

Yeni bir iş ararken, aylığınızdan %20 daha az bir aylığı göze almalısınız; her gün işe gidip gelirken yaklaşık iki saati yolda geçirmeniz kabul edilebilir bir durumdur. İşsizliğiniz ne kadar uzun sürerse ve ekonomik durum ne kadar kötüyse, mesleğinizin dışında ya da daha aşağı bir meslekten bir işi kabul etmeniz istenebilir.

> **Not:** İşsizlik esnasında, günlük iş kaybı tazminatından daha az bir ücret aldığınız bir iş, ara kazanç sayılır. Sonunda elinize günlük iş kaybı tazminatından daha çok para geçmesi için size onun yerine telafi tazminatı ödenir.

Bir işi sağlık nedenlerinden dolayı reddederseniz, ayrıntılı bir doktor raporu getirmeniz gerekir (bkz. sayfa 233); bu raporda, doktor iş profilinizi somut olarak belirtmiş olmalıdır.

RAV'ın sunduğu diğer destek girişimleri

RAV, aracılığın imkansız ya da çok zor olduğu durumlarda kurs desteği verir. Bu kursların yeni bir iş bulma imkanını önemli ölçüde artırması gerekir.

İş yaratma programları, vasıflarınızı artırmak için mesleki deneyim kazanmanıza yarar. Bu programlar, kâr amacı gütmeyen kuruluşlar tarafından organize edilir.

Bunun yanı sıra RAV, uzunca bir işe alıştırma süresine ihtiyacı olan kişileri işe almaları için iş verenlere işe alıştırma parası verir. İleri yaş, yetersiz mesleki koşullar veya sağlık engelleri ve 150 günlük iş kaybı tazminatı alınmış olduğu gibi kötü şartlar varsa bu sübvansiyon ödenir.

Maluliyet sigortası (IV)

IV'ın hedefi, maluliyet durumunda kişinin geçimini sağlama almaktır. Bu hedefe öncelikle entegrasyon girişimleriyle, eğer entegrasyon olmuyorsa ya da kısmen gerçekleşiyorsa, maluliyet aylığı bağlayarak erişilir. Kişi sağlık mağduriyeti yüzünden sürekli çalışamaz haldeyse artık maluldür. Sağlığı yerinde olmadığı halde çalışabilen ve geçimini sağlayabilen kişi malul değildir. Kısmen malul de olunabilir; %40 çalışma kaybından itibaren IV devreye girer.

> **Ana fikir:** İş göremezlik geriye bakış demektir. İşgöremezlik önceki işte uğranılan kaybı betimler. İş göremezlik durumu için esas olan önceki işte yaşanmış olan kısıtlamadır.
>
> Maluliyet ileriye bakış demektir. Bu durumda kişinin sağlık açısından tüm işgücü piyasasında ne kadar kısıtlı olduğuna bakılır.
>
> Yasa, maluliyeti şöyle betimler: (paragraf 8, fıkra 1 ATSG): "Maluliyet muhtemelen kalıcı veya uzunca bir süre devam eden tam ya da kısmen çalışamazlık durumudur." Somut olarak, maluliyet aylığının koşulu, çalışamazlık durumunun on iki aydan fazla bir süredir devam etmesidir (bekleme yılı). Başından itibaren sınırlandırılmış aylıklar da vardır; aylıklar düzenli olarak kontrol edilir ve icabında uyarlanır ya da iptal edilir.

IV PROSEDÜRÜ

♦ **Erken kayıt:** 30 günden fazla iş göremezlik durumunda veya tekrar tekrar iş göremezlik durumundaysanız IV'ya başvurabilirsiniz ve başvurmalısınız. Aşağıda erken kayıt hakkında ayrıntıları göreceksiniz.

♦ **Entegrasyon/malul aylığı başvurusu:** Bu başvuru en geç iş göremezlik durumunun başlamasından altı ay sonra yapılmış olmalıdır. IV ancak başvuru tarihinden altı ay sonra ödeme yapmaya başlar.

♦ **İncelemeler:** IV başvurunuzdan sonra sigorta statüsünü, sonra da işin tıbbi yönünü inceler. Başvurunuzda sizi tedavi etmiş olan bütün doktorların adını vermeniz gerekmektedir. IV bu doktorlardan raporlar temin eder.

Sonra ise RAD (Bölge medikal hizmeti) değerlendirmede bulunur.

Hemen hemen her zaman ekspertiz de yapılır, hastalığa bağlı olarak bir, iki ya da daha fazla bilirkişinin görüşü alınır. Çok disiplinli ekspertizlerde (somut olarak: en azından üç tıp uzmanlık dalı olaya dahilse) rastgele sayı üreteciyle yetkili mevki olarak uygun olan MEDAS-dairelerinden (IV'ın tıbbi konuları inceleme daireleri) birisi belirlenir.

♦ **Ön bilgi:** IV aldığı kararı size ön bilgi olarak yollayacaktır. Bu karara 30 gün içinde itiraz edebilir ve kendi gerekçeli dilekçenizi sunabilirsiniz.

♦ **Karar ve yasal süreç:** Elinize geçecek olan karara karşı Kanton Sigortalar Mahkemesi'nde şikayette bulunabilirsiniz. Bu durumda da gerekçeli bir dilekçe yazmanız gerekmektedir. Kararı mahkeme verecektir. Mahkeme kararına razı olmadığınız takdirde, Federal Mahkeme'de şikayette bulunabilirsiniz. Ama Federal Mahkeme sadece hukuki soruları inceler, yani sizin vakanızın ayrıntılarıyla uğraşmaz, davayı Kanton Sigortalar Mahkemesi'nin belirlediği şekliyle üstlenir.

Erken kayıt ve erken müdahaleler

30 günden fazla iş göremezlik veya ara ara iş göremezlik durumundaysanız IV'ya başvurabilirsiniz. Bunu sadece siz kendiniz değil, farklı kişiler veya daireler de yapabilir: iş veren, bazı sigortalar, doktorunuz, sizinle aynı evi paylaşan aile fertleriniz, vb. Böyle bir başvuru için sizin onayınız gerekli değil, lakin bilgilendirilmeniz lazım.

Dikkat!: Erken kayıt IV'ya başvuruyla karıştırılmamalıdır. Bekleme süreleri de (bekleme yılı, dilekçe verildikten altı ay sonra) esas IV-başvurusundan sonra işlemeye başlar. Erken kaydın amacı daha ziyade malul olarak ilan edilmeyi önlemek için bir an önce IV'ın devreye girmesi ve önlemler almasıdır. IV başvurunun gereksiz olduğu kararına varırsa ve siz ve doktorunuz bu fikirde değilseniz, buna rağmen derhal başvuruda bulunun. Ancak o takdirde ileride kendinizi savunabilirsiniz.

> **Not:** Sizin için önemli bir nokta: Erken kayıt başvurusu ille de hastalığınızın vahim olduğu ve asla çalışamayacağınız anlamına gelmez. Daha ziyade, iş hayatında kalabilmeniz için önlemler alınmasıdır söz konusu olan. Zira hastaların çok azının mesleki müdahale hakkı vardır, hemen hemen hiç kimsenin aylık alma hakkı yoktur. Erken kayıtla IV-ödemeleri için mücadele de başlar, dolayısıyla bu da iyileşmeyi ve iş yerinde kalabilmeyi engeller. Genellikle hastalar IV-aylığı alma şansları olmadığını söylediğinde, doktorlarına inanmazlar. İyileşme adına arzu ve gerçeği birbirinden ayırt etmekte fayda var.

SÜRELERE DİKKAT

IV'da iki **bekleme süresi** vardır. IV en erken bir yıl iş göremezlik durumundan sonra (bekleme yılı) aylık veya entegrasyon girişimlerini öder. İkinci olarak da, IV-başvurusundan en erken altı ay sonra ödeme yapar. Bütün hakları korumak ve icabında ileride geriye dönük olarak mümkün olan en erken tarihten itibaren aylık alabilmek için, iş göremezlik durumunun başlangıcından en geç altı ay sonra başvuru yapılmalıdır. Dilekçeyi ya da başvuru formunu sigortadan, bir AHV-şubesinden veya internetten - www.ahv-iv.ch - elde edebilirsiniz.

Erken kayıt yapılırsa erken müdahaleler için de izin çıkar. Bu müdahaleler şunlardır: iş yerinin uyarlanması, eğitim kursları, iş bulma, meslek danışmanlığı, sosyal meslek rehabilitasyonu (Coach ya da Case-Manager) ve iş yaratma girişimleri. Erken müdahale için kişi başı azami 20'000.- Frank ayrılmıştır.

> **Not:** Erken müdahale aşamasında günlük iş kaybı tazminatı ödenmez.

Entegrasyon tedbirleri
IV'ya başvurulduktan sonra, IV o kişinin entegrasyon tedbirleri hakkı olup olmadığını anlamak üzere bu başvuruyu inceler. Bu tedbirlerin amacı, kişiyi tekrar çalışabilir duruma getirmek, daha iyi çalışmasını sağlamak ya da çalışabilir durumunu muhafaza etmektir. Öncelikle kişi iş gücü piyasasına tekrar entegre olabilmelidir. Eğer kişi sağlık nedenlerinden dolayı her zamanki işine geri dönemeyecekse ama başka bir iş alanında çalışması mümkünse, IV danışma, iş bulma ve duruma göre yeni bir meslek eğitimi gibi **mesleki entegrasyon** tedbirlerini destekleyebilir.

Mesleki entegrasyon öncesi entegrasyon tedbirleri alınması gerekli olabilir. Strese dayanabilme antrenmanı, kas ve eklem sistemi antrenmanları veya WISA-tedbirleri (iş yerinde destek vererek entegrasyon sağlamak) ile mevcut çalışma potansiyeli aktif olarak sağlanır. Bu önlemler öncelikle psişik rahatsızlıkları olan kişiler için uygundur. Kişinin en azından günde iki saat, haftada dört saat süresince bu girişimler için uygun olması koşuldur.

Entegrasyon önlemlerinden sonra, kişinin iş performansının tam olduğu henüz kesin değilse, ilk iş piyasasında çalışma denemeleri yapılabilir. İş veren bu sürede aylık ödemez ve iş sözleşmesi yapılmaz. Kişi IV'dan günlük iş kaybı tazminatı alır. En iyi durumda sonunda iş sözleşmesi gerçekleşir. Ancak entegrasyon girişimleri istenilen hedefe ulaşmadığı zaman maluliyet aylığı bağlanması konusu incelenir.

Medikal gereçler
Eğer tekrar mesleki ya da sosyal entegrasyon mümkün olacaksa, medikal gereçlerin parasını IV öder. Bunlar yürüme destekleri, görsel destekler,

tekerlekli sandalyeler, merdiven asansörleri veya bir sürü başka şeyler olabilir. Bu konuyla ilgili bilgi ve danışmanlık için: www.sahb.ch.

Maluliyet aylığı

Kişi çalışma gücünü kendisi için uygun olan entegrasyon tedbirlerine rağmen toparlayamıyorsa, elde edemiyorsa veya iyileştiremiyorsa kendisine IV-aylığı bağlanması düşünülür. Önemli bir kesinti olmadan bir yıl içinde ortalama %40 derecesinde bir iş görememe durumunun mevcudiyeti gereklidir. IV başvurudan en az altı ay sonra maluliyet aylığı bağlar (bkz. 'bekleme süreleri' çerçevesi, sayfa 262).

Kronik ağrı durumunda, size aylık bağlanıp bağlanmayacağı konusunda yapılandırılmış bir delil tespiti davası yürütülür. Bu dava son derece karmaşık ve dışarıdan bakıldığında pek anlaşılmazdır. Şu noktalar araştırılır:
♦ sağlık engellerinin ne kadar vahim olduğu
♦ tedavi başarısı ve başarı vaat eden bütün tedavileri yapıp yapmadığınız
♦ iş sürecine tekrar entegre olmak için her şeyi yapıp yapmadığınız
♦ diğer sağlık problemleriniz
♦ içsel gücünüz
♦ sosyal problemler (IV-dışındaki faktörler)
♦ davranış ve ifadelerinizin birbirini tutup tutmadığı, sağlık engelinizin hayatınızın bütün alanlarını - iş ve boş zaman - etkileyip etkilemediği.
♦ hastalığınızdan çok çekip çekmediğiniz (örneğin tedavi gördüğünüz, entegrasyon girişimlerine katıldığınız, zahmet gösterdiğiniz halde hastalığınızın geçmemiş oluşu).

Eskiden olduğu gibi, kronik ağrı sorununda IV-aylığı almak neredeyse imkânsız. 6.IV-revizyonunda, 17000 emekli tekrar entegre edilmeye çalışıldı. Ama bu çok nadir başarılı oldu. Başarılı bir entegrasyon yerine genellikle aylıklar (yerine başka aylık bağlanmadan) iptal edildi ve bu insanlar Sosyal Hizmetler Dairesi'ne başvurmak durumunda kaldılar.

> **Faydalı bilgi:** Sizin durumunuzda böyle bir delil tespiti davası sonucu maluliyet aylığı reddedildiyse, icabında yetkili bir merciye veya bu konuda uzman bir avukata danışmakta fayda olabilir (bkz. ilişik, sol taraf).

Farklı aylık kaynakları:

Hastalık durumunda	Kaza durumunda
IV-aylığı	IV-aylığı
+	+
Emekli sandığı aylığı	Kaza sigortası aylığı
	+
	Emekli sandığı aylığı

Tazminat fazlalığı: Size verilen aylıkların toplam gelirinizin %90'ndan daha fazlaysa, kaza sigortası veya emekli sandığı aylığınızı düşürebilir, zira maluliyet aylığıyla, sağlıklı zamanınızdan daha iyi bir maddi durumda olmamanız gerekir.

Emeklilik sonrası: Emekli yaşına geldiğinizde IV-aylığı yerini AHV-aylığına bırakır. Bu aylık en az o zamana kadar aldığınız IV-aylığı kadar olmalıdır. Kaza sigortası maluliyet aylığınızı ömür boyu öder, ama kaza 45 yaşından sonra gerçekleştiyse, aylık ileride azami %40 kadar düşürülebilir. Zira, 45 yaş üstü olup da o yaşa kadar çalışmış olan insanlar, yaşlılık sigortasına yeteri kadar prim ödemiş olurlar. Geçiş dönemi kararnamesine göre bu düzenleme ancak AHV-emeklilik yaşına yeni gelmiş kişiler için 2025 yılından itibaren yürürlüğe girecektir. 2025-2028 yılları için indirimli kesinti oranı uygulanacaktır. Yeni kaza geçirmiş, 2029'dan itibaren normal emekli olacak kişiler yukarıdaki düşüş oranından etkileneceklerdir.

İşletme emeklilik sigortası da, yani Pensionskasse, sigortanın zorunlu kısımdan maluliyet aylığını ömür boyu ödemek zorundadır. Zorunluluk dışı kısımdan yapılacak olan ödemeler yönetmelikte belirtilmiştir.

> **Not:** Emekli yaşına gelmiş yaklaşık her altı erkekten biri malul durumunda, kadınlarda maluliyet biraz daha az görülüyor.

Hasta ve malul insanların birincil iş gücü piyasasına entegrasyonu iş verenler gerekli iş yerlerini sunmaya zorlanmadıkça zordur hatta sadece hayal edilebilir. Hastaların rahatsızlıklarının özelliği göz önüne alarak uyumlanmış iş yerleri gereklidir. Ne yazık ki bu tip yerler şimdiye kadar tartışma konusu olmamıştır. Hep tekrarladığımız gibi, kronik ağrıları olan kişilerin ömür boyu bakıma ihtiyacı vardır; bu da IV açısından uzun vadeli bir angajman anlamına gelir.

> **Not:** IV tarafından reddedilen ve tasfiye edilen insanların gideceği tek yer sosyal hizmetler dairesidir. 6.IV-revizyonu bunun böyle olmasına yol açmıştır.

Maluliyet dolayısıyla maluliyet aylığı hesaplanmasında sağlıklı insan geliri rol oynar. Bu gelir, sigortalı kişi sağlıklı olsaydı bugün elde etmiş olacağı gelirdir. Buna karşın maluliyet geliri, sona erdirilmiş tıbbi ve mesleki entegrasyondan sonra malul kişinin tüm sağlık engelleri göz önüne alınarak söz konusu dengeli iş piyasasında kendisine uygun olarak eline geçebilecek olan gelirdir. İki gelirin arasındaki farktan maluliyet derecesi hesap edilir.

👁 *Sadece %50 çalışabiliyor ve oldukça iyi bir gelir elde ediyorsanız, maluliyet dereceniz muhtemelen sadece %30'dur ve size maluliyet aylığı bağlanmaz.*

Maluliyet derecesi ilgili sosyal sigortanın (IV, kaza sigortası ve emekli sandığı) aylık ödemelerini belirler ama her sigortada farklı şekilde yorumlanır. IV %40 oranından itibaren çeyrek aylık, %50'den itibaren yarım, %60'dan itibaren dörtte üç ve %70'den itibaren tam aylık bağlar.

Tam aylığı 1 Ocak'ta 20 yaşını doldurduktan sonra her sene düzenli olarak AHV ve IV primlerini ödemişseniz alabilirsiniz. Eğer prim ödenmemiş yıllar varsa, aylıkta kesinti olur.

Maluliyet aylığı hesaplanırken iki kriter göz önüne alınır: prim ödeme süresi ve prim miktarı.

Prim ödeme süresi: 20 yaşını doldurduktan sonra 1 Ocak'tan itibaren her yıl düzenli prim ödeyen kişi, tam aylık alır. Prim ödenmemiş her bir yıl için aylık 1/44 oranında kesintiye uğrar.

Prim miktarı: Yıllar üzerinden ortalama gelirinize bakılarak, hakkınız olan maluliyet gelir kademesindeki azami miktarı alıp almayacağınız ya da daha düşük bir aylık mı alacağınız hesaplanır. Tam emekli aylığı azami aylık değildir. Azami tam aylığı sadece çalıştığınız yılların tümünün ortalama geliri 85320.- Frank ise ve priminizi eksiksiz ödediyseniz hak edersiniz.

Dolayısıyla IV-aylığı AHV-aylığı gibi aynı ilkelere dayanarak hesaplanır. En düşük tam IV-aylığı 1185.- Frank, azami tam aylık 2370.- Frank, en düşük çeyrek aylık ise 297.- Frank'tır.

> **Not:** Bu düşük rakamlar sizi şoke etmesin. IV-aylığı maluliyet durumunda emeklilik sigortasının sadece bir kısmıdır. Maluliyete kadar çalışma hayatının içinde olan kişiler çoğu zaman ayrıca emekli sandığından aylık para alırlar. Emekli sandığından aylık gelmezse veya alınan parayla geçinmek mümkün değilse, tamamlayıcı ödenek için dilekçe verebilirsiniz. Bu adımı atmaktan çekinmeyin. Gerekli masrafları ellerine geçen parayla karşılayamayan AHV ve IV-emeklilerinin buna yasal hakları vardır (ayrıntılar için bkz. sayfa 266). Tamamlayıcı ödenek sosyal yardım değildir.

Kısmi aylık aldığınız halde çalışmaya devam edebilirsiniz. IV maluliyete rağmen elinize geçmesi gereken geliri aylık bağlanma kararında belirtmiştir. Geliriniz kararda belirtilen miktardan daha fazlaysa, IV'ya bunu bildirmek durumundasınız. Bu zorunluluğu göz ardı etmeyin, aksi takdirde aylık fazlalıkları sigorta tarafından geri istenebilir.

> **Not:** Dikkat!: IV-aylıkları dönem dönem kontrol edilir ve çalışma potansiyeliniz iyileştirildiği halde başka geliriniz ya da daha yüksek geliriniz olmadığı takdirde de sigorta size vermiş olduğu aylık fazlalıklarını geri isteyebilir.

Şu iki noktaya da açıklık getireyim: Birincisi, sağlık engelinizin kaza ya da hastalık kaynaklı olması, mağduriyetinizin fiziksel ya da ruhsal olması IV için önemli değildir. İş gücünüzü olumsuz anlamda etkileyen her şey, göz önüne alınmalıdır. Ama kaza sigortası için durum farklıdır. Kaza sigortası maluliyet gelirini belirlerken sadece kazadan kaynaklanan sağlık engellerini göz önünde bulundurur.

İkincisi, IV maluliyet dışındaki başka nedenler yüzünden ödence yapmaz. Bu şu demektir; sağlık dışında başka nedenlerden kaynaklanan iş hayatında yaşanılan zararlar (örneğin yaşlılık, yetersiz eğitim, anlaşma zorlukları, ikamet statüsü) göz önüne alınmaz.

Muhtaçlık ödencesi
Üçüncü kişilerin desteğine ihtiyacınız varsa, IV size muhtaçlık ödencesi verecektir. Şu altı ihtiyaç alanı göz önüne alınır:
♦ giyinmek, soyunmak
♦ ayağa kalkmak, uzanmak, oturmak
♦ yemek yemek
♦ vücut bakımı
♦ tuvalet ihtiyacının giderilmesi
♦ evde ve ev dışında hareket etmek, temas kurma.

İki alanda başkalarına muhtaçsanız buna hafif muhtaçlık denir, ayda 474.- Frank para alırsınız. Dört alanda başkalarına muhtaçsanız, buna orta muhtaçlık denir (ayda 1185.- Frank) ve bu alanların altısında da başkalarına muhtaçsanız (ağır muhtaçlık), ayda 1896.- Frank alırsınız.

Muhtaçlık ödencesi hakkı bir yıllık bekleme süresinden sonra doğar. Formu şu linkten indirebilirsiniz: www.ahv-iv.ch - Merkblätter und Formulare - Formulare - Leistungen der IV. Bu form doktorunuz tarafından doldurulmalıdır.

Tamamlayıcı ödenceler (EL)

Alınan emekli aylıkları yetmediği takdirde, ikameti İsviçre'de olan kişiler tamamlayıcı ödence için dilekçe verebilir. Sadece IV ya da AHV'dan emekli aylığı, AHV veya IV'dan muhtaçlık ödencesi ya da en az altı aydır IV'dan günlük iş kaybı tazminatı alan kişilere tamamlayıcı ödence hakkı tanınmıştır. Halihazırda tamamlayıcı ödenceleri - sosyal yardımdan farkı budur – sonradan geri ödemek zorunluluğu yoktur.

Tamamlayıcı ödencelerle - adından da anlaşıldığı gibi - yetmeyen bir gelir tamamlanır. Bu miktarın ne kadar olduğu kişinin yaşam ve ikamet durumuna bağlıdır. Tamamlayıcı ödenceler hesaplanırken gelir ve gider karşılaştırması yapılır.

Gelir hanesine emekli aylıkları, işten elde edilen gelir, nafaka ödemeleri, hipotetik gelir (aşağıya bkz.), servetten elde edilen gelir ve servet tüketimi işlenir. Belli bir miktar servet muafiyeti var: Bekârlar için 37'500.- Frank (2021'den itibaren: 30'000.- Frank), evde ikâmet ettikleri takdirde evli çiftler için 60'000.- Frank (2021'den itibaren 50'000.- Frank). Ev sahibi olan kişiler için ilaveten muaf miktarlar var: ikisi de evde ikâmet ediyorsa 112'500.- Frank, birisi huzur evinde kalıyorsa 300'000.- Frank. Bu miktarları aşan servetler için AHV emeklilerinden yılda 1/10, IV'dan maluliyet aylığı alanlar için 1/15, huzur evinde kalanlar için 1/5 (kantona bağlı) oranında bir miktar servete mahsup edilecektir (servet tüketimi).

Hipotetik gelir şu demektir: Örneğin sadece çeyrek IV aylığı alıyorsanız, yetkili makam size aslında çalışabileceğinizi söyler. Size hipotetik bir gelir mahsup eder, bu miktarı gerçekten elde edip etmediğiniz önemli değildir. Bu sizin durumunuzda söz konusuysa, hukuki danışmanlık hizmeti alın.

Giderler hanesine ise genel geçim masrafları için toptan bir miktar yazılır (bekârlar için yılda 19'450.- Frank), zorunlu hastalık sigortası için ortalama primler, AHV primleri ve brüt ev kirası: bekârlar için üst sınır 13'200.- Frank (2021'den itibaren 16'440.- Frank), evliler için 15'000.- Frank (2021'den itibaren 19'440.- Frank; çocuklar için ek ödemeler) hesaba katılacaktır. Hastalık ve sağlık engellerinden kaynaklanan masraflar ilaveten ödenecektir. Fatura geldikten sonraki 15 ay içinde yetkili merciden ödence talep edilmelidir. Tamamlayıcı ödence almıyor bile olsanız, icabında hastalık ve sağlık engeli kaynaklı yüksek faturalı masraflarınız için ödence hakkınız vardır. Bu konuda bilgi almanız menfaatiniz icabıdır.

Pensionskasse (Emekli sandığı/işletme emeklilik sigortası)

Yılda 21'330.- Frank gelirden itibaren (2020 yılı rakamı) çalışanlar ikinci sigorta direğinde (Säule) zorunlu olarak sigortalıdır. Serbest çalışanlar ve en fazla üç aylık geçici iş sözleşmesi olan kişiler ve IV'ya göre asgari %70 oranında sürekli iş göremezlik durumundaki kişilerin emekli sandığında sigortalı olması zorunlu değildir. Yukarıda belirtilerin miktara farklı işverenlerde çalışarak ulaşabilen kişiler, isterlerse bu sigortayı yaptırabilirler.

Emekli sandığı özellikle kişi hastalık nedeniyle malul duruma düşerse önemlidir. Öyle bir durumda kaza sigortası aylık bağlamaz, sadece IV- ve emekli sandığı aylığı bağlanır. İşletme emeklilik sigortasının bunun dışında başka ödence zorunluluğu yoktur. Fakat zorunlu olmayan işletme emeklilik sigortasının ilave ödeme yapması mümkündür, örneğin toplu ödeme ya da maddi zorluk durumunda ödenek verilmesi gibi. Emekli sandığınızdan bu konuda bilgi alınız.

IV, emekli aylığınız konusunda ön karar verdikten sonra (bkz. sayfa 253), bunun bir suretini emekli sandığına da yollar. Emekli sandığı bu karara itiraz edebilir.

> *Beatrice O. ağır bir omurilik sorunu nedeniyle birkaç kez ameliyat olmak zorunda kalmış. Ameliyatlar sonrası şiddetli ağrıları varmış. Tedaviler ağrılarını azaltmaya yaramış; meslek değiştirmiş ve kendini geliştirmeye devam etmiş. Böylece %50 çalışabilmeye başlamış. 12 yıl süren sağlık sorunu ve %100 çalışmak adına başarısız bir sürü çabasından dolayı, IV kendisine %50 özür oranı karşılığı maluliyet aylığı bağlamış. IV, böylece kendisi için stabil bir durum yaratıldığını iddia etmiş. Lakin emekli sandığı bu duruma itiraz etmiş ve üstünden üç yıl geçmesine rağmen hâlâ bir karara varılmış değil. Bu arada Beatrice O. geçinebilmek için borç batağında yüzüyor, zira maluliyet aylığı ancak dava sona erdikten sonra bağlanacak.*

> **Faydalı bilgi:** Sigorta ödemeleri zamanında yapılmadığı takdirde, sosyal hizmetler dairesine başvurun. Bu daire size avans olarak ödence sağlayacaktır ve bu ödenceler sonradan bağlanacak olan maluliyet aylığından düşülecektir.

Sosyal yardım

Sigorta ya da IV ödence hakları nihayet açığa kavuştuğunda bu uzun süreçten sonra hastalar çoğu zaman maddi bir sıkıntı içinde oluyorlar. Bu noktada sosyal hizmetler dairesi devreye giriyor.

Federal anayasanın 12.maddesine göre: "Muhtaç duruma düşen ve kendine bakamayan kişinin yardıma, bakıma ve onuruyla yaşayabilmesi için elzem olan şeylere hakkı vardır." Dolayısıyla İsviçre'de sosyal yardım hakkı anayasaya dayanan bir haktır.

Sosyal yardım ancak başka hiçbir çıkar yol yoksa, kişi artık kendine bakamayacak hâldeyse ve başka hiç kimseden destek alamıyorsa devreye girer. Başka bir deyişle, kişinin (artık) hiçbir varlığı yoksa, kendi geçimini kendi sağlayamıyorsa ve devlet ya da özel kurumlardan ödence alma hakkı yoksa sosyal yardım parası alır.

Kişi sosyal yardım parası almadan önce, mevcut maddi varlığını geçinebilmek için harcamış olması gerekir. Kişi üçüncü kişilerden alacağı varsa onları da tahsil etmek, geliri, mal varlığı ve ailevi durumları hakkında tam ve doğru bilgi vermek durumundadır. Yoksulluğunu aza indirmek adına da, elinden gelen her şeyi yapmak, yani yaşına, sağlık durumuna ve kişisel durumuna uygun bir işe girmek zorundadır. Bunun yanı sıra maaşı etkileyen iş yaratma programlarına, mesleki ve sosyal entegrasyon tedbirlerine katılmak durumundadır.

İsviçre'de fakirlik ve zenginlik

2017 yılında İsviçre nüfusunun %9,5'u devletten maddi destek aldı. Bu kişilerin %45,7'si AHV/IV'ya ek olarak tamamlayıcı ödence aldı. %35'i, ki bu nüfusun %3,3'e denk gelir, sosyal yardım aldı. %19,3'ü ise ayrıca devlet yardımı aldı (AHV/IV tamamlayıcı ödenceleri genel geçim masraflarını karşılamadığında, kantonlar ayrıca ödence verirler, örneğin tamamlayıcı ödence huzur evi masraflarını veya bazı hastalık, sakatlık ve diş tedavisi masraflarını karşılamaya yetmediği durumlarda).

İsviçre'de yaklaşık 250 000 kişi çalıştıkları halde sadece en elzem masrafları karşılayabiliyor (working poor). Bunlar genellikle mesleki eğitim almamış, yalnız yaşayan kişiler ve bekâr ebeveynler.

Bir kentte sosyoekonomik statü ne kadar düşükse, orada yaşayan halkın yaşam beklentisi de düşüktür. Eğitim seviyesi, gelir, sosyal entegrasyon, yaşam ve çalışma koşulları, sağlıklı yaşama önlemleri ve kültürel alışkanlıklar insanların sağlığı üzerinde etkilidir. Kısacası, fakir insanlar zenginlerden daha az yaşar ve onlardan daha sık hasta olurlar!

۞ Geçenlerde, İsviçreliler'in ortalama servetinin yaklaşık 200'000.- Frank olduğunu okudum! Başınız fırının içinde, poponuz da buzdolabının içindeyse ortalama olarak üşümüyorsunuzdur. Bu tür istatistikler inanılmaz derecede yanıltıcı, çünkü nüfusun %1'i İsviçre'de tüm servetin %42'sine sahip. Nüfusun %90'ı ise servetin sadece %25'inin sahibi.

Sosyal yardım geçim için gerekli temel ihtiyaçları, barınma masraflarını ve tıbbi temel bakım masraflarını karşılar. Masraflı bir evde yaşıyorsanız, daha ucuz bir eve taşınmanız istenebilir. Sağlık sigortasının ek sigortasını terk etmeniz gerekir. Borçlarınızı sosyal hizmetler dairesi üstlenmez.

Tek bir kişi için temel ihtiyaç tutarı 997.- Frank olarak belirlenmiştir, iki çocuklu bir aile içinse bu miktar 2134.- Frank. Bu para gıda maddeleri, iletişim araçları, boş zaman, ev bütçesi ve bireysel bakım, giysi ve ayakkabı, transport, elektrik/gaz ve küçük armağanlar gibi diğer şeylerin masraflarının karşılanması içindir. Sosyal yardım bunun yanı sıra sağlık harcamalarını, kirayı, işle ilgili harcamaları ve özel durumlarda da başka masrafları, örneğin taşınma masraflarını, karşılar.

Temel ihtiyaç desteğinin miktarı genel olarak düşürülürse – ki bazı politik kesimler bunu arada bir talep ediyor – bu desteğe ihtiyacı olan kişilerin sağlığını olumsuz anlamda etkiler, zira tek yönlü beslenmeye başlarlar ayrıca entegrasyon şansları da azalır çünkü sosyal hayata veya iş dünyasına entegre olmaya uygun bir şekilde giyinemezler. Borçları da gittikçe artar ki bu da onlara ek bağımlılıklar getirir.

Temel ihtiyaçlara ilaveten entegrasyon ödenekleri ödenir ve gelir muafiyeti uygulanır. Mesleki entegrasyon için özellikle çaba gösteren kişilere entegrasyon ödeneği verilir; birincil iş gücü piyasasında para kazandıkları bir iş yapan kişilere de gelir muafiyeti uygulanır.

Sigorta konusunda bazı gerçekler

Sigorta ödemelerinin her zaman sınırlı bir kapsamı vardır. Bir sigorta ya da sigorta ödemelerini bir manavla karşılaştırabiliriz. Manavda sebze satılır. Oysa ben et almak istiyorum, tabii ki manavda et olmaz. Bu durumda satıcının üstüne gitmemin, yiyecek satan bir dükkanda neredeyse bütün gıda maddelerinin satılması gerektiğini ve manava karşı dava açmam gerektiğini söyleyen bir avukat tutmamın hiçbir faydası yoktur. Raflarda ne varsa satılan odur! Bu durum sigortalar için de geçerlidir. Örneğin omurga incinmesi sigorta kapsamında değilse sigortalı değildir.

Daha önceden var olan sorunlar kaza durumunda kapsam dışı kalır. Bu konuyu daha önce görmüştük (bkz. sayfa 239). Bir kaza sonrası ağrı hissediliyorsa ve örneğin kişiye artroz tanısı konursa, sigorta, ağrıların kazadan değil de daha önceden var olan artrozdan kaynaklandığını iddia edebilir. Böyle bir durumda sigortayla uzlaşmak inanılmaz derecede zordur.

Psikososyal stres faktörleri kapsam dışıdır. Örneğin yarım bırakılmış bir eğitim, yapılmamış bir mesleki eğitim, iş gücü piyasasında zor koşullar, göçmen geçmişi, partnerle yaşanan zorluklar veya parasal sorunlar. Bir hastanın iş gücü piyasasında şansı olup olmadığı sigortanın değil iş bulma kurumunun sorunudur. Sigorta ya da bilirkişilik yapan doktorlar sadece iş profilini ve işi belirlerler.

Ödemelerin iadesi

Kişinin parasal durumu iyileştiği takdirde, örneğin miras ya da lotoda kazanma gibi, sosyal hizmetler dairesi verdiği ödemeleri geri isteyecektir. Birçok kantonda sonradan elde edilen gelirden de geri ödeme yapılmak zorundadır. Ödemelerin iadesi ve zaman aşımına uğrama süresi her kantonda farklı uygulanır – 10 ve 20 yıl arası.

İş gücü piyasasının talepleri nedeniyle Sosyal Hizmetler Dairesi'yle ilişki pek kolay kopmaz, çünkü gerçekten sağlık sorunları veya yetersiz eğitimi olan kişilerin geçimlerini karşılayabilecek iş yoktur. Bu insanların çalışma hevesi yok denemez, reel imkânları yoktur. Ayrıca, sosyal yardım bağımlılığının kendilerinden sonraki nesle geçme riski de vardır. Sosyal yardım alan kişilerin çocukları vakti hâli yerinde olan ebeveynlerin çocukları gibi gelişemediği vakalarda bu tehlike vardır.

👁 *Oldukça genç, hoş bir kadın sırt ağrılarından dolayı IV-aylığı alıyorken, on yıl sonra bu aylık kesilmiş ve kadın bütün çabalarına rağmen sosyal yardım alma hakkını kullanmak zorunda kalmış. Kadına, ilişkisi olup olmadığını sorduğumda şu yanıtı verdi: "Nerdeee!!! İlginç bir erkekle buluştuğum zaman, adam sosyal yardım aldığımı duyunca, kahvesinin parasını bile ödemeden kaçıyor!"*

Not: Sosyal yardım konusunda akraba desteği zorunluluğu vardır. Sosyal Hizmetler Dairesi birinci derece akrabaları, yani büyükanne/büyükbaba, ebeveynler, çocuklar ve torunları desteğe zorlayabilir. Destek verme zorunluluğu olan kişi sadece iyi koşullarda yaşayan, yani iyi para kazanan ve servet sahibi kişidir (bekârlar 120'000.- Frank, evliler 180'000.- Frank).

B-oturum izni olan yabancıların sosyal yardım alma hakkı vardır, ama oturma izni iptal edilebilir, bunun sonucu olarak da İsviçre'yi terk etmek durumunda kalırlar. C-yerleşim kimliği olan yabancıların da sosyal yardım alma hakkı vardır, ama halihazırda bu kişilerin yerleşim izni ellerinden alınmıyor.

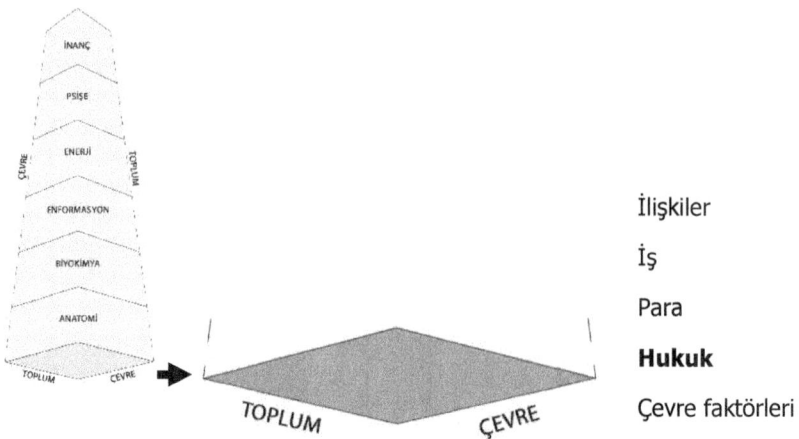

AĞRILAR VE HUKUK SİSTEMİ

Bu rehber kitapta ara ara şu cümleyi okudunuz: Stres ağrıları şiddetlendirir. Mahkeme davası, resmi dairelerin ve mahkemelerin eline düşmek, belirsiz bir gelecek varken ve gittikçe maddi sıkıntıya girildiği halde yıllarca karar çıkmasını beklemek – bu durum tam anlamıyla stres demektir. Ve bu stresin ağrılarınız üzerindeki etkisini zaten biliyorsunuz. Hukuk sisteminin kronik ağrılar sorununa nasıl yaklaştığı konusunda fazla bilginiz olmayabilir.

Şüphesiz tıbbi ve hukuki anlamda profesyonel desteğe ihtiyacınız olacaktır. Görüş alın, zira anca yeteri kadar bilgilendiğinizde insanların davranışlarının kendi çıkarları mı yoksa sizin çıkarınız yönünde mi olduğunu tahmin edebilirsiniz. O zaman bile doğru karar verebilmek yeteri kadar zor.

Ağrılar sanık sandalyesinde: Son önemli federal mahkeme kararı

Yasal koşulların yanı sıra federal mahkemenin prensip kararı denilen kararlarının ekspertiz uygulaması üzerinde doğrudan etkisi vardır. Buna bir örnek, nesnelleştirilemez organik bulgular içermeyen şikayet tablolarının uzun süreli sağlık sorunları yaratmadığı ve dolayısıyla maluliyet nedeni olmayışı yasal bir koşuldur çünkü hastalık ve kaza sonuçlarının aşılacağı düşünülür ("aşılabilme uygulaması"). Aslında bu kavram kalıcı somatoform ağrı bozuklukları için geçerliydi, sonradan fibromiyalji, kronik yorgunluk sendromu, nörasteni, dissosiyatif bozukluklar ve de kronik ağrılar için geçerli olmaya başladı.

2015 Mayıs'ında sosyal güvenlik hukuku içtihatinde radikal bir değişiklik yapıldı: Federal Mahkeme prensip kararında (BGE 141 V 281) on yıldan uzun süredir var olan psikosomatik rahatsızlıklar ve kaynağı tespit edilemeyen diğer organik patogenetik anlamda belirsiz şikayetlerde "aşılabilme uygulaması"ndan vazgeçti. Artık sigortanın ödence değerlendirmesini sadece tanılar belirlemiyor, maluliyetten kaynaklanan fonksiyon ve aktivite engellerinin iyice incelenmesi, ayrıca hem sigortalının bireysel yeteneklerinin hem de olumlu ya da olumsuz çevre faktörlerinin değerlendirilmesi isteniyor. Bu değerlendirmeye biyo-psiko-sosyal hastalık modeli yön verir (bkz. sayfa 35, belirli bir delil tespit davası).

Tutarlılık incelemesi, yani agrevasyon ve simülasyon olmadığını tespit etmek ne yazık ki dedektiflik işidir. Böylece kişi kendini iyi hissettiği bir gün bir şeyler yapmaya kalktığında korkuya kapılır. Şüphelenmek maalesef toplum ilkesi haline geldi.

Maluliyet harici faktörler

İsviçre Sosyal Güvenlik Hukuku'nda "maluliyet harici faktörler" kavramı yaş, eğitim eksikliği, yetersiz lisan bilgisi ya da kötü iş piyasasının yarattığı etkileri tanımlar; bunların performans potansiyelinin sağlık kısıtlamalarıyla alakası yoktur. Aynı şekilde sırf psişik ve sosyal sıkıntılar maluliyet ya da daha az çalışma gerekçesi olamaz. Daha ziyade, bu sıkıntıların hastalık değerinde sağlık bozukluğuna neden olup olmadığı söz konusudur.

Tecrübeler sonucu söylenebilir ki, bu arka plan mevcutsa kronik ağrılar dolayısıyla maluliyet aylığı bağlanması neredeyse imkânsızdır. Mayıs 2015'teki prensip kararından bu yana yaklaşık 280 karar sonrası yapılan istatistik şunu gösteriyor:

- 1 maluliyet aylığı bağlanmış
- 9 maluliyet aylığı alt mahkeme tarafından desteklenmiş
- 16 maluliyet aylığı yeniden ekspertize gönderilmiş
- 250 maluliyet aylığı reddedilmiş

Maluliyet aylığı davasını federal mahkemeye taşırsanız, en az birkaç yıl beklemeniz gerekir. Sigorta düzenli ödeme yapmadığı için maddi sıkıntıya düşersiniz; sosyal bir düşüş yaşayabilirsiniz veya yaşarsınız ve çalışmama süreniz uzadıkça iş gücü piyasasında şansınız düşer. Talebiniz reddedilirse, bir felaketle karşı karşıya kalırsınız ve eski hayatınıza dönmek artık adeta mümkün olmaz.

> **Ana fikir:** Hakkınızı aramaya kalkarsanız, bunun bedeli icabında sosyal anlamda gerileme olur. Size tavsiyem: dava sürecinde sizin için önemli olan şeyleri (terapiler, belgeler, süreler, reentegrasyon çabaları) öğrenebilmek için, fazla vakit kaybetmeden uzman bir hukuk danışmanı bulun (ilişiğe bkz.). Bu rehber kitapta çok şeyden bahsediliyor ama konu karışık.

Don Kişot veya maluliyet aylığı mücadelesi

Terapi motivasyonunun yanı sıra başka faktörler de tedavi başarısını etkiler; örneğin sık ya da uzun iş göremezlik hali, düşük eğitim seviyesi, işsizlik, hastalığın süresi ve bilinçli ya da bilinçsiz maluliyet aylığı isteği.

Gerçekten sağlığıma kavuşmak istiyor muyum yoksa maluliyet aylığı almayı mı tercih ediyorum?
Maluliyet aylığı istemenin birçok nedeni olabilir; genellikle nedenler bilinç dışıdır. Ama bilinen şudur ki, başarılı bir tedavi aylığın yasallaşmasını boşa çıkarır. Böyle durumlarda hasta şu ikilemi yaşar: bilinçli olarak semptomların azalması için çabalar ama bilinç dışı olarak aynı zamanda da hiçbir şeyin değişmesini istemez. Bu da tedavi çabalarının hepsinin başarısızlıkla sona ermesine neden olur.

Aylık bağlatmakta ısrarlı olan hastaların durumunda hangi bilinçli ya da bilinç dışı nedenlerden dolayı ille de bu "çözümün" istenmekte olduğu acilen açıklığa kavuşturulmalıdır. Olası nedenler şunlardır:

♦ Rahatsızlığın verdiği büyük baskının desteklenmesi ve kabullenilmesi ihtiyacı

♦ Ağır bir narsist incinme olarak algılanan sübjektif haksızlık durumunda telafi edilme arzusu vardır. Örneğin iş yerinde şef tarafından değer görmemek hatta aşağılanmak sübjektif olarak algılanan haksızlığın telafi edilmesi arzusunun doğmasına neden olur. Bunun arkasında, genellikle asıl "failin" adil dengeyi sağlamadığı durumlarda hastanın bunun yerine en azından aylık alma hakkı olduğu düşüncesi yatar.

👁 *28 yaşındaki Jakob F., iş yerinde durup dinlenmeden çalıştığı günlerden birinde bir kaza yaşamış. Bu yüzden işe gidemediği zaman bu olayın kesinlikle kötü olmadığı, işe gitmesi gerektiği söylenmiş. Bu tutuma Jakob F. çok kırılmış ve düş kırıklığına uğramış, zira şirkette uzun yıllar kendini feda ederek çalışmış. Ağrıları kesilmemiş, işini kaybetmiş ve yıllarca "ağrılarının gerçek olduğunu" kanıtlamaya çabalamış. Altı ay sonra Kaza Sigortası, daha sonra da IV ödence yapmayı reddetmiş. Jakob F. sonunda Sosyal Hizmetler Dairesi'ne başvurmak zorunda kalmış. Sekiz yıl sonra iş entegrasyon desteğiyle tekrar mesleğe girmeyi denedi. Artık kondisyonunu yitirmiş olduğundan ağrıları arttı ama yaptığımız tedaviler sayesinde ağrılarıyla baş edebildi, ki böylece o işte kalabildi.*

♦ Bilinç düzeyinde tamamen randımana yönelik bir davranışla itiraz edilen bilinç dışı bir geçim ihtiyacı da mevcut olabilir. Bu ihtiyaç ne hastanın kendisi ne de çevresi tarafından algılanır.

> *Bekâr anne olan Gloria A.'nın her iki elinde de gittikçe artan ağrılar vardı. Ev hizmetçisi olarak çalışıyordu, bu yüzden şikâyetleri iyice şiddetleniyordu. İş vereni ona iyilik olsun diye, çalışma oranını %50'ye indirdi. Fakat gittikçe artan yorgunluğu yüzünden zamanla tamamen iş göremez hâle geldi. Gloria A. ne kendi geçimini ne de çocuklarının geçimini sağlayabiliyordu artık. Bilirkişi raporuna göre, daha az oranda çalışarak tamamen iş görebilir hâldeydi.*

♦ Sübjektif olarak algıladığı fiziksel ve psişik performans potansiyeli kaybı yüzünden hasta kendini çok yorgun ve depresif hissedebilir ve iş hayatının beklentilerini artık asla karşılayamayacağı kanısına kapılır.

> *55 yaşındaki Daniel W., kene ısırmasından sonra 16 yıldır ağrı çekiyor ve kendini müthiş yorgun hissediyordu; bu nedenle %100 IV-maluliyet aylığı alıyordu. Sorunu yüzünden kendini sosyal hayattan geri çekmişti ama günlük hayatla aşağı yukarı baş edebiliyordu. Aradan on bir yıl geçtikten sonra periyodik aylık revizyon çerçevesinde yeni bir ekspertiz sonucu kendisine verilen aylık kesildi. Bu kadar yıl sonra tekrar iş hayatına dönmek Daniel W. için imkânsız bir şeydi. Gerçekçi olmak gerekirse, iş gücü piyasasında artık hiçbir şansı yoktu. Kendisine kalan az miktarda miras parasıyla geçinmeye başladı. Yakında o para bitecektir.*

♦ Güya daha kolay bir şekilde kendilerine aylık bağlanmış kişilerle kendini karşılaştırmak. ("ona aylık hakkı tanındıysa, bana da tanınmalı.")

> **Ana fikir:** Haksız bir şekilde elde edilmiş maluliyet aylığı çoğu zaman kişinin sıkıntılı durumunu kötüleştirir; özellikle, aylık bağlanarak çözülmeyen bilinç dışı çatışma

> yüzünden, ama aynı zamanda aylık için "ahlaki hakkını" hem kendisine hem de diğerlerine karşı belirgin bir kurban rolüyle sürekli gerekçelendirmek durumunda kaldığı için.

Avukatlar ve diğer kronikleşme faktörleri

Sigortalar haksız yere ödeme yapmak istemezler, oysa hastalar genellikle ödence hakları olduğu düşüncesinde olduklarından, avukat vasıtasıyla bunun mücadelesini verirler. Daha önce de birkaç kez bahsedildiği gibi hukuk davaları ve uzun süren duruşmalar kronik ağrıların önemli bir faktörüdür. Hakkınızı mutlaka aramanız gerektiği halde, bu konunun bilincinde olmanız önemlidir.

Beklemek çoğu zaman her şeyi kötüleştirir
Bir hukuk davasına bulaştıysanız, zaman faktörü şiddetle aleyhinize işler: dava uzadıkça:
- psişik baskı artar ve
- maddi durumunuz gittikçe kötüleşir ve
- sosyal baskı daha da artar ve
- talepler reddedildikçe tekrar iş bulma şansınız daha da azalır.

"Dibe vurup Sosyal Hizmetler Dairesi'nin eline düşerseniz", eğer birkaç yıl da çalışmadıysanız, tekrar iş dünyasına entegre olmanız son derece zordur.

> **Not:** "Sisteme karşı insan" mücadelesi konusunda bu mücadeleye girmeyi istiyor musunuz diye iyice düşünün. Genellikle sistem kazanır – nedeni çok basit, çünkü insandan daha güçlü, daha çok zamanı ve parası var.

Yani yasal süreci başlatmadan önce şunu aklınızdan çıkarmayın: Sigorta veya IV-davası çoğu zaman yıllarca sürer. Böylece bu zamansal gecikmelerden dolayı sizin reentegrasyon şansınız da azalır. Davayı sonunda kazansanız bile, o güne kadar o kadar çok şey harap olmuştur ki, maddi kazanç kişisel ve psikososyal kaybınızı asla telafi edemez.

IV başka şeylerin yanı sıra bir hastalığın asla tamamen tedavi edilemeyeceğini iddia edebilir. Böyle bir durumda bilirkişi raporunda yazan, yapmanız gereken terapiler yüzünden icabında tekrar çok zaman kaybı olur. Zararı azaltma külfeti (bkz. sayfa 247) çerçevesinde size şart koşulan tedavileri uygulamazsanız, IV-ödenekleri alma hakkını yitirirsiniz.

Ayrıca, bilirkişiler desteklemiş olduğu halde IV ve mahkemeler maluliyet aylığına itiraz edebilir. Bu durumda elbette bir avukat vasıtasıyla kendinizi savunmanız gerekir. Mutlaka bilirkişi raporunu isteyin. Rapor size yollanmazsa, doktorunuza ya da avukatınıza verilmek zorundadır. Bu ikisiyle raporunuzu incelemenizi öneririz.

> **Ana fikir:** Sonunda sıkıntıyı her zaman siz yaşarsınız – davayı kazanın ya da kazanmayın. Örneğin iş sözleşmesi feshine itiraz edebilirsiniz. Kazansanız bile, eski işinize tekrar dönemezsiniz. Yeni bir iş mi aramalısınız? Referans olarak kimi göstereceksiniz? Hakkında dava açtığınız iş vereninizi mi?
>
> Tazminat talebinde bulunur ve bunu mahkemeye taşımak isterseniz, her zaman bu talebinizin ne kadar reel olduğunu düşünün. Hangi hakkınızı talep edemezsiniz? Bir iş sözleşmesi feshinde icabında tazminat alabilirsiniz, ama yeni bir iş ararken destek almazsınız. RAV'ın ödenek kesintisi yaptığı günler yüzünden yaşadığınız kayıplar ve düşük günlük iş kaybı tazminatı nedeniyle de dava açamazsınız.

Mahkeme karşısında şu geçerlidir: Avukatım olmadan olmaz

Mahkeme karşısında mücadele ediyorsanız, avukata ihtiyacınız var. Avukatsız pek şansınız olmaz zira kronik ağrılar durumunda durum hemen hemen her zaman çok karmaşıktır. Muhtemelen sübjektif olarak becelleşirsiniz, çünkü ağrılar da hayatın kendisi de zaten sübjektif. Ama işte tam da bu tutum hâkim karşısında geçerli değil, hatta aleyhinize yorumlanabilir.

Dahası, haklı olmanız ve haklı çıkmanız iki farklı kavram. Haklı bile çıksanız bunun bedelini ödersiniz. Bu yüzden hak uyuşmazlığı olduğunda her zaman bunun bedelinin ne olduğunu düşünün. Olayı mahkemeye taşımak masrafa neden olur, ama bundan da öte emosyon ve zaman kaybına! Ve daha önce de birkaç kez bahsedildiği gibi icabında sosyal anlamda bir düşüş yaşayarak da bedel ödersiniz. Dolayısıyla iş dünyasına mümkün olduğunca çabuk tekrar entegre olmak için bütün imkânları kullanmanız önemli.

Normal olarak avukat tutmak pahalıya mal oluyor. Hukuk sigortanız varsa bu sigorta avukat masraflarını üstlenebilir, ama sadece davanın lehinize sonuçlanma şansı varsa!

Şunu da belirtelim, eğer bir avukata ihtiyacınız varsa ve avukat parası ödeyemeyecek durumdaysanız, ücretsiz hukuk desteği alma hakkınız var. Bunun için ya sizin ya da avukatınızın mahkemeye dilekçe vermesi gerekir.

> **Not:** Ücretsiz hukuk desteği sadece mahkemede verilmez, sigortalı ile sosyal sigorta davalarında da verilir. Ama idari işlemlerde insanların kendi kendilerini savunabilecekleri düşünüldüğü için, bu durumda katı bir içtihat uygulanır.

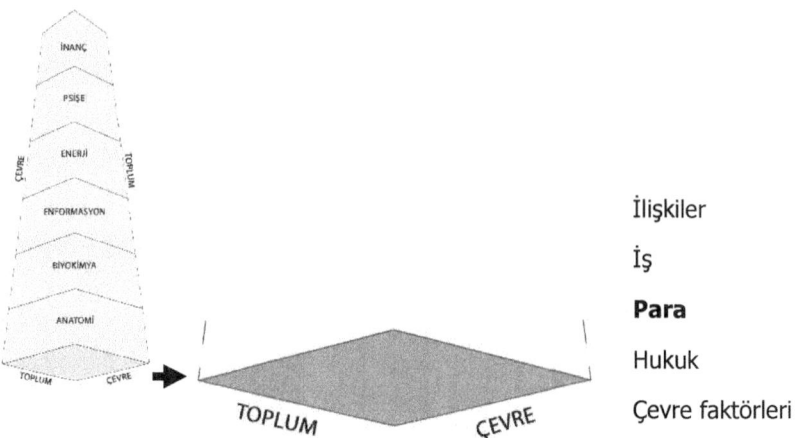

İlişkiler
İş
Para
Hukuk
Çevre faktörleri

ÇEVRE FAKTÖRLERİ

Sağlığımız çevresel etkilerle çok ilişkilidir. Temiz hava, temiz içme suyu ve bozulmamış bir doğa sağlıklı bir yaşamın koşullarıdır. Bu anlamda İsviçre'de son derece ayrıcalıklı sayılırız. Buna rağmen burada da zehirli maddelerden ya da gürültüden mümkün olduğunca uzak durmak iyi olur. Çünkü kronik ağrılar durumunda da mümkünse her tür stresi azaltmak doğru bir davranış olur.

Sağlık konusunda önemli olan ve dolayısıyla da ağrıları artırabilecek faktörler beş gruba ayrılır:
♦ genetik koşullar (bünye, vücut biyolojisi, cinsiyet)
♦ davranış ve yaşam tarzı: beslenme ve hareket (fiziksel aktivite eksikliği) ve riskli davranışlar (tehlikeli spor türleri), tüketim ya da bağımlılık durumları (alkol, nikotin, uyuşturucu madde), seks (korunmasız cinsel ilişki), dinlenme
♦ yaşam ve çalışma koşulları (sosyoekonomik faktörler): eğitim, işsizlik, maddi durum, fakirlik, suç eğilimi, sosyal dayanışma
♦ sağlık hizmeti: sağlık hizmeti sunulan yerlere erişim ve hizmet kalitesi

♦ fiziksel faktörler ve çevre koşulları: iklim, doğal felaketler, çevresel hasar, ikamet durumu, çevresel zehirler.

Bu rehber kitapta bu konuların çoğuna değinildi. Çevresel faktörlerin etkisi genel istatistiğin ancak %10'unu oluşturur, fakat münferit vakalarda bu oran daha yüksek olabilir. Çevresel faktörler olarak, ev ve evin donanımı, çevremizdeki hava, içme suyu, gıda maddeleri ve kıyafet, kozmetik gibi günlük ihtiyacı karşılayan nesneleri sayabiliriz. Bu nesneler zararlı maddelerle (örneğin giysilerdeki zehirli boyalar, kozmetiklerdeki hormonlar) veya mikroplarla (örneğin bozuk et) kontamine olmuş ya da gürültü ve radyasyonla ilişkili olabilirler. Solunum sistemi, sindirim sistemi, cilt ya da duyu organları, özellikle de kulak üzerinden insan organizmasını etkiler ve insan sağlığını bozabilirler.

Sağlık konusunda önemli olan faktörler

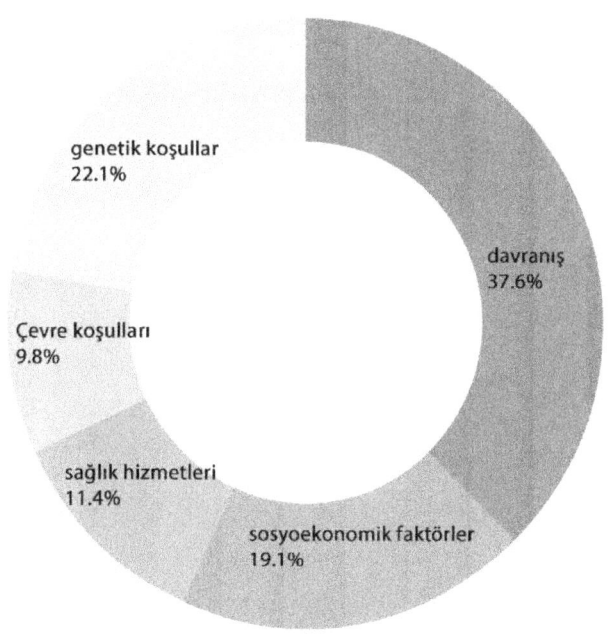

Hava kirliliği

Dünya Sağlık Örgütü'ne göre hava kirliliği her yıl bütün dünyada yedi milyon insanın vakitsiz ölmesine neden oluyor. Toz parçacıkları solunan havayla solunum yollarının ve akciğerlerin derinliklerine iner, hatta en ince parçacıklar akciğerlerden kana karışır ve oradan da diğer organlara geçer. Ozon ve nitrojen dioksit de insan sağlığı için tehlikelidir, bunun yanı sıra evlerdeki küf mantarları; kapalı mekânlarda sigara dumanı pasif içiciler için de zararlıdır.

Zehirli maddeler

Maddeler sadece az miktarda vücuda girse bile sağlığa zarar verebilirler. Zararlı maddeler arasında sigara dumanındaki ağır metalleri sayabiliriz. Ayrıca tarım dolayısıyla gübreler, tarım ilaçları da yeraltı suyuna geçebilir. Yeraltı suyunda aynı zamanda tıbbi ilaç kalıntıları da bulunmuştur.

Gürültü

Kulak her zaman aktiftir, uykuda bile. Rahatsız edici ya da zarar verici sese gürültü denir. Gürültü aşırı yüksekse veya çok fazla sürerse kulağa zarar verir. Kısa-yüksek ses sağırlığa veya kulak ötmesine (tinnitus) neden olabilir. Ses ayrıca fiziksel stres tepkilerine neden olarak tüm organizmayı etkiler. Sinir ve hormon sistemini aktive eder. Özellikle rahatsız edici olarak algılanmayan tipik çevresel ses örneğin trafik gürültüsü bile kulağa zarar verebilir.

Radyasyon

Elektromanyetik radyasyon cep telefonlarından, mobil telefon direkleri ve elektrik şebekelerinden yayılır. Şimdiye kadarki resmî tahminlere göre limit değerler sağlık riskinden korumak için yeterli. Ama uzun vadeli yoğun cep telefonu kullanımı konusunda belirsizlik var. Bu yüzden birkaç basit davranış kuralı:

- cep telefonunuzu kulağınıza dayayarak konuşmayın
- sadece iyi çeken yerlerde telefonlaşın
- binaların dışında telefonla konuşun veya varsa WLAN kullanın
- hareket halindeyken (araba, tren) telefonda konuşmayın
- az radyasyon yayan bir cep telefonu, yani SAR-değeri düşük bir cep telefonu kullanın (SAR=özgür emilim oranı).

Optik radyasyon

UV ve kızılötesi radyasyon insanlar için hem faydalı hem de tehlikelidir. Bu ışınların en büyük kaynağı güneştir. Aşırı yüksek doğal ya da yapay UV veya kızılötesi radyasyon gözlerde ve ciltte zarara neden olabilir.

İklim

Gerçekten de iklimin etkileri var, örneğin soğuk, ıslaklık veya nem ve rüzgâr etkileri. Bizde fön rüzgârının etkisini bilmeyen var mıdır?

Marco I., 46 yaşında bir rehber, Mısır yetkilisi, ağır bir trafik kazası geçirmiş ve birkaç kez servikal omurgasından ameliyat edilmiş. Sağ çene bölgesinde geçmek bilmeyen ağrılar oluşmuş, bunlar hiçbir tedaviye cevap vermemiş. Marco I. Mısır'da çöldeyken ağrıları geçiyormuş ama İsviçre'ye döndükten iki gün sonra tekrar başlıyormuş.

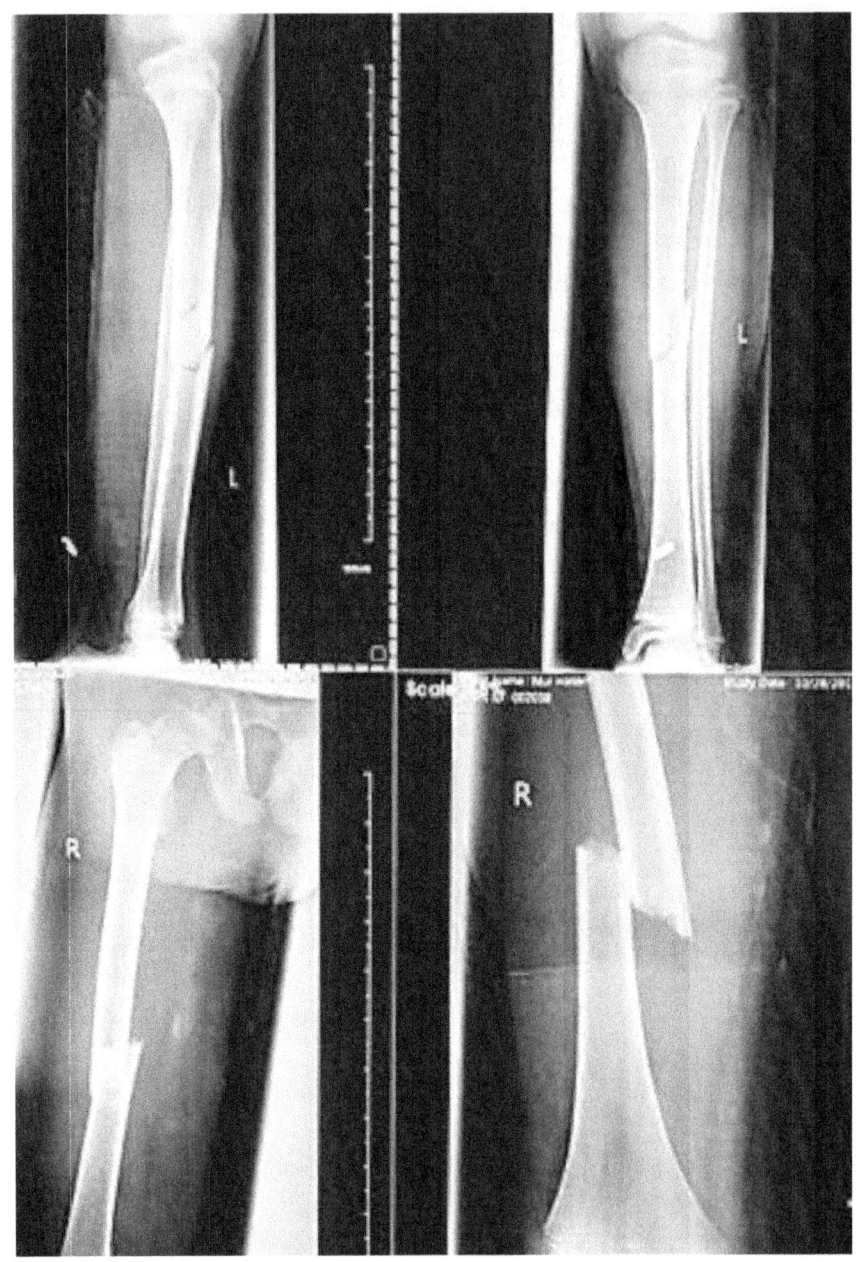

5. HASTALIK SENDROMLARI

Bu kısım kronik ağrıların altında yatan en sık görülen hastalık sendromlarını konu alıyor. Bunlar nosiseptif sistemi aktive ettiği için adeta kronikleşmeyle ilişkili fonksiyonel ve psikososyal değişikliklerin temelini hazırlıyorlar.

BAŞ AĞRILARI, FİBROMİYALJİ, vb.

Prensip olarak uzun süren bütün ağrılar kronikleşebilir. Bunun nedenini elinizdeki rehber kitabın ilk bölümünde okudunuz. Aşağıda birkaç sendromun özelliklerinden bahsediyoruz.

(Hemen hemen) herkes baş ağrısı nedir bilir, sırt ağrısı da çeken çok fazla insan var. Aşağıdaki bölümde bu hastalıkların belirtilerini, o esnada ağrının nasıl algılandığını ve ne tür bir tedavi uygulandığını göreceksiniz.

Baş ve yüz ağrıları, migren

Toplumun %60-80'i zaman zaman baş ağrısı çekiyor. Bu ağrılar bir hastalıktan kaynaklandığı net olmayan (strüktürel) birincil baş ağrıları (%90) ve temelinde bir hastalık yattığının ifadesi olarak ikincil (semptomatik) baş ağrıları (%10) diye ikiye ayrılır.

Gerilim baş ağrısı, migren ve Cluster-baş ağrısı birincil baş ağrılarındandır.

Gerilim baş ağrısı

Gerilim baş ağrısı en sık görülen baş ağrısı tipidir. Yaygın görülen episodik ve nadir görülen kronik tipi vardır. Ağrı sersemletici ve basınçlıdır, başın iki tarafında, kask ya da mengene gibi hissedilir. Hafif ya da orta şiddette olur ve fiziksel zorlanma esnasında kötüleşmez.

Terapi: Paracetamol, NSAR (ASS, İbuprofen, Naproksen), kas gevşeticiler; profilaksi: trisiklik antidepresanlar (Amitriptilin). Ama spor, masaj, kraniosakral osteopati ve stresi azaltmak da işe yarar.

Migren

Migren ikinci en sık görülen baş ağrısı tipidir; migren özellikle kadınları sever. Ağrı ataklar halinde gelir, tek taraflıdır ve nabız atma hissini verir; yorucu aktivite esnasında şiddetlenir. Bunun yanı sıra mide bulantısı, kusma, gürültü ve ışık hassasiyeti gibi vejetatif eşlikçiler de vardır. Migren auralı ya da aurasız olabilir. Her hastanın migren tetikleyicisi farklıdır (örneğin stres, regl, hava değişimi).

Terapi: Günlük hayatı engellemeyen migren atakları: analjezikler (NSAR). Günlük hayatı etkileyen ataklar: Triptanlar (bu durumda da her hastaya en uygun Triptan seçilmelidir). Ayda beş kereden fazla atak geliyorsa, önleyici ilaçlar almak düşünülebilir: Magnezyum, Vitamin B2, Coenzim Q10, Beta Blokör (Propranolol, Metaprolol), Antidepresanlar (Amitriptilin, Fluoksetin), Antiepileptik ilaçlar (Valproik asit, Gabapentin,

Lamotrigine, Topiramat). Migrene nöral terapi, akupunktur, gevşeme yöntemleri, kognitif davranış terapisi, aerob dayanıklılık sporları da iyi gelir.

> *Lisa G. bana geldiğinde bütün vücudunda ağrılar vardı. Migrenini önlemek adına antiepileptik bir ilaç almaya başlamış ve birkaç ay sonra bu ağrılar ortaya çıkmış. Gittikçe artan ağrılarına karşı bir yıl boyunca opioidler kullanmış. Antiepileptik ilacını kestik ve ağrıları yok oldu. Sonra Lisa G. opioid bağımlılığı tedavisi gördü. Tekrar başlayan migreni de nöral terapiyle oldukça iyi bir şekilde kontrol altına aldık.*

Cluster-baş ağrısı

Bu baş ağrısı şekli nadir görülür ama son derece acı verir. Erkekler kadınlardan beş-yedi kez daha fazla bu ağrıyı çekerler; hastaların %90'ı sigara kullanıyor. Baş ağrısı ataklar halinde gelir, kısa sürer, hep yarımdır, aynı tarafta, çoğunlukla göz çevresindedir, göz şişer ve sulanır; burun tıkalıdır ya da akar.

Terapi: Sumatriptan 6mg s.c., oksijen inhalasyonu, profilaktik: kalsiyum antagonistler (Verapamil), Prednison, Antiepileptik ilaçlar (Valproik asit).

Cluster-baş ağrısına karşı özellikle nöral terapi veya akupunktur tedavisi denemekte yarar vardır.

Aşırı-ilaç-kullanma baş ağrısı (MÜKS)

Aşırı-ilaç-kullanma baş ağrısı (MÜKS) sekonder baş ağrıları türüne dahildir. Toplumun yaklaşık %1'i bu tür baş ağrısından yakınır. Bu baş ağrıları ya sürekli ya da ayda 15 günden daha fazla yaşanır ve migrene veya gerilim baş ağrılarına karşı alınan ağrı kesici ilaçların ayda 15 günden fazla alınması sonucu ortaya çıkar.

Terapi: bağımlılık tedavisi.

Ana semptom olarak baş ağrısı

Sekonder (semptomatik) baş ağrıları için uyarı semptomlarının – yani, başka bir hastalığa işaret eden – bazıları şunlardır: ani ve şiddetli ortaya çıkan ağrılar, nörolojik bozukluklar (görme, konuşma, denge bozuklukları), epilepsi atakları, yüksek ateş, kusma, uyku hali, kişilik değişikliği.

Baş ağrıları ana semptom olarak şu hastalıklar ve durumlarda ortaya çıkabilir:

- Kafatası-beyin travması, örneğin beyin sarsıntısı
- Beyin felci ya da beyin kanaması
- likör dolaşım bozukluğu (beyin sıvısının akışında bozukluk)
- beyin tümörleri ve beyin metastazları
- endüstri zehirleri, ilaçlar veya ilaç bağımlılığı terapisi
- oksijen eksikliği, hipoglisemi (şeker düşmesi)
- çene eklemi bozukluğu, omurga hastalıkları

Terapi: Bu uyarı semptomlarını yaşayan hastaların derhal daha ayrıntılı bir şekilde muayene olmaları gerekir (CT, MRI).

Omurga incinmesi

Omurga incinmesi, servikal omurganın, hız travmasından dolayı yaralanmış olmasıdır. Çoğu zaman kafa arka taraftan darbe aldığında veya sert bir frenleme mekanizmasının neden olduğu durumlarda, örneğin arkadan çarpma kazası, oluşur.

Kazanın hemen ardından bazen hiç acı hissedilmez ya da az acı hissedilir, ağrılar genellikle kazadan anca birkaç saat hatta birkaç gün sonra ortaya çıkar: ense ağrıları, baş ağrıları, ense kaslarında kasılma, ayrıca görme bozuklukları, baş dönmesi, kulak çınlaması, duyu bozuklukları ya da kol/omuz ağrıları, yutkunma zorluğu, uyku bozukluğu.

Terapi: Rahatlama duruşu veya boyunluk takmayı önermiyoruz, çünkü bunlar iyileşme sürecini daha da uzatır. Bu durumdaki kişiler bir an evvel normal günlük işlerini tekrar yapmaya başlamalıdır. Kronik kasılmaları önlemek için, geçici bir süre ağrı ilaçlarıyla tedavi yapılmalıdır. Omurga incinmesi olaylarının yaklaşık %80'i kesin olarak oldukça kısa bir zamanda iyileşiyor. Şikayetlerin devam etmesi durumunda: kranyosakral osteopati, nöral terapi, akupunktur, manüel tıp.

Sırt ağrıları

Sırt ağrıları çok çeşitli şekillerde karşımıza çıkıyor ve şuraları etkileyebiliyor: **omurga, diskler, sinir kökleri, osteoporoz, Bechterew, labilite, dekondüsyon yüzünden kas zayıflaması, lumbago, failed back surgery ya da sırt ameliyatı sonrası ağrılar.**

Sırt ağrılarının sadece % 10'nun kesin nedeni bulunabiliyor. Bunun dışındakilerin nedeninin altında özellikle kas sorunu yatıyor (dekondüsyon). Ama, örneğin iç organlardan yansıyan ağrılara, nöromodülatif tetikleyiciler (bkz. sayfa 75) ve ergonomik streslere de bakmak lazım. Tıbbi görüntüleme çoğunlukla kesin sonuç vermez, minimal invaziv tanılama yapmakta fayda var (iğneler, bkz. sayfa 74). Ameliyat en son düşünülecek çare olmalıdır.

Yapılan geniş çaplı incelemelere göre, sırt ağrılarının psikososyal yönü biyomekanik yönünden daha önemlidir.

> **Ana fikir:** Sırt karmaşıktır. Sırtınızda bir sorun varsa iyi bir doktora gidin! Ve mutlaka sırt antrenmanı da yapın! Ağrılar yok olmuyorsa, tedavi komplikedir; tıbbın sunduğu bütün imkânlar kullanılmalıdır.

Fibromiyalji

Fibromiyalji durumunda kaslarda ve tendonlarda ağrılar vardır. Örneğin çok erken stres deneyimlerinden kaynaklanan (strese bağlı hiperaljezi) periferik ve santral ağrı algılamasında bozuklukların mevcudiyeti tahmin edilmektedir. Bu yüzden çoğunlukla yetersiz kalan stresle ve problemlerle başa çıkma davranışı ortaya çıkar ki bu da tipik nörovejetatif etkileri olan sürekli bir gerilime neden olur. Ağrı ve soğuk/nem gibi uyarılara karşı aşırı hassasiyet oluşur; uyku bozuklukları, yorgunluk, sıkça sinirli bağırsak sendromu da bu duruma eşlik eder.

Terapi: Trisiklik antidepresanlar (antidepresanların bir alt grubu) kullanılabilir. NSAR ve opioidlerin pek etkisi olmaz. Lokal anestezi infüzyonları bir süreliğine ağrı seviyesini düşürebilir. Özellikle travmatik yaşantılar varsa antrenman, bilgi transferi ve kognitif davranış terapisi çoğu zaman işe yarar.

Eklem ağrıları (artroz, artrit)

Artroz nedeni olarak aşırı yüklenmeler, yanlış duruşlar ve yaşa bağlı yıpranmalar sayılabilir. Artroz genellikle anca aktive edildiğinde veya eklem iltihaplandığı zaman ağrı yapar.

Terapi: Fizik tedavisi, fiziksel önlemler, kondroprotektifler (hyalüronik asit, PRP - kişinin kendi kanından hazırlanan trombositten zengin plazma -, omega3-yağ asitleri), ameliyatlar (düzeltmeler, protezler). İltihaplanma varsa (aktive olmuş bir artroz yüzünden artrit, ama özellikle iltihaplı romatizma durumunda) eklemin daha fazla tahrip olmasını önlemek adına kortizon kullanımı düşünmeye değer. Kronik ağrılar varsa radyofrekans tedavisiyle eklem denervasyon işlemi yapılabilir (bkz. sayfa 83).

Flavia O., Morbus Bechterew (iltihaplı romatizma) yüzünden yıllardır iliosakral eklemi ağrısı çekiyormuş. Sonunda radyofrekans ile eklemin denervasyonunu gerçekleştirdik ve ağrılar böylece çok daha çekilir hale geldi. Şu da var, bu tedavi sonucu hasta en fazla bir yıl boyunca kendini iyi hisseder.

Nöropatik ağrılar

Nöropatik ağrılar **yaralanma, kompresyon, polinöropati, santral ağrılar, MS, zona hastalığı** ile bağlantılı olarak ortaya çıkar.

Nöropatik ağrılar, belirsiz, yakıcı, sert, elektrik çarpar gibi veya batıcı ağrılardır. Bunun yanı sıra hastada genellikle Allodini mevcuttur, yani hasta en hafif dokunuşta bile ağrı hisseder.

Terapi: belirsiz, yakıcı ağrılar varsa trisiklik antidepresan; kısa süren, batan ve sert (nevraljiform) ağrılar varsa, en doğru ilaç antiepilepsi ilaçlarıdır. Opioidler de özellikle dinlenme ağrısı varsa etkilidir. Allodini alanında Kapsaisin (bkz. sayfa 66), ilgili sinirlerin anestezisi, sempatikus anestezisi, ağrı hissedilmeyen alanda TENS (bkz. sayfa 82), sinir radyofrekansı (yerine göre transkütan veya darbeli uygulama; bkz. sayfa 83). Kontrol altına alınamayan ağrılar varsa nörostimülatör (bkz. sayfa 82).

CRPS – Morbus Sudeck

Karmaşık Bölgesel Ağrı Sendromu (Complex Regional Pain Syndrome, CRPS) bir yaralanma ya da ameliyat sonrası iyileşme sürecinde çıkan komplikasyondur. Nedeni belli olmayan aşırı bir iltihaplanma reaksiyonudur. Ağrılar ve Sempatik sinir sisteminin düzen bozukluğu ortaya çıkar, ayrıca santral ağrı yönetim sisteminde de değişiklikler ve lokal iltihaplanma oluşur. Başında ilgili alanda ağrı vardır, şiştir, morarmıştır ve genellikle çok terler. Tedavi edilmediği takdirde ağrılar kalıcı olabilir ve eklemler sertleşir.

Terapi:
♦ ağrı kesici ilaçlar
♦ Kortizon, C vitamini, iltihap tedavisi için DMSO-merhemi (DMSO=dimetilsülfoksit)
♦ bozulmuş sempatikusun tedavisi için (ilk başta) sempatikus anestezisi (bkz. sayfa 114).
♦ santral değişikliğin tedavisi için ayna terapisi (beyinde ağrı yönetimini etkileyebilmek için aynalarla uygulanan bir ergoterapi yöntemi)
♦ sertleşmeyi önleyici ergoterapi

Ameliyat sonrası ağrılar

Ameliyattan sonra da şiddetli ağrılar yaşanabilir. Ameliyattan iki gün geçtiği halde ağrılar çok şiddetliyse, kronikleşme riski yaklaşık %85'tir.
Terapi: Bir an evvel lokal anesteziklerin kullanımı.

Nedeni anlaşılamayan ağrılar ya da ağrılar aslında psişik mi?

Fiziksel bir nedeni bulunamayan ağrılar ille de psişik kökenli diye bir şey yoktur. *(☺ Sanırım bu noktayı gereğinden fazla açıkladım.)* Bu rehber kitapta bu tür ağrıların birçok nedenini gördünüz. Neyin faydalı olabileceğini (minimal invaziv tanılama, entegratif tedavi modeli) arayıp bulmaya değer.

Tümör ağrıları

Tümörden (kanser) dolayı ortaya çıkan ağrılarda çoğunlukla sinirler de etkilenir. Kemoterapi de sinir hasarına neden olabilir (polinöropati) ya da ışın tedavisi de kronik iltihaplanma yaratabilir. Böyle bir durumda da ağrı tıbbının tüm tedavi olanakları kullanılmalıdır. *(☺ benim önerim: akıl danışın! Her bir gün mümkün olduğunca az ağrıyla mücadele etmeye değer zira hayatımızın hiçbir günü geri gelmiyor. Zaten sadece kanser hastalığı için geçerli değil bu söylediğim!)*

Fantom ağrıları

Fantom ağrıları artık yerinde olmayan bir uzvun alanında olan ağrı ve güdük ağrısı olarak iki türdür.

Fantom ağrıları normal olarak ancak uzuv kesildikten birkaç hafta sonra ortaya çıkar. Ampütasyon öncesi şiddetli ağrılar varsa, fantom ağrılarının olma ihtimali de çok yüksektir. Güdük ağrıları ampütasyon yara yerinde hissedilir, çoğu zaman orada bir yara sorunu (nevrom) vardır.

Terapi: Antikonvulsivler, opioidler, trisiklik antidepresanlar, lokal anestezik infüzyonları, TENS, ayna terapisi. Nöral terapi ve akupunktur mutlaka denenmelidir, bunun yanı sıra sempatikus anestezisi de uygulanmalıdır. Kontrol altına alınamayan ağrılar: Nörostimülatör.

Visseral ağrılar

Visseral ağrılar bağırsaklardan kaynaklanır. Örneğin karın ağrılarının huzursuz bağırsak sendromundan bağırsak iltihaplanmasına, sinirsel mide rahatsızlığından kronik pankreas iltihaplanmasına kadar çok çeşitli nedenleri olabilir.

Terapi: Burada da, ağrıların neye yanıt verdiğini anlamak gerekir. Genellikle beslenme (intolerans) göz önüne alınmalıdır; stres ve emosyonların da "karın ağrısıyla" çok ilişkisi vardır. Ayrıca nöral terapi ve akupunktur da denenmeye değer.

Kalça ağrıları

Kronik kalça ağrıları özellikle kadınlarda görülür. Bu ağrıların nedenleri de çeşitlidir, endometriozisten (rahmin iç zar tabakasının rahmin dışında olması hastalığı) kronik sistit ve pelvik taban kasları triggerlerine kadar uzanan nedenleri vardır.

Terapi: Nedenlerin araştırılması, minimal invaziv tanılama, nöral terapi, akupunktur, stres azaltma.

Somatoform ağrı bozuklukları – psikosomatik ağrılar

Psikosomatikte üç grup problem tanımlanabilir:

♦ Organik rahatsızlıklar; bunların oluşmasında, karakteristiğinde ya da süresinde ruh önemli bir rol oynar, örneğin mide ülseri, yüksek tansiyon veya migren.

♦ Psikososyal problematikli bedensel hastalıkların dolaylı etkileri (örneğin kanser ve kronik ağrılar).

♦ Somatoform ya da fonksiyonel bozukluklar: Organik nedenleri bulunamayan ve tıbbi müdahalelerle dindirilmesi pek mümkün olmayan fiziksel şikâyetler. Bunlar arasında ağrılar, yorgunluk, bitkinlik, mide-bağırsak şikâyetleri, seksüel bozukluklar, mesane işlevi bozuklukları, kalp şikâyetleri sayılabilir. Çoğunlukla bu şikâyetler zaman içinde değişikliğe uğrar – bu durum doktor ve hasta için aynı şekilde zordur.

Bu tür ağrılar ile ilgili teori şudur: bastırılmış hisler fiziksel semptom olarak ortaya çıkabilir. Adeta ruh bedene "sen önden git" der gibidir.
İnsanların %80'inin hayatları boyunca psikosomatik bir sorunla karşılaştığı ve doktora ayakta başvuran kişilerin %10-30'unun somut somatik nedenleri olmayan fiziksel şikâyetleri olduğu sanılmaktadır. Ama bu yüzden somatoform bir ağrı bozukluğu vardır denemez. Sadece somut somatik bir nedeni olmayan fiziksel semptomlar mevcuttur. Ancak şikâyetlerle baş etmeye çalışırken somatoform bozukluk ortaya çıkar.
Terapi: Kognitif davranış terapisi (bkz. sayfa 182), KKT (bkz. sayfa 184), bilgi transferi, antidepresanlar.

Strese bağlı hiperaljezi

Stres kelimesiyle bu rehber kitapta çok karşılaşıyorsunuz, zira stres hafife alınacak bir ağrı artırıcı değildir. Strese bağlı hiperaljezi durumunda ise erken çocukluk döneminde stres yönetim sisteminin olgunlaşması esnasında yaşanmış ağrı ve stres deneyimleri yüzünden artmış olan stres ve ağrı meyili söz konusudur (daha ayrıntılı bilgi: sayfa 170). Bu nedenle ömür boyu sürecek bir ağrı ve stres yönetim sistemi disfonksiyonu ortaya çıkabilir.
Terapi: Bilgi transferi, EMDR (bkz. sayfa 190) ve kognitif davranış terapisi (bkz. sayfa 182) ön plandadır, bunların yanı sıra gevşeme yöntemleri, özellikle de farkındalık eğitimi, antidepresanlar, lokal anestezi infüzyonları ve kenevir de denenebilir.

Posttravmatik dayanma gücü bozukluğu

Bu konuyla ilgili bilgiler: sayfa 190.